U0203346

临床专科护理研究

LINCHUANG ZHUANKE HULI YANJIU

主编 李　丹　张成程　冯燕莉　杨肖燕
许婷婷　李科菀　陈家宝　王靓丹

上海科学技术文献出版社
Shanghai Scientific and Technological Literature Press

图书在版编目（CIP）数据

临床专科护理研究 / 李丹等主编 .-- 上海 : 上海科学技术文献出版社,2023

ISBN 978-7-5439-8854-5

Ⅰ. ①临… Ⅱ. ①李… Ⅲ. ①护理学 – 临床 Ⅳ. ①R473

中国国家版本馆CIP数据核字（2023）第096089号

组稿编辑：张　树
责任编辑：王　珺
封面设计：宗　宁

临床专科护理研究
LINCHUANG ZHUANKE HULI YANJIU
主　　编：李　丹　张成程　冯燕莉　杨肖燕　许婷婷　李科菀　陈家宝　王靓丹
出版发行：上海科学技术文献出版社
地　　址：上海市长乐路746号
邮政编码：200040
经　　销：全国新华书店
印　　刷：山东麦德森文化传媒有限公司
开　　本：787mm×1092mm 1/16
印　　张：19.25
字　　数：493 千字
版　　次：2023年6月第1版　2023年6月第1次印刷
书　　号：ISBN 978-7-5439-8854-5
定　　价：198.00 元

编委会

主　编

李　丹　张成程　冯燕莉　杨肖燕
许婷婷　李科菀　陈家宝　王靓丹

副主编

张燕真　刘秀敏　苏　莹　盛冬梅
陈江琼　王会英　张　爽　孟凡梅

编　委（按姓氏笔画排序）

王会英（新乐市医院）
王靓丹（菏泽市牡丹人民医院）
平　安（河南科技大学第一附属医院）
叶芳芳（荆楚理工学院附属中心医院/荆门市第二人民医院）
冯燕莉（兖矿新里程总医院）
刘秀敏（无棣县小泊头镇卫生院）
许婷婷（德州市陵城区人民医院）
苏　莹（武汉大学人民医院）
李　丹（枣庄市中医医院）
李科菀（广东省深圳市宝安区福永人民医院）
杨肖燕（菏泽市牡丹区中心医院）
张　爽（鄄城县人民医院）
张成程（枣庄市中医医院）
张燕真（阳谷县中医院）
陈江琼（湖北省中医院/湖北中医药大学附属医院）
陈家宝（鄂州市中医医院）
孟凡梅（东营市东营区人民医院）
盛冬梅（四川省宜宾市第一人民医院）
路雪梅（菏泽市巨野北城医院新院区）
谭　莉（荆楚理工学院附属中心医院/荆门市第二人民医院）

Foreword 前言

随着医学模式、社会模式的转变及现代医学科学技术的快速发展，护理模式、护理观念不断更新，护理服务质量要求涵盖面更加广泛，护理技术也在不断提高。为了跟上时代发展的步伐，护理工作者必须不断学习护理基础知识，掌握更加规范的操作技术和专业技能，为患者提供更高质量的护理服务。为帮助广大护理工作者更新护理知识，提升临床护理水平，我们特组织了一批具有丰富临床经验的护理专家共同编写了《临床专科护理研究》。

本书紧密结合当前护理学的发展进程，首先介绍了护理操作技术，然后详细叙述了临床各科室常见疾病的病因病理、发病机制、临床表现、辅助检查、治疗、护理措施、护理评估和健康教育等内容。本书在查阅国内外最新期刊和文献资料的基础上结合了护理工作者的长期工作经验，注重将基础理论与临床实践相结合，内容详略得当、条理清晰、实用性强，是一本集权威性、前沿性和可操作性于一体的护理学书籍。本书有助于临床护理工作者更好地了解现阶段护理学的最新进展，进一步提高护理水平，适合各级医院的护理工作者参考研读，也可作为广大护理专业学生的辅助参考资料。

尽管编者曾反复推敲、修改，但是由于自身水平有限、时间仓促，书中难免存在不足之处，敬请广大护理工作者提出宝贵意见，共同为护理事业发展贡献一份力量。

《临床专科护理研究》编委会

2023年3月

Contents 目录

第一章　护理操作技术

第一节　口腔护理

一、卧床患者

(一)目的

保持患者口腔清洁,预防口腔感染;观察口腔黏膜和舌苔有无异常,便于了解病情变化。

(二)操作前准备

1.告知患者及家属

告知操作目的、方法、注意事项,指导患者操作过程中的配合。

2.评估患者

(1)病情、意识状态、自理能力、治疗情况、合作程度。

(2)口唇、口腔黏膜、牙龈、舌苔状况;有无活动性义齿。

3.操作护士

着装整洁、修剪指甲、洗手、戴口罩。

4.物品准备

治疗车、治疗盘、口腔护理包、口腔护理液、温开水、一次性多用巾(或毛巾)、手电筒、隔离衣、快速手消毒剂、消毒桶、污物桶;遵医嘱备口腔用药。

5.环境

整洁、安静。

(三)操作过程

(1)穿隔离衣,携用物至患者床旁,核对腕带及床头卡。

(2)协助患者取适宜体位、头偏向操作者。

(3)颌下垫多用巾,放置弯盘。

(4)温水棉球湿润口唇。

(5)药液棉球擦拭牙齿表面、颊部、舌面、舌下及硬腭部。

(6)清点棉球,温开水漱口。

(7)擦净面部,观察口腔情况,必要时遵医嘱用药。

(8)撤去多用巾。

(9)整理床单位,协助患者恢复舒适体位。

(10)整理用物,按医疗垃圾分类处理用物。

(11)脱隔离衣。

(12)擦拭治疗车。

(13)洗手、记录、确认医嘱。

(四)注意事项

(1)擦拭过程中,动作应轻柔,特别是对有凝血功能障碍的患者,应防止碰伤黏膜及牙龈。

(2)有活动性义齿的患者协助清洗义齿。

(五)评价标准

(1)患者和家属知晓护士告知的事项,对服务满意。

(2)患者感觉舒适、口腔清洁,黏膜、牙齿无损伤。

(3)遵循查对制度,符合标准预防原则。

(4)操作过程规范、安全,动作轻柔。

二、昏迷患者

(一)目的

为昏迷患者行口腔护理,使患者舒适、预防感染。

(二)操作前准备

1.告知家属

操作目的、方法。

2.评估患者

(1)病情、意识状态、自理能力、治疗情况、合作程度。

(2)口唇、口腔黏膜、牙龈、舌苔状况;有无活动性义齿。

3.操作护士

着装整洁、修剪指甲、洗手、戴口罩。

4.物品准备

治疗车、口腔护理包、口腔护理液、手电筒、遵医嘱选择口腔药物、开口器、温开水、快速手消毒剂、隔离衣、消毒桶、污物桶。

(三)操作步骤

(1)穿隔离衣,携用物至患者床旁,核对腕带、床头卡。

(2)协助患者取安全、适宜体位。

(3)颌下垫治疗巾,放置弯盘。

(4)温水棉球湿润嘴唇,牙关紧闭者使用开口器。

(5)药液棉球擦洗方法同口腔护理。

(6)温水棉球再次擦洗。

(7)清点棉球,观察口腔情况。

(8)协助患者取舒适卧位。

(9)整理用物及床单位,按医疗垃圾分类处理用物。

(10)脱隔离衣,擦拭治疗车。

(11)洗手、记录、确认医嘱。

(四)注意事项

(1)操作时避免弯钳触及牙龈或口腔黏膜。

(2)棉球不宜过湿,操作中注意夹紧棉球,防止遗留在口腔内,禁止漱口。

(3)有活动性义齿的患者协助清洗义齿。

(4)使用开口器时从第二臼齿处放入。

(五)评价标准

(1)家属知晓护士告知的事项,对服务满意。

(2)遵循查对制度,消毒隔离、标准预防原则。

(3)护士操作过程规范、熟练,动作轻柔。

三、气管插管患者

(一)目的

为气管插管患者行口腔护理,使患者舒适、预防感染。

(二)操作前准备

1.告知患者和家属

操作目的、方法。

2.评估患者

(1)病情、生命体征、意识状态与合作程度。

(2)口腔黏膜有无出血点、溃疡、异味及口腔卫生状况。

(3)气管导管外露部分距门齿的长度。

3.操作护士

着装整洁、修剪指甲、洗手、戴口罩。

4.物品准备

治疗车、口腔护理包、一次性密闭式吸痰管、快速手消毒剂、隔离衣、消毒桶、污物桶等。

5.环境

整洁、安静。

(三)操作步骤

(1)穿隔离衣,携用物至患者床旁,核对腕带、床头卡。

(2)根据患者的病情,协助患者摆好体位。

(3)检查气囊压力,进行气管插管吸痰,并吸净口腔内的分泌物。

(4)测量气管导管外露部分距门齿的长度。

(5)两人配合,一人固定导管,另一人进行口腔护理(同昏迷患者口腔护理操作)。

(6)操作完毕后,将牙垫置于导管的一侧并固定,定期更换牙垫位置。

(7)再次测量气管导管外露长度和气囊压力。

(8)观察胸廓起伏情况,听诊双肺呼吸音。

(9)整理用物及床单位，按医疗垃圾分类处理用物。
(10)脱隔离衣，擦拭治疗车。
(11)洗手、记录、确认医嘱。

(四)注意事项

(1)操作前测量气囊压力。
(2)操作前后认真清点棉球数量，禁止漱口，可采取口鼻腔冲洗。
(3)检查气管导管深度和外露长度，避免移位和脱出。
(4)躁动者适当约束或应用镇静药。

(五)评价标准

(1)患者和家属能够知晓护士告知的事项，对服务满意。
(2)遵循查对制度，符合无菌技术，标准预防原则。
(3)操作过程规范、安全，动作娴熟。

(陈家宝)

第二节 鼻饲技术

一、目的

对病情危重、昏迷、不能经口或不愿正常摄食的患者，通过胃管供给患者所需的营养、水分和药物，维持机体代谢平衡，保证蛋白质和热量的供给需求，维持和改善患者的营养状况。

二、准备

(一)物品准备

治疗盘内：一次性无菌鼻饲包一套(硅胶胃管 1 根、弯盘 1 个、压舌板 1 个、50 mL 注射器 1 具、润滑剂、镊子 2 把、治疗巾 1 条，纱布 5 块)、治疗碗 2 个、弯血管钳 1 把、棉签适量、听诊器 1 副、鼻饲流质液(38～40 ℃)200 mL，温开水适量、手电筒 1 个、调节夹 1 个(夹管用)、松节油、漱口液、毛巾。慢性支气管炎的患者视情况备镇静剂、氧气。

治疗盘外：安全别针 1 个、夹子或橡皮圈 1 个、卫生纸适量。

(二)患者、护理人员及环境准备

患者了解鼻饲目的、方法、注意事项及配合要点。调整情绪，指导或协助患者摆好体位。护理人员应衣帽整齐，修剪指甲，洗手，戴口罩。环境安静、整洁、光线、温湿度适宜。

三、评估

(1)评估患者病情、治疗情况、意识、心理状态及合作度。
(2)评估患者鼻腔状况，有无鼻中隔偏曲、息肉，鼻黏膜有无水肿、炎症等。
(3)向患者解释鼻饲的目的、方法、注意事项及配合要点。

四、操作步骤

(1)确认患者并了解病情，向患者解释鼻饲目的，过程及方法。

(2)备齐用物，携至床旁核对床头卡、医嘱、饮食卡，核对流质饮食：种类，量，性质，温度，质量。

(3)患者如有义齿、眼镜应协助取下，妥善存放。防止义齿脱落误吞吐食管或落入气管引起窒息。插管时由于刺激可致流泪，取下眼镜便于擦除。

(4)取半坐位或坐位，可减轻胃管通过咽喉部时引起的咽反射，利于胃管插入。无法坐起者取右侧卧位，昏迷患者取去枕平卧位，头向后仰可避免胃管误入气管。

(5)将治疗巾围于患者颌下，保护患者衣服和床单，弯盘、毛巾放置于方便易取处。

(6)观察鼻孔是否通畅，黏膜有无破损，清洁鼻腔，选择通畅一侧便于插管。

(7)准备胃管测量胃管插入的长度，成人插入长度为 45～55 cm，一般取发际至胸骨剑突处或鼻尖经耳垂至胸骨剑突处，并进行标记，倒润滑剂于纱布上少许，润滑胃管前段 10～20 cm 处，减少插管时的摩擦阻力。

(8)左手持纱布托住胃管，右手持镊子夹住胃管前端，沿选定侧鼻孔缓缓插入，插管时动作轻柔，镊子前端勿触及鼻黏膜，以防损伤，当胃管插入 10～15 cm 通过咽喉部时，如为清醒患者指导其做吞咽动作及深呼吸，随患者做吞咽动作及深呼吸时顺势将胃管向前推进胃管，直至标记处。如为昏迷患者，将患者头部托起，使下颌靠近胸骨柄，可增大咽喉部通道的弧度，便于胃管顺利通过，再缓缓插入胃管至标记处。若插管时患者恶心、呕吐感持续，用手电筒、压舌板检查口腔咽喉部有无胃管盘曲卡住。如患者有呛咳、发绀、喘息、呼吸困难等误入气管现象，应立即拔管。休息后再插。

(9)确认胃管在胃内，用胶布交叉胃管固定于鼻翼和面颊部。验证胃管在胃内的三种方法：①打开胃管末端胶塞连接注射器于胃管末端抽吸，抽出胃液即可证实胃管在胃内。②置听诊器于患者胃区，快速经胃管向胃内注入 10 mL 空气，同时在胃部听到气过水声，即表示已插入胃内。③将胃管末端置于盛水的治疗碗内，无气泡溢出。

(10)灌食：连接注射器于胃管末端，先回抽见有胃液，再注入少量温开水，可润滑管壁，防止喂食溶液黏附于管壁，然后缓慢灌注鼻饲液或药液等。鼻饲液温度为 38～40 ℃，每次鼻饲量不应超过 200 mL，间隔时间不少于 2 小时，新鲜果汁，应与奶液分别灌入，防止凝块产生。鼻饲结束后，再次注入温开水 20～30 mL 冲洗胃管，避免鼻饲液积存于管腔中而变质，造成胃肠炎或堵塞管腔。鼻饲过程中，避免注入空气，以防造成腹胀。

(11)胃管末端胶塞：塞上如无胶塞可反折胃管末端，用纱布包好，橡皮圈系紧，用别针将胃管固定于大单，枕旁或患者衣领处防止灌入的食物反流和胃管脱落。

(12)协助患者清洁口腔，鼻孔，整理床单位，嘱患者维持原卧位 20～30 分钟，防止发生呕吐，促进食物消化、吸收。长期鼻饲者应每天进行口腔护理。

(13)整理用物，并清洁，消毒，备用。鼻饲用物应每天更换消毒，协助患者擦净面部，取舒适卧位。

(14)洗手，记录。记录插管时间，鼻饲液种类，量及患者反应等。

五、拔管

停止鼻饲或长期鼻饲需要更换胃管时进行拔管。

(1)携用物至床前,说明拔管的原因,并选择末次鼻饲结束时拔管。

(2)置弯盘于患者颌下,夹紧胃管末端放于弯盘内,防止拔管时液体反流,胃管内残留液体滴入气管。揭去固定胶布用松节油擦去胶布痕迹,再用清水擦洗。

(3)嘱患者深呼吸,在患者缓缓呼气时稍快拔管,到咽喉处快速拔出。

(4)将胃管放入弯盘中,移出患者视线,避免患者产生不舒服的感觉。

(5)清洁患者面部、口腔及鼻腔,帮助患者漱口,取舒适卧位。

(6)整理床单位,清理用物。

(7)洗手,记录拔管时间和患者反应。

六、注意事项

(1)注入药片时应充分研碎,全部溶解方可灌注。多种药物灌注时,应将药物分开灌注,每种药物之间用少量温开水冲洗一次,注意药物配伍禁忌。

(2)插胃管时护士与患者进行有效沟通,缓解紧张度。

(3)插管动作要轻稳,尤其是通过食管三个狭窄部位时(环状软骨水平处,平气管分叉处,食管通过膈肌处)以免损伤食管黏膜。

(4)每次鼻饲前应检查胃管是否在胃内及是否通畅,并用少量温开水冲管后方可进行喂食,鼻饲完毕后再次注入少量温开水,防止鼻饲液凝结。注入鼻饲液的速度要缓慢,以免引起患者不适。

(5)鼻饲液应现配现用,已配制好的暂不用时,应放在 4 ℃以下的冰箱内保存,保证 24 小时内用完,防止长时间放置变质。

(6)长期鼻饲者应每天进行两次口腔护理,并定期更换胃管,普通胃管每周更换一次,硅胶胃管每月更换一次,聚氨酯胃管留置时间 2 个月更换一次。更换胃管时应于当晚最后一次喂食后拔出,翌日晨从另一侧鼻孔插入胃管。

(7)每次灌注前或间隔 4～8 小时应抽胃内容物,检查胃内残留物的量。如残留物的量大于灌注量的 50%,说明胃排空延长,应告知医师采取措施。

(苏　莹)

第三节　无菌技术

一、无菌包使用技术

(一)目的

保持已经灭菌的物品处于无菌状态。

(二)操作前准备

1.操作护士

着装整洁、修剪指甲、洗手、戴口罩。

2.物品准备

无菌包、无菌持物钳及容器、治疗盘。

3.操作环境

整洁、宽敞。

(三)操作步骤

(1)检查无菌包,核对名称、有效灭菌日期、化学指示胶带颜色、包布情况。

(2)打开无菌包,揭开化学指示胶带或系带,按原折叠顺序逐层打开。

(3)用无菌钳取出物品,放于指定的区域内。

(4)包内剩余物品,按原折痕包好。

(5)注明开包时间。

(6)包内物品一次全部取出时,将包托在手中打开,另一手将包布四角抓住,使包内物品妥善置于无菌区域内。

(7)整理用物。

(四)注意事项

(1)严格遵循无菌操作原则。

(2)无菌包置于清洁、干燥处,避免潮湿。

(3)打开包布时,手不可跨越无菌区,非无菌物品不可触及无菌面。

(4)注明开包日期,开启后的无菌包使用时间不超过 24 小时。

(五)评价标准

(1)遵循无菌操作原则。

(2)护士操作过程规范、准确。

二、戴无菌手套

(一)目的

执行无菌操作或者接触无菌物品时需戴无菌手套,以保护患者,预防感染。

(二)操作前准备

1.操作护士

着装整洁、修剪指甲、洗手、戴口罩。

2.物品准备

一次性无菌手套。

3.操作环境

整洁、宽敞。

(三)操作步骤

(1)检查无菌手套包装、有效期、型号。

(2)打开手套外包装。①分次取手套法:一手掀起口袋的开口处,另一手捏住手套翻折部分(手套内面)取出手套对准五指戴上。掀起另一只袋口,以戴着无菌手套的手指插入另一只手套的翻边内面，将手套戴好。②一次性取手套法：两手同时掀起口袋的开口处，分别捏住两只手套的翻折部位，取出手套。将两手套五指对准，先戴一只手，再以戴好手套的手指插入另一只手套的翻折内面，同法戴好。

(3)双手对合交叉调整手套位置，将手套翻边扣套在工作服衣袖外面。

(4)脱手套方法：①用戴着手套的手捏住另一只手套污染面的边缘将手套脱下。②戴着手套的手握住脱下的手套，用脱下手套的手捏住另一只手套清洁面（内面）的边缘，将手套脱下。③用手捏住手套的里面丢至医疗垃圾桶内。

(5)整理用物，洗手。

(四)注意事项

(1)严格遵循无菌操作原则。

(2)戴无菌手套时，应防止手套污染。注意未戴手套的手不可触及手套的外面，戴手套的手不可触及未戴手套的手或者另一手套的里面。

(3)诊疗护理不同的患者之间应更换手套。

(4)脱手套时，应翻转脱下。

(5)脱去手套后，应按规定程序与方法洗手，戴手套不能替代洗手，必要时进行手消毒。

(6)操作时发现手套破损时，应及时更换。

(五)评价标准

(1)遵循无菌原则，符合无菌要求。

(2)操作过程规范、熟练。

(3)手套选择型号大小适宜，外观平整。

三、铺设无菌器械台

(一)目的

将无菌巾铺在清洁、干燥的器械台上，形成无菌区，放置无菌物品，以备手术使用。

(二)操作前准备

1.操作护士

着装整洁，修剪指甲，洗手，戴帽子、口罩。

2.物品准备

治疗车、无菌持物钳、无菌敷料包、器械包、手术衣及手术需要的物品。

3.操作环境

宽敞，洁净。

(三)操作过程

(1)核对、检查无菌包。

(2)打开无菌持物钳，标记开启时间。

(3)依次打开无菌敷料包、无菌器械包、无菌手术衣，分别铺置于治疗车上。

(4)用无菌持物钳夹取无菌手套置于手术衣旁。

(5)穿手术衣，戴无菌手套。

(6)整理台面，器械、敷料分别置于无菌台左、右侧。

(7)废弃物按医疗垃圾处理。

(四)注意事项

(1)严格执行无菌技术操作原则,预防交叉感染。

(2)无菌物品不超过器械台边缘。

(3)铺无菌台时身体须远离无菌区 10 cm 以上。

(4)无菌器械台边缘垂下的无菌单前侧比背侧长,无菌单垂缘至少 30 cm。

(五)评价标准

(1)符合无菌操作技术原则及查对制度。

(2)铺置无菌器械台顺序、方向正确。

(3)无菌器械台面平整,无菌物品摆放整齐、合理。

(4)移动无菌台方法正确。

(5)用物处理得当。

四、铺无菌盘

(一)目的

将无菌巾铺在清洁干燥的治疗盘内,形成无菌区,放置无菌物品,以供治疗时使用。

(二)操作前准备

1.操作护士

着装整洁、修剪指甲、洗手、戴口罩。

2.物品准备

治疗盘、无菌包、无菌持物钳及容器、无菌物品。

3.操作环境

整洁、宽敞。

(三)操作步骤

(1)检查无菌包,核对名称、有效灭菌日期、化学指示胶带颜色、包布情况。

(2)打开无菌包,使用无菌持物钳取出 1 块治疗巾,放于治疗盘内。

(3)剩余物品按原折痕包好,注明开包日期及时间。

(4)将无菌治疗巾双折平铺于治疗盘内,将上层呈扇形折叠到对侧,边缘向外。

(5)放入无菌物品。

(6)将上层盖于物品上,上下层边缘对齐,开口处向上翻折,两侧边缘向下翻折。

(7)注明铺盘日期及时间。

(8)整理用物。

(四)注意事项

(1)严格遵循无菌操作原则。

(2)铺无菌盘区域清洁干燥,无菌巾避免潮湿、污染。

(3)不可跨越无菌区,非无菌物品不可触及无菌面。

(4)注明铺无菌盘的日期、时间,无菌盘有效期为 4 小时。

(五)评价标准

(1)遵循无菌技术原则。

(2)操作轻巧、熟练、规范。

(3)用物放置符合节力及无菌要求。

(4)无菌物品摆放合理,折边外观整齐。

(陈江琼)

第四节　导 尿 技 术

一、女患者导尿法

(一)目的

为昏迷、尿潴留、尿失禁或会阴部有损伤者,留置尿管以保持局部干燥清洁,协助临床诊断、治疗、手术。

(二)操作前准备

(1)告知患者和家属:操作目的、方法、注意事项、配合方法及可能出现的并发症。

(2)签知情同意书。

(3)评估患者:①病情、意识状态、自理能力、合作程度及耐受力;②膀胱充盈度;③会阴部清洁程度及皮肤黏膜状况。

(4)操作护士:着装整洁、修剪指甲、洗手、戴口罩。

(5)物品准备:治疗车、一次性导尿包、一次性多用巾、快速手消毒剂、隔离衣、污物桶、消毒桶;必要时备会阴冲洗包、冲洗液、便盆。

(6)环境:整洁、安静、温度适宜、私密。

(三)操作过程

(1)穿隔离衣,携用物至患者床边,核对患者腕带及床头卡。

(2)关闭门窗。

(3)协助患者摆好体位,脱去对侧裤腿盖在近侧腿部,取仰卧屈膝位。

(4)两腿外展,暴露会阴部。

(5)多用巾铺于患者臀下,打开导尿包外包装,初步消毒物品置于两腿之间。

(6)一手戴手套,将碘伏棉球放入消毒弯盘内,另一手持镊子依次消毒阴阜、双侧大阴唇、双侧小阴唇外侧、内侧和尿道口(每个棉球限用 1 次),顺序为由外向内、自上而下。

(7)脱手套,处理用物,快速手消毒剂洗手。

(8)将导尿包置于患者双腿之间,打开形成无菌区。

(9)戴无菌手套,铺孔巾。

(10)检查气囊,将导尿管与引流袋连接备用。将碘伏棉球放于无菌盘内,用液状石蜡纱布润滑尿管前端至气囊后 4～6 cm。

(11)用纱布分开并固定小阴唇,再次按照无菌原则消毒尿道口、左、右小阴唇内侧,最后 1 个棉球在尿道口停留 10 秒。

(12)更换镊子,夹住导尿管插入尿道内 4～6 cm,见尿后再插入 5～7 cm,夹闭尿管开口。

(13)按照导尿管标明的气囊容积向气囊内缓慢注入无菌生理盐水,轻拉尿管有阻力后,连接引流袋。

(14)摘手套妥善固定引流管及尿袋，位置低于膀胱，尿管标识处注明置管日期。

(15)整理床单位，协助患者取舒适卧位。

(16)整理用物，按医疗垃圾分类处理用物。

(17)脱隔离衣，擦拭治疗车。

(18)洗手、记录置管日期，尿液的量、性质、颜色等，确认医嘱。

(四)注意事项

(1)严格执行查对制度和无菌操作技术原则。

(2)保护患者隐私。

(3)对膀胱高度膨胀且极度虚弱的患者，第一次放尿不得超过 1 000 mL，以免膀胱骤然减压引起血尿和血压下降导致虚脱。

(4)为女患者插尿管时，如导尿管误入阴道，应另换无菌导尿管重新插管。

(5)插入尿管动作要轻柔，以免损伤尿道黏膜。

(6)维持密闭的尿路排泄系统在患者的膀胱水平以下，避免挤压尿袋。

(五)评价标准

(1)患者和家属知晓护士告知的事项，对操作满意。

(2)遵循查对制度，符合无菌技术、标准预防原则。

(3)操作规范、安全，动作娴熟。

(4)尿管与尿袋连接紧密，引流通畅，固定稳妥。

二、男患者导尿法

(一)目的

同女性患者。

(二)操作前准备

评估男性患者有无前列腺疾病等引起尿路梗阻的情况，余同女性患者。

(三)操作过程

(1)穿隔离衣，携用物至患者床边，核对患者腕带及床头卡。

(2)关闭门窗。

(3)协助患者摆好体位，脱去对侧裤腿盖在近侧腿部，取仰卧屈膝位。

(4)两腿外展，暴露会阴部。

(5)多用巾铺于患者臀下，打开导尿包外包装，初步消毒物品置于两腿之间。

(6)一手戴手套，将碘伏棉球放入消毒弯盘内，另一手持镊子依次消毒阴阜、阴茎、阴囊。用纱布裹住患者阴茎，使阴茎与腹壁呈 60°，将包皮向后推，暴露尿道口，用碘伏棉球由内向外螺旋式消毒尿道口、龟头及冠状沟 3 次，每个棉球限用 1 次。

(7)脱手套，处理用物，快速手消毒剂洗手。

(8)将导尿包置于患者双腿之间，打开形成无菌区。

(9)戴无菌手套，铺孔巾。

(10)检查气囊，将导尿管与引流袋连接备用。将碘伏棉球放于无菌盘内，用液状石蜡纱布润滑尿管前端至气囊后 20～22 cm。

(11)一手持纱布包裹阴茎后稍提起和腹壁呈60°,将包皮后推,暴露尿道口。以螺旋方式消毒尿道口、龟头、冠状沟3次,每个棉球限用1次,最后一个棉球在尿道口停留10秒。

(12)提起阴茎与腹壁呈60°,更换镊子持导尿管,对准尿道口轻轻插入20～22 cm,见尿后再插入5～7 cm。

(13)按照导尿管标明的气囊容积向气囊内缓慢注入无菌生理盐水,轻拉尿管有阻力后,撤孔巾。

(14)摘手套妥善固定引流管及尿袋,尿袋的位置低于膀胱,尿管应有标识并注明置管日期。

(15)整理床单位,协助患者取舒适卧位。

(16)整理用物、按医疗垃圾分类处理用物。

(17)脱隔离衣,擦拭治疗车。

(18)洗手、记录置管日期,尿液的量、性质、颜色等,确认医嘱。

(四)注意事项

(1)严格执行查对制度和无菌操作技术原则。

(2)保护患者隐私。

(3)对膀胱高度膨胀且极度虚弱的患者,第一次放尿不得超过1 000 mL,以免膀胱骤然减压引起血尿和血压下降导致虚脱。

(4)插入尿管动作要轻柔,以免损伤尿道黏膜。

(5)男性患者包皮和冠状沟易藏污垢,导尿前要彻底清洁,导尿管插入前建议使用润滑止痛胶,插管遇阻力时切忌强行插入,必要时请专科医师插管。

(五)评价标准

(1)患者和家属知晓护士告知的事项,对操作满意。

(2)遵循查对制度,符合无菌技术、标准预防原则。

(3)操作规范、安全,动作娴熟。

(4)尿管与尿袋连接紧密,引流通畅,固定稳妥。

(叶芳芳)

第五节 铺床技术

一、备用床

(一)目的

保持病室整洁,准备接收新患者。

(二)操作前准备

1.操作护士

着装整洁,修剪指甲,洗手,戴口罩。

2.物品准备

床、床垫、床褥、棉被或毛毯、枕芯、床罩、床单、被套、枕套。

3.环境

整洁、安静。

(三)操作过程

(1)移开床旁桌椅于适宜位置。

(3)用物按使用顺序放于床旁椅上。

(3)检查床垫。

(4)将床褥齐床头平放于床垫上,并铺平。

(5)铺床单或床罩。

(6)将棉被或毛毯套入被套内。

(7)两侧内折后与床内沿平齐。

(8)尾端塞于床垫下。

(9)套枕套,将枕头平放于床头正中。

(10)移回床旁桌、椅。

(11)处理用物,洗手。

(四)注意事项

(1)注意省时、节力,防止职业损伤。

(2)铺床时,病室内无患者进食或治疗。

(五)评价标准

(1)用物准备齐全。

(2)床单位整洁、美观。

二、麻醉床

(一)目的

便于接收和护理麻醉手术后的患者;使患者安全、舒适、预防并发症。

(二)操作前准备

1.评估患者

诊断、病情、手术和麻醉方式。

2.操作护士

着装整洁、修剪指甲、洗手、戴口罩。

3.物品准备

(1)床上用物:床垫、床褥、棉被或毛毯、枕芯、床罩、一次性中单、被套、枕套。

(2)麻醉护理盘:治疗巾、开口器、舌钳、通气导管、牙垫、弯盘、吸氧管、吸痰管、棉签、压舌板、镊子、纱布。

(3)其他:心电监护仪、听诊器、血压计、吸氧装置、吸痰装置、生理盐水、手电筒、胶布、护理记录单、笔、输液架。

4.环境

安静、整洁。

(三)操作过程

(1)移开床旁桌椅于适宜位置。

(2)用物按使用顺序放于床旁椅上。
(3)从床头至床尾铺平床褥后,铺上床罩、根据患者手术麻醉情况和手术部位铺中单。
(4)将棉被或毛毯套入被套内。
(5)盖被尾端向上反折,齐床尾。
(6)将背门一侧盖被塞于床垫下,对齐床沿。
(7)将近门一侧盖被边缘向上反折,对齐床沿。
(8)套枕套后,将枕头横立于床头正中。
(9)移回床旁桌、椅。
(10)处理用物。
(11)洗手。

(四)注意事项

(1)注意省时、节力,防止职业损伤。
(2)枕头平整、充实。
(3)病室及床单位整洁、美观。

(五)评价标准

(1)用物准备齐全。
(2)操作过程规范,符合省时、省力原则。
(3)床单位整洁、美观、符合术后护理要求。

三、卧床患者更换床单

(一)目的

为卧床患者更换床单,保持清洁,增进舒适。

(二)操作前准备

1.告知患者

更换床单的目的及过程,教会患者配合方法。

2.评估患者

(1)病情、意识、身体移动能力及合作程度。
(2)有无肢体活动障碍、偏瘫和骨折。
(3)有无引流管、输液管及伤口,有无尿便失禁。
(4)年龄、性别、体重、心理状态与需求。

3.操作护士

着装整洁、仪表端庄、洗手、戴口罩。

4.物品准备

护理车、清洁的大单、一次性中单、被套、枕套、床刷及半湿状布套、污衣袋等。

5.环境

安静、整洁。

(三)操作过程

(1)根据需要移开床旁桌椅。
(2)松开固定在床单上的各种引流管,防止引流管脱落。

(3)移枕头,协助患者移向对侧。

(4)松开近侧各层床单,将其上卷于中线处塞于患者身下。

(5)扫床。

(6)按序依次铺近侧各层床单。

(7)移枕头,协助患者移至近侧。

(8)同法,铺另一侧。

(9)整理盖被,更换枕套。

(10)固定引流管。

(11)协助患者取舒适卧位,必要时上床挡。

(12)整理用物,洗手。

(四)注意事项

(1)保证患者安全,体位舒适。

(2)注意节力。

(3)注意观察病情变化。

(五)评价标准

(1)用物准备齐全。

(2)操作过程规范,符合省时、省力原则。

(3)床单位整洁、美观、患者安全舒适。

(谭　莉)

第二章　神经内科护理

第一节　脑　梗　死

脑梗死又称缺血性脑卒中，是指由于脑供血障碍引起脑缺血、缺氧，使局部脑组织发生不可逆性损害，导致脑组织缺血、缺氧性坏死。临床常按发病机制，将脑梗死分为脑血栓形成、脑栓塞、脑分水岭梗死和脑腔隙性梗死等。下面重点介绍脑血栓形成和脑栓塞。

一、脑血栓形成

脑血栓形成是脑梗死中最常见的类型，是指由于脑动脉粥样硬化等原因导致动脉管腔狭窄、闭塞或血栓形成，引起急性脑血流中断，脑组织缺血、缺氧、软化和坏死；又称为动脉粥样硬化血栓形成性脑梗死。

（一）病因和发病机制

最常见的病因是动脉粥样硬化，其次为高血压、糖尿病和高血脂等。血黏度增高、血液高凝状态也可以是脑血栓形成的原因。

神经细胞在完全缺血、缺氧后十几秒即出现电位变化，随后大脑皮质、小脑、延髓的生物电活动也相继消失。脑动脉血流中断持续 5 分钟，神经细胞就会发生不可逆性损害，出现脑梗死。急性脑梗死病灶由缺血中心区及其周围的缺血半暗带组成。其中，缺血中心区由于严重缺血、细胞能量衰竭而发生不可逆性损害；缺血半暗带由于局部脑组织还存在大动脉残留血液和/或侧支循环，缺血程度较轻，仅功能缺损，具有可逆性，故在治疗和神经功能恢复上具有重要作用。

（二）临床表现

脑血栓形成好发于中老年人。多数患者有脑血管病的危险因素，如冠心病、高血压、糖尿病和血脂异常等。部分患者有前驱症状，如肢体麻木、头痛、眩晕和 TIA 反复发作等。多在安静状态下或睡眠中起病，如晨起时发现半身不遂。症状和体征多在数小时至 1～2 天达高峰。患者一般意识清楚，但当发生基底动脉血栓或大面积脑梗死时，病情严重，可出现意识障碍，甚至有脑疝形成，最终导致死亡。

临床症状复杂多样，取决于病变部位、血栓形成速度及大小、侧支循环状况等，可表现为运动障碍、感觉障碍、语言障碍、视觉障碍等。

1.颈内动脉系统受累

颈内动脉系统受累可出现三偏征(对侧偏瘫、偏身感觉障碍、同向性偏盲),优势半球受累可有失语,非优势半球病变可有体像障碍;还可出现中枢性面舌瘫、尿潴留或尿失禁。

2.椎-基底动脉系统受累

椎-基底动脉系统受累常出现眩晕、眼球震颤、复视、交叉性瘫痪、构音障碍、吞咽困难和共济失调等,还可出现延髓背外侧综合征、闭锁综合征等各种临床综合征。如基底动脉主干严重闭塞导致脑桥广泛梗死,可表现为四肢瘫、双侧瞳孔缩小、意识障碍和高热,常迅速死亡。

(三)实验室及其他检查

(1)头颅CT:发病24小时内图像多无改变,24小时后梗死区出现低密度灶。对超早期缺血性病变、脑干、小脑梗死及小灶梗死显示不佳。

(2)头颅MRI:发病数小时后,即可显示 T_1 低信号、T_2 长信号的病变区域。与CT相比,还可以发现脑干、小脑梗死及小灶梗死。功能性MRI[弥散加权成像(DWI)及灌注加权成像(PWI)]可更早发现梗死灶,为超早期溶栓治疗提供了科学依据。目前认为,弥散-灌注不匹配区域为半暗带。

(3)脑血管造影(DSA)、磁共振血管成像(MRA)、CT血管成像(CTA)、血管彩超及经颅多普勒超声等检查,有助于发现血管狭窄、闭塞、痉挛的情况。

(4)血液化验、心电图及经食道超声心动图等常规检查,有助于发现病因和危险因素。

(5)脑脊液检查一般正常。大面积脑梗死时,脑脊液压力可升高,细胞数和蛋白可增加;出血性梗死时可见红细胞。目前,由于头颅CT等手段的广泛应用,脑脊液已不再作为脑卒中的常规检查。

(四)诊断要点

中老年患者,有动脉粥样硬化等危险因素,病前可有反复的TIA发作;安静状态下起病,出现局灶性神经功能缺损,数小时至1～2天内达高峰;头颅CT在24～48小时内出现低密度灶;一般意识清楚,脑脊液正常。

(五)治疗要点

1.急性期治疗

重视超早期(发病6小时以内)和急性期的处理,溶解血栓和脑保护治疗最为关键。但出血性脑梗死时,禁忌溶栓、抗凝、抗血小板治疗。

(1)一般治疗:①早期卧床休息,保证营养供给,保持呼吸道通畅,维持水、电解质平衡,防治肺炎、尿路感染、压疮、深静脉血栓和上消化道出血等并发症;②调控血压:急性期患者会出现不同程度的血压升高,处理取决于血压升高的程度和患者的整体状况。但血压过低对脑梗死不利,会加重脑缺血。因此,当收缩压<24.0 kPa(180 mmHg)或舒张压<14.7 kPa(110 mmHg)时,可不需降压治疗。以下情况应当平稳降压:收缩压>29.3 kPa(220 mmHg)或舒张压>16.0 kPa(120 mmHg),梗死后出血,合并心肌缺血、心衰、肾衰和高血压脑病等。

(2)超早期溶栓:目的是通过溶栓使闭塞的动脉恢复血液供应,挽救缺血半暗带的脑组织,防止发生不可逆性损伤。治疗的时机是影响疗效的关键,多在发病6小时内进行,并应严格掌握禁忌证:①有明显出血倾向者;②近期有脑出血、心肌梗死和大型手术病史者;③血压高于24.0/14.7 kPa(180/110 mmHg);④有严重的心、肝和肾功能障碍者。溶栓的并发症可能有梗死后出血、身体其他部位出血、溶栓后再灌注损伤、脑组织水肿和溶栓后再闭塞。美国 FDA 及欧洲国家均已批准缺血性脑卒中发病 3 小时内应用重组组织型纤溶酶原激活剂(rt-PA)静脉溶栓治疗,不仅显著减少患者死亡及严重残疾的危险性,而且还大大改善了生存者的生活质量。我国采用尿激酶(UK)对发病 6 小时内,脑 CT 无明显低密度改变且意识清楚的急性脑卒中患者进行静脉溶栓治疗是比较安全、有效的。现有资料不支持临床采用链激酶溶栓治疗。动脉溶栓较静脉溶栓治疗有较高的血管再通率,但其优点被耽误的时间所抵消。

(3)抗血小板、抗凝治疗:阻止血栓的进展,防止脑卒中复发,改善患者预后。主要应用阿司匹林 50～150 mg/d 或氯吡格雷 75 mg/d。

(4)降纤治疗:降解血中纤维蛋白原,增强纤溶系统活性,抑制血栓形成。主要药物有巴曲酶、降纤酶、安克洛酶和蚓激酶。

(5)抗凝治疗:急性期抗凝治疗虽已广泛应用多年,但一直存在争议。常用普通肝素及低分子肝素等。

(6)脑保护剂:胞磷胆碱、钙通道阻滞剂、自由基清除剂和亚低温治疗等。

(7)脱水降颅压:大面积脑梗死时,脑水肿严重,颅内压会明显升高,应进行脱水降颅压治疗。常用药物有甘露醇、呋塞米和甘油果糖,方法参见脑出血治疗。

(8)中医中药:可以降低血小板聚集、抗凝、改善脑血流、降低血黏度和保护神经。常用药物有丹参、三七、川芎、葛根素及银杏叶制剂等,还可以针灸治疗。

(9)介入治疗:包括颅内外血管经皮腔内血管成形术及血管内支架置入术等。

2.恢复期治疗

(1)康复治疗:患者意识清楚、生命体征平稳、病情不再进展 48 小时后,即可进行系统康复治疗。包括运动、语言、认知、心理、职业与社会康复等内容。

(2)二级预防:积极寻找并去除脑血管病的危险因素,适当应用抗血小板聚集药物,降低脑卒中复发的危险性。

(六)护理评估

1.病史

(1)病因和危险因素:了解患者有无颈动脉狭窄、高血压、糖尿病、高脂血症和 TIA 病史,有无脑血管疾病的家族史,有无长期高盐、高脂饮食和烟酒嗜好,是否进行体育锻炼等。详细询问 TIA 发作的频率与表现形式,是否进行正规、系统的治疗。是否遵医嘱正确服用降压、降糖、降脂、抗凝及抗血小板聚集药物,治疗效果及目前用药情况等。

(2)起病情况和临床表现:了解患者发病的时间、急缓及发病时所处状态,有无头晕、肢体麻木等前驱症状。是否存在肢体瘫痪、失语、感觉和吞咽障碍等局灶定位症状和体征,有无剧烈头痛、喷射性呕吐、意识障碍等全脑症状和体征及其严重程度。

(3)心理-社会状况:观察患者是否存在因疾病所致焦虑等心理问题;了解患者和家属对疾病发生的相关因素、治疗和护理方法、预后及如何预防复发等知识的认知程度;患者家庭条件与经济状况及家属对患者的关心和支持度。

2.身体评估

(1)生命体征:监测血压、脉搏、呼吸和体温。大脑半球大面积脑梗死患者因脑水肿导致高颅压,可出现血压和体温升高、脉搏和呼吸减慢等生命体征异常。

(2)意识状态:有无意识障碍及其类型和严重程度。脑血栓形成患者多无意识障碍,如发病时或病后很快出现意识障碍，应考虑椎-基底动脉系统梗死或大脑半球大面积梗死。

(3)头颈部检查：双侧瞳孔大小、是否等大及对光反射是否正常；视野有无缺损；有无眼球震颤、运动受限及眼睑闭合障碍；有无面部表情异常、口角歪斜和鼻唇沟变浅；有无听力下降或耳鸣；有无饮水呛咳、吞咽困难或咀嚼无力；有无失语及其类型；颈动脉搏动强度、有无杂音。优势半球病变时常出现不同程度的失语，大脑后动脉血栓形成可致对侧同向偏盲，椎-基底动脉系统血栓形成可致眩晕、眼球震颤、复视、眼肌麻痹、发音不清和吞咽困难等。

(4)四肢脊柱检查：有无肢体运动和感觉障碍；有无步态不稳或不自主运动。四肢肌力、肌张力，有无肌萎缩或关节活动受限；皮肤有无水肿、多汗、脱屑或破损；括约肌功能有无障碍。大脑前动脉血栓形成可引起对侧下肢瘫痪，颈动脉系统血栓形成主要表现为病变对侧肢体瘫痪或感觉障碍。如为大脑中动脉血栓形成，瘫痪和感觉障碍限于面部和上肢；后循环血栓形成可表现为小脑功能障碍。

3.实验室及其他检查

(1)血液检查：血糖、血脂、血液流变学和凝血功能检查是否正常。

(2)影像学检查：头部 CT 和 MRI 有无异常及其出现时间和表现形式；DSA 和 MRA 是否显示有血管狭窄、闭塞、动脉瘤和动静脉畸形等。

(3)TCD：有无血管狭窄、闭塞、痉挛或侧支循环建立情况。

(七)常用护理诊断合作性问题

(1)躯体活动障碍：与运动中枢损害致肢体瘫痪有关。

(2)语言沟通障碍：与语言中枢损害有关。

(3)吞咽障碍与意识障碍：或延髓麻痹有关。

(八)护理目标

(1)患者能掌握肢体功能锻炼的方法并主动配合进行肢体功能的康复训练，躯体活动能力逐步增强。

(2)能采取有效的沟通方式表达自己的需求，能掌握语言功能训练的方法并主动配合康复活动，语言表达能力逐步增强。

(3)能掌握恰当的进食方法，并主动配合进行吞咽功能训练，营养需要得到满足，吞咽功能逐渐恢复。

(九)护理措施

1.加强基础护理

保持环境安静、舒适。加强巡视，及时满足日常生活需求。指导和协助患者洗漱、进食、如厕或使用便器、更衣及沐浴等，更衣时注意先穿患侧、先脱健侧。做好皮肤护理，帮助患者每 2 小时翻身一次，瘫痪一侧受压时间间隔应更短，保持床单位整洁，防止压疮和泌尿系感染。做好口腔护理，防止肺部感染。

2.饮食护理

根据患者具体情况，给予低盐、低脂和糖尿病饮食。吞咽困难、饮水呛咳者，进食前应注意休息。稀薄液体容易导致误吸，故可给予软食、糊状的黏稠食物，放在舌根处喂食。为预防食管反流，进食后应保持坐立位半小时以上。有营养障碍者，必要时可给予鼻饲。

3.药物护理

使用溶栓、抗凝药物时应严格注意药物剂量，监测凝血功能，注意有无出血倾向等不良反应；

口服阿司匹林患者应注意有无黑便情况；应用甘露醇时警惕肾脏损害；使用血管扩张药尤其是尼莫地平时，监测血压变化。同时，应积极治疗原发病，如冠心病、高血压和糖尿病等，尤其要重视对 TIA 的处理。

4.康复护理

康复应与治疗并进，目标是减轻脑卒中引起的功能缺损，提高患者的生活质量。在急性期，康复主要是抑制异常的原始反射活动，重建正常运动模式，其次才是加强肌肉力量的训练。①指导体位正确摆放：上肢应注意肩外展、肘伸直、腕背伸和手指伸展；下肢应注意用沙袋抵住大腿外侧以免髋外展、外旋，膝关节稍屈曲，足背屈与小腿成直角。可交替采用患侧卧位、健侧卧位和仰卧位。②保持关节处于功能位置，加强关节被动和主动活动，防止关节挛缩变形而影响正常功能。注意先活动大关节，后活动小关节，在无疼痛状况下，应进行关节最大活动范围的运动。③指导患者床上翻身、移动和桥式运动的技巧，训练患者的平衡和协调能力，以及进行自理活动和患肢锻炼的方法，并教会家属如何配合协助患者。④康复过程中要注意因人而异、循序渐进的原则，逐渐增加肢体活动量，并预防废用综合征和误用综合征。

5.安全护理

为患者提供安全的环境，床边要有护栏；走廊、厕所要装扶手；地面要保持平整干燥，防湿、防滑，去除门槛或其他障碍物。呼叫器应放于床头患者随手可及处；穿着防滑的软橡胶底鞋；护理人员行走时不要在其身旁擦过或在其面前穿过，同时避免突然呼唤患者，以免分散其注意力；行走不稳或步态不稳者，可选用三角手杖等合适的辅助工具，并保证有人陪伴，防止受伤。夜间起床时要注意 3 个半分钟，即“平躺半分钟、床上静坐半分钟、双腿下垂床沿静坐半分钟”，再下床活动。

6.心理护理

脑血栓形成的患者，因偏瘫致生活不能自理、病情恢复较慢、后遗症较多等问题，常易产生自卑、消极、急躁等心理。护理人员应主动关心和了解患者的感受，鼓励患者做力所能及的事情，并组织病友之间进行交流，使之积极配合治疗和康复。

（十）护理评价

（1）患者掌握肢体功能锻炼的方法并在医护人员和家属协助下主动活动，肌力增强，生活自理能力提高，无压疮和坠积性肺炎等并发症。

（2）能通过非语言沟通表达自己的需求，主动进行语言康复训练，语言表达能力增强。

（3）掌握正确的进食或鼻饲方法，吞咽功能逐渐恢复，未发生营养不良、误吸、窒息等并发症。

（十一）健康指导

1.疾病预防指导

对有发病危险因素或病史者，指导进食高蛋白、高维生素、低盐、低脂、低热量清淡饮食，多食新鲜蔬菜、水果、谷类、鱼类和豆类，保持能量供需平衡，戒烟、限酒；应遵医嘱规则用药，控制血压、血糖、血脂和抗血小板聚集；告知改变不良生活方式，坚持每天进行 30 分钟以上的慢跑、散步等运动，合理休息和娱乐；对有 TIA 发作史的患者，指导在改变体位时应缓慢，避免突然转动颈部，洗澡时间不宜过长，水温不宜过高，外出时有人陪伴，气候变化时注意保暖，防止感冒。

2.疾病知识指导

告知患者和家属疾病发生的基本病因和主要危险因素、早期症状和及时就诊的指征；指导患者遵医嘱正确服用降压、降糖和降脂药物，定期复查。

3.康复指导

告知患者和家属康复治疗的知识和功能锻炼的方法，帮助分析和消除不利于疾病康复的因素，落实康复计划，并与康复治疗师保持联系，以便根据康复情况及时调整康复训练方案。如吞咽障碍的康复方法包括：唇、舌、颜面肌和颈部屈肌的主动运动和肌力训练；先进食糊状或胶冻状食物，少量多餐，逐步过渡到普通食物；进食时取坐位，颈部稍前屈（易引起咽反射）；软腭冰刺激；咽下食物练习呼气或咳嗽（预防误咽）；构音器官的运动训练（有助于改善吞咽功能）。

4.鼓励生活自理

鼓励患者从事力所能及的家务劳动，日常生活不过度依赖他人；告知患者和家属功能恢复需经历的过程，使患者和家属克服急于求成的心理，做到坚持锻炼，循序渐进。嘱家属在物质和精神上对患者提供帮助和支持，使患者体会到来自多方面的温暖，树立战胜疾病的信心。同时，也要避免患者产生依赖心理，增强自我照顾能力。

（十二）预后

脑血栓形成的急性期病死率为5%～15%，存活者中致残率约为50%。影响预后的最主要因素是神经功能缺损程度，其他还包括年龄、病因等。

二、脑栓塞

脑栓塞是指血液中的各种栓子，随血液流入脑动脉而阻塞血管，引起相应供血区脑组织缺血坏死，导致局灶性神经功能缺损。

（一）病因和发病机制

脑栓塞按栓子来源分为三类。

1.心源性栓子

心源性栓子为脑栓塞最常见病因，约占95%。引起脑栓塞的心脏疾病有房颤、风湿性心脏病、心肌梗死、心肌病、感染性心内膜炎、先天性心脏病和心脏手术等，其中房颤是引起心源性脑栓塞最常见的原因。

2.非心源性栓子

非心源性栓子可见于主动脉弓和颅外动脉的粥样硬化斑块及附壁血栓的脱落，还可见脂肪滴、空气、寄生虫卵和肿瘤细胞等栓子或脓栓。

（二）临床表现

任何年龄均可发病，风湿性心脏病、先天性心脏病等以中、青年为主，冠心病及大动脉病变以老年为主。一般，无明显诱因，也很少有前驱症状。脑栓塞是起病速度最快的脑卒中类型，症状常在数秒或数分钟内达高峰，多为完全性卒中。起病后多数患者有意识障碍，但持续时间常较短。临床症状取决于栓塞部位、大小及侧支循环的建立情况，表现为局灶性神经功能缺损。发生在颈内动脉系统的脑栓塞约占80%。脑栓塞发生出血性梗死的机会较脑血栓形成多见。

（三）辅助检查

（1）头颅CT、MRI：可显示脑栓塞的部位和范围。

（2）常规进行超声心动图、心电图、胸部X射线片等检查，以确定栓子来源。

（3）脑血管造影、MRA、CTA、血管彩超和经颅多普勒超声等检查，有助于发现颅内外动脉的狭窄程度和动脉斑块。

（4）脑脊液检查：压力正常或升高，蛋白质常升高。感染性栓塞时白细胞增加；出血性栓塞时可见红细胞。

(四)诊断要点

任何年龄均可发病,以青壮年较多见;病前有心房颤动、风湿性心脏病和动脉粥样硬化等病史;突发偏瘫、失语等局灶性神经功能缺损症状,数秒或数分钟内症状达高峰;头颅CT、MRI等有助于明确诊断。

(五)治疗要点

1.脑部病变的治疗

其与脑血栓形成的治疗大致相同。尤其主张抗凝、抗血小板聚集治疗,防止形成新的血栓,预防复发。但出血性梗死、感染性栓塞时,应禁用溶栓、抗血小板和抗凝治疗。

2.原发病治疗

目的是根除栓子来源,防止复发。如心源性脑栓塞容易再发,急性期应卧床休息数周,避免活动,并积极治疗房颤等原发心脏疾病。感染性栓塞时应积极应用抗生素。脂肪栓塞时可用5%碳酸氢钠等脂溶剂。

(六)护理评估/诊断/目标及措施

参见本节“脑血栓形成”部分。

(七)健康指导

告知患者和家属本病的常见病因和控制原发病的重要性;指导患者遵医嘱长期抗凝治疗,预防复发;在抗凝治疗中定期门诊复诊,监测凝血功能,及时在医护员指导下调整药物剂量。

(八)预后

脑栓塞急性期病死率为5%~15%,多死于严重脑水肿引起的脑疝、肺部感染和心力衰竭。栓子来源不能消除者容易复发,复发者病死率更高。

(路雪梅)

第二节 癫　痫

一、定义

(一)癫痫

癫痫是一组由不同病因所引起,脑部神经元过度同步化,且常具有自限性的异常放电所导致的综合征,以发作性、短暂性、重复性及通常为刻板性的中枢神经系统功能失常为特征。

(二)痫性发作

痫性发作为大脑神经元的一次不正常的过度放电,并包括高度同步的一些行为上的改变。

(三)急性发作

由于大脑结构出现损害或代谢障碍,或急性全身性的代谢紊乱而引起的痫性发作,例如低血糖、酒精中毒等可能引起易感个体痫性发作。

二、病因

癫痫的病因复杂，是获得性和遗传性因素等多因素共同作用的结果。目前，根据病因分为三类，即症状性、特发性（遗传性）和隐源性。病因与年龄有明显的关系。在新生儿期病因主要为感染、代谢异常（如维生素 B_6 依赖、低血糖、低钙血症）、出生时缺氧、颅内出血和脑部发育异常；婴儿或年龄小的儿童的病因主要为热性惊厥、遗传代谢性或发育异常性疾病、原发性/遗传性综合征、感染、发育异常和退行性变化；儿童和青春期年轻人主要病因为海马硬化、原发性/遗传性综合征、退行性疾病、发育异常、创伤和肿瘤；成年人最常见的病因为创伤、肿瘤、脑血管病、先天性代谢病、酒精/药物、海马硬化、感染、多发性硬化和退行性疾病；老年人的主要病因为脑血管病、药物/酒精、肿瘤、创伤和退行性变化（如痴呆病）。

三、发病机制

尚不完全清楚，一些重要的发病环节已为人类所知，发病机制，见图 2-1。

各种病因 → 基因表达异常 → 神经递质或调质异常 → 离子通道结构和功能异常 →

离子跨膜运动异常 → 神经元异常放电 → 神经元间的扩布 → 引起癫痫发作

图 2-1 癫痫发病机制

四、分类

（一）癫痫发作的国际分类

国际抗癫痫联盟关于癫痫发作的分类参照两个标准：①发作起源于一侧或双侧脑部；②发作时有无意识丧失。其依据是脑电图和临床表现，详见表 2-1。

表 2-1 癫痫发作的国际分类

分类	分类
Ⅰ.部分性（局灶性，局限性）发作	Ⅱ.全身（全面）发作
单纯部分性发作	失神发作
运动症状发作	典型失神发作
躯体感觉或特殊感觉症状性发作	不典型失神发作
有自主神经症状的发作	肌阵挛发作
有精神症状的发作	阵挛性发作
复杂部分性发作	强直发作
单纯部分性发作起病，继而意识丧失	强直阵挛发作
发作开始就有意识丧失	失张力发作
部分性发作进展至继发全身发作	Ⅲ.不能分类的癫痫发作
单纯部分性发作继发全身发作	
复杂部分性发作继发全身发作	
单纯部分性发作进展成复杂部分性发作.然后继发全身发作	

(二)癫痫和癫痫综合征的分类

癫痫和癫痫综合征的分类见表 2-2。

表 2-2 癫痫和癫痫综合征的国际分类

分类	分类
Ⅰ.与部位有关的癫痫(局部性、局灶性、部分性)	隐源性或症状性癫痫
与发病年龄有关的特发性癫痫	West 综合征(婴儿痉挛)
具有中央颞区棘波的良性儿童期癫痫	Lennox-Gastaut 综合征
具有枕区发放的良性儿童期癫痫	肌阵挛-起立不能性癫痫
原发性阅读性癫痫	肌阵挛失神发作性癫痫
症状性	症状性全身性癫痫
儿童慢性进行性局限型癫痫状态	无特殊病因
有特殊促发方式的癫痫综合征	早发性肌阵挛性脑病
颞叶癫痫	伴爆发抑制的早发性婴儿癫痫性脑病
额叶癫痫	其他症状性全身性发作
枕叶癫痫	特殊性综合征
顶叶癫痫	其他疾病状态下的癫痫发作
隐源性:通过发作类型、临床特征、病因学以及解剖学定位	Ⅲ.不能确定为局灶性或全身性的癫痫或癫痫综合征
Ⅱ.全身型癫痫和癫痫综合征	有全身性和部分性发作的癫痫
与年龄有关的特发性全面性癫痫	新生儿癫痫
良性家族性新生儿惊厥	婴儿重症肌阵挛性癫痫
良性新生儿惊厥	慢波睡眠中伴有连续性棘慢波的癫痫
良性婴儿阵挛性癫痫	获得性癫痫性失语
儿童失神发作	其他不能确定的发作
青少年失神发作	没有明确的全身或局灶特征的癫痫
青少年肌阵挛性癫痫	Ⅳ.特殊综合征
觉醒时全身强直阵挛发作的癫痫	热性惊厥
其他全身性特发性癫痫	孤立单次发作或孤立性单次癫痫状态
特殊活动诱导的癫痫	由乙醇、药物、子痫、非酮症高血糖等因素引起急性代谢或中毒情况下出现的发作

五、癫痫发作的临床表现

癫痫发作的共同特征:发作性、短暂性、重复性和刻板性。不同类型癫痫发作的特点分述如下。

(一)部分性发作

此类发作起始时的临床表现和脑电图均提示发作起源于大脑皮质的局灶性放电,根据有无意识改变和继发全身性发作又分为以下几类。

1.单纯部分性发作

单纯部分性发作起病于任何年龄,发作时患者意识始终存在,异常放电限于局部皮质内,发作时的临床表现取决于异常放电的部位。分为以下4类。

(1)部分运动性发作:皮质运动区病灶诱发的局灶性运动性癫痫表现为身体相应部位的强直和阵挛。痫性放电按人体运动区的分布顺序扩展时称Jackson发作,多起始于拇指和示指、口角或趾和足。阵挛从起始部位逐渐扩大,可以扩展至一侧肢体或半身,但不扩展至全身。神志始终清楚。发作过后可有一过性发作的肢体瘫痪,称Todd瘫痪,可持续数分钟至数天。病灶位于辅助运动区时,发作表现为头或躯体转向病灶的对侧、一侧上肢外展伴双眼注视外展的上肢。

(2)部分感觉(体觉性发作或特殊感觉)性发作:不同感觉中枢的痫性病灶可诱发相应的临床表现,如针刺感、麻木感、视幻觉、听幻觉、嗅幻觉、眩晕和异味觉等。

(3)自主神经性发作:包括上腹部不适感、呕吐、面色苍白、潮红、竖毛、瞳孔散大和尿失禁等。

(4)精神性发作:表现为情感障碍、错觉、结构性幻觉、识别障碍和记忆障碍等。

2.复杂部分性发作

复杂部分性发作起病于任何年龄,但青少年多见。痫性放电通常起源于颞叶内侧或额叶,也可起源于其他部位。发作时有意识障碍,发作期脑电图有单侧或双侧不同步的病灶。常见以下类型:①单纯部分性发作开始,继而意识障碍;②自动症:系在癫痫发作过程中或发作后意识朦胧状态下出现的协调的、相适应的不自主动作,事后往往不能回忆,自动症可表现为进食样自动症、模仿样自动症、手势样自动症、词语性自动症、走动性自动症、假自主运动性自动症和性自动症等;③仅有意识障碍;④意识障碍伴有自动症。发作后常有疲惫、头昏、嗜睡,甚至定向力不全等。

3.部分性发作进展为继发全面性发作

部分性发作进展为继发全面性发作可表现为全身强直-阵挛、强直或阵挛,发作时脑电图为部分性发作迅速泛化成为两侧半球全面性发放。单纯部分性发作可发展为复杂部分性发作,单纯或复杂部分性发作也可进展为全面性发作。

(二)全面性发作

全面性发作的临床表现和脑电图都提示双侧大脑半球同时受累,临床表现多样,多伴有意识障碍并可能是首发症状,分为6类。

1.全面性强直-阵挛发作(generalized tonic-clonic seizure,GTCS)

这是最常见的发作类型之一,以意识丧失和全身对称性抽搐为特征,伴自主神经功能障碍。大多数发作前无先兆,部分患者可有历时极短含糊不清或难以描述的先兆。其后进入:①强直期,患者突然出现肌肉的强直性收缩,影响到呼吸肌时发生喘鸣、尖叫、面色青紫,可出现舌咬伤、尿失禁,持续10～30秒进入阵挛期;②阵挛期,表现为一张一弛的阵挛惊厥性运动,呼吸深而慢,口吐白沫,全身大汗淋漓,持续30秒至数分钟;③阵挛后期,阵挛期之末出现深呼吸,所有肌肉松弛。整个发作过程持续5～10分钟,部分患者进入深睡状态。清醒后常感到头昏、头痛和疲乏无力。发作间期脑电图半数以上有多棘慢复合波、棘慢复合波或尖慢复合波。发作前瞬间脑电活动表现为波幅下降,呈抑制状态,强直期呈双侧性高波幅棘波爆发,阵挛期为双侧性棘波爆发与慢波交替出现,发作后为低波幅不规则慢波。

2.强直性发作

强直性发作多见于弥漫性脑损害的儿童,睡眠中发作较多。表现为全身或部分肌肉的强直性收缩,往往使肢体固定于某种紧张的位置,伴意识丧失、面部青紫、呼吸暂停和瞳孔散大等。发作持续数秒至数十秒。发作间期脑电图可有多棘慢复合波或棘慢复合波,发作时为广泛性快活动或10～25 Hz棘波,其前后可有尖慢复合波。

3.阵挛性发作

阵挛性发作几乎都发生于婴幼儿，以重复性阵挛性抽动伴意识丧失为特征，持续1至数分钟。发作间期脑电图可有多棘慢复合波或棘慢复合波，发作时为10～15 Hz棘波或棘慢复合波。

4.肌阵挛发作

肌阵挛发作发生于任何年龄。表现为突发短促的震颤样肌收缩，可对称性累及全身，可突然倒地，也可能限于某个肌群，轻者仅表现为头突然前倾。单独或成簇出现，刚入睡或清晨欲醒时发作频繁。发作间期脑电图呈现双侧同步的3～4 Hz多棘慢复合波或棘慢复合波，发作时可见广泛性棘波或多棘慢复合波。

5.失神发作

失神发作分为典型失神和非典型失神发作。①典型失神发作：儿童期起病，预后较好，有明显的自愈倾向。表现为突然发生和突然终止的意识丧失，同时中断正在进行的活动。有时也可伴有自动症或轻微阵挛，一般只有几秒钟。发作后即刻清醒，继续发作前活动，每天可发作数次至数百次。脑电图在发作期和发作间期均可在正常的背景上出现双侧同步对称的3 Hz棘慢复合波。②非典型失神发作：多见于有弥漫性脑损害的患儿，常合并智力减退，预后较差。发作和终止均较典型者缓慢，肌张力改变明显。发作期和发作间期脑电图表现为不规则、双侧不对称、不同步的棘慢复合波。两者鉴别见表2-3。

表2-3 典型失神发作与非典型失神发作的鉴别

鉴别要点	典型失神发作	非典型失神发作
持续时间	10～20秒	较长
意识丧失	完全	不完全
开始	突然	不太突然
终止	突然	不太突然
发作次数	每天多次	较少
过度换气	常可诱发	不常诱发
合并现象	短暂眼睑阵挛	自动症、肌张力变化和自主神经表现
年龄	4～20岁	任何年龄
病因	原发性	症状性
脑电图	背景正常，双侧对称同步2～4 Hz棘慢复合波	背景异常，不对称不规则2～2.5 Hz棘(尖)慢复合爆发，阵发性快波
治疗	疗效好	疗效差

6.失张力发作

失张力发作多见于发育障碍性疾病和弥漫性脑损害，儿童期发病。表现为部分或全身肌肉张力突然丧失，出现垂颈、张口、肢体下垂、跌倒发作或猝倒等。持续数秒至1分钟。可与强直性、非典型失神发作交替出现。发作间期脑电图为多棘慢复合波，发作时表现为多棘慢复合波、低电压、快活动脑电图。

六、常见癫痫及癫痫综合征的临床表现

(一)与部位有关的癫痫

1.与发病年龄有关的特发性癫痫

(1)具有中央-颞区棘波的良性儿童性癫痫：好发于2～13岁，有显著的年龄依赖性，多于15～16岁前停止发作。男女比例为1.5∶1。发作与睡眠关系密切，大约75%的患儿只在睡眠时发生。多表现为部分性发作，出现口部、咽部和一侧面部的阵挛性抽搐，偶尔可以涉及同侧上肢，有时会发展为全面强直-阵挛发作，特别是在睡眠中。一般，体格检查、神经系统检查及智力发育均正常。脑电图显示中央颞区单个或成簇出现的尖波或棘波，可仅局限于中颞部或中央区，也可向周围扩散。异常放电与睡眠密切相关，睡眠期异常放电明显增多。

(2)具有枕区放电的良性儿童癫痫：好发年龄1～14岁，4～5岁为发病高峰。发作期主要表现为视觉异常和运动症状。一般，首先表现为视觉异常，如一过性视力丧失、视野暗点、偏盲和幻视等。视觉异常之后或同时可出现一系列的运动症状，如半侧阵挛、复杂部分发作伴自动症和全身强直阵挛发作。发作后常常伴有头痛和呕吐，约30%的患者表现为剧烈的偏侧头痛。17%还伴有恶心、呕吐。发作频率不等，清醒和睡眠时都有发作。一般，体格检查、神经系统检查及智力发育均正常。典型发作间期脑电图表现为背景正常，枕区出现高波幅的双相棘波。棘波位于枕区或后颞，单侧或双侧性。

(3)原发性阅读性癫痫：由阅读引起，没有自发性发作的癫痫综合征。临床表现为阅读时出现下颌痉挛，常伴有手臂的痉挛，如继续阅读则会出现全身强直-阵挛发作。

2.症状性癫痫

(1)颞叶癫痫：主要发生在青少年，起病年龄为10～20岁，62%的患者在15岁以前起病。发作类型有多种，主要包括单纯部分性发作、复杂部分性发作以及继发全身性发作。发作先兆常见，如上腹部感觉异常、似曾相识、嗅觉异常、幻视和自主神经症状等。复杂部分性发作多表现为愣神，各种自动症如咀嚼、发音、重复动作以及复杂的动作等。发作间期脑电图正常或表现为一侧或双侧颞区尖波/棘波、尖慢波/棘慢波和慢波。蝶骨电极或长程监测可以提高脑电图阳性率。

(2)额叶癫痫：发作形式表现为单纯性或复杂性部分性发作，常伴有继发全身性发作。丛集性发作，每次发作时间短暂，刻板性突出，强直或姿势性发作及下肢双侧复杂的运动性自动症明显，易出现癫痫持续状态。发作间期脑电图可显示正常、背景不对称、额区尖波/棘波、尖慢波/棘慢波和慢波。

(3)枕叶癫痫：发作形式主要为伴有视觉异常的单纯性发作，伴有或不伴有继发全身性发作。复杂部分性发作是因为发放扩散到枕叶以外的区域所致。视觉异常表现为发作性盲点、偏盲、黑蒙、闪光、火花、光幻视及复视等，也可出现知觉性错觉，如视物大小的变化或距离变化以及视物变形；非视觉性症状表现为眼和头强直性或阵挛性向病灶对侧或同侧转动，有时只有眼球转动，眼睑抽动或强迫性眼睑闭合。可见眼震。发作间期脑电图表现为枕部背景活动异常，如一侧性α波波幅降低、缺如或枕部尖波/棘波。

(4)顶叶癫痫：发作形式为单纯部分性发作，伴有或不伴有继发全身性发作。通常有明显主观感觉异常症状。少数有烧灼样疼痛感。

(5)儿童慢性进行性局限型癫痫状态：表现为持续数小时、数天，甚至数年的，仅影响身体某部分的节律性肌阵挛。脑电图表现为中央区局灶性棘慢波，但无特异性。

(6)有特殊促发方式的癫痫综合征:指发作前始终存在环境或内在因素所促发的癫痫。有些癫痫发作由特殊感觉或知觉所促发(反射性癫痫),也可由高级脑功能的整合(如记忆或模式认知)所促发。

(二)全身型癫痫和癫痫综合征

1.与发病年龄有关的特发性癫痫

(1)良性家族性新生儿惊厥:发病年龄通常在出生后2～3天。男女发病率大致相当。惊厥形式以阵挛为主,有时呈强直性发作,也可表现为呼吸暂停,持续时间一般1～3分钟,起病开始日内发作频繁,以后发作减少,有些病例的散在发作持续数周。发作期脑电图可见快波、棘波。发作间期脑电图检查正常。部分有病例局灶性或多灶性异常。

(2)良性新生儿惊厥:发作常在出生后3～4天发生,男孩多于女孩。惊厥形式以阵挛为主,可从一侧开始,然后发展到另一侧,很少为全身四肢同时阵挛,发作持续时间为1～3分钟。发作频繁。1/3患儿出现呼吸暂停。惊厥开始时神经系统检查正常,惊厥持续状态时可出现昏睡状态及肌张力低下。60%病例发作间期脑电图可见交替出现的尖样θ波,部分可显示局灶性异常。发作期EEG可见有规律的棘波或慢波。

(3)良性婴儿肌阵挛癫痫:病前精神运动发育正常。发病年龄为出生后4个月至3岁,男孩多见。部分患者有热性惊厥史或惊厥家族史。发作表现为全身性粗大肌阵挛抽动,可引起上肢屈曲,如累及下肢可出现跌倒。发作短暂,1～3秒。发作主要表现在清醒时,无其他类型的发作。脑电图背景活动正常,发作间期脑电图正常或有短暂的全导棘慢波、多棘慢波爆发,发作期全导棘慢波或多棘慢波爆发。

(4)儿童失神发作:发病年龄3～10岁,发病高峰年龄为6～7岁,男女之比约为2∶3。发作形式为典型的失神发作。表现为突然意识丧失,但不跌倒,精神活动中断,正在进行的活动停止。两眼凝视前方,持续数秒钟,绝大多数在30秒以内,很少超过45秒。随之意识恢复。发作频繁,每天数次至数百次。临床表现可分为简单失神和复杂失神两种。简单失神发作仅有上述表现,约占10%。复杂失神发作占大多数,表现为失神发作同时可伴有其他形式的发作,常见为轻微阵挛、失张力、自动症和自主神经的症状。患儿智力发育正常,神经系统检查无明显异常。脑电图表现为正常背景上双侧同步的3 Hz的棘慢波综合。光和过度换气可诱发发作。

(5)青少年期失神发作:在青春期或青春期前开始发作,无性别差异。发作形式为典型的失神发作,但其他临床表现与儿童失神癫痫不同。约80%伴有强直-阵挛发作。大部分患者在醒后不久发生。15%～20%的病例伴有肌阵挛发作。发作频率明显少于儿童失神发作。智力发育正常。脑电图背景正常,发作期和发作间期显示3 Hz弥散性棘慢波综合。

(6)青少年肌阵挛性癫痫:发病年龄主要集中在8～22岁,平均发病年龄为15岁,发病无性别差异。发作形式以肌阵挛为主。约30%的患者发展为强直-阵挛、阵挛-强直-阵挛和失神发作。发作常出现在夜间、凌晨或打盹后。最早的症状往往是醒后不久即出现肌阵挛或起床不久手中所拿的物品突然不自主地掉落。85%的患儿在起病数月或数年后出现全面性强直-阵挛发作,10%～15%的患儿有失神发作。患者神经系统发育及智能均正常,神经影像学检查正常。一般不能自行缓解,亦无进行性恶化。发作期脑电图表现为广泛、快速和对称的多棘慢波,随后继发少数慢波。发作间期脑电图可有快速、广泛和不规则的棘慢波放电,睡眠剥夺、闪光刺激等可诱发发作。

(7)觉醒时全身强直阵挛发作的癫痫:起病于10～20岁,主要于醒后不久发作,第2个发作高峰为傍晚休息时间，绝大部分以全身强直阵挛发作为唯一发作形式。剥夺睡眠和其他外界因素可激发发作。常有遗传因素。

(8)其他全身性特发性癫痫：指其他自发性癫痫，如不属于上述综合征之一，可归于本项内。

(9)特殊活动诱导的癫痫：包括反射性癫痫及其他非特异因素（不眠、戒酒、药物戒断和过度换气）诱发的癫痫。

2.隐源性或症状性癫痫

(1)West综合征（婴儿痉挛）：是一类病因不同、几乎只见于婴儿期的、有特异性脑电图表现且抗癫痫药物治疗效果不理想的癫痫综合征。由特异性三联征组成：婴儿痉挛、精神运动发育迟滞及EEG高度节律失调。85%～90%的患儿在出生后1年内发病，发病高峰为6～8个月。发病性别无显著差异。痉挛可为屈曲性、伸展性和混合性三种形式。

(2)Lennox-Gastaut综合征：特发性LGS无明确病因。症状性LGS的病因主要包括：围生期脑损伤、颅内感染、脑发育不良、结节性硬化和代谢性疾病等。LGS的主要特点包括：起病年龄早，多在4岁前发病，1～2岁最多见；发作形式多样，可表现为强直发作、肌阵挛发作、不典型失神发作、失张力发作和全身强直-阵挛性发作等多种发作类型并存；发作非常频繁；常伴有智力发育障碍。脑电图表现为背景活动异常、慢棘慢波复合（<3 Hz）。

(3)肌阵挛-猝倒性癫痫：常有遗传因素。起病年龄为6个月至6岁，发病高峰年龄为3～4岁。发作形式多样，常见轴性肌阵挛发作，以头、躯干为主，表现为突然、快速地用力点头、向前弯腰，同时两臂上举。有时，在肌阵挛后出现肌张力丧失，表现为屈膝、跌倒和不能站立。发病前智力发育正常，发病后有智力减退。脑电图早期有4～7 Hz节律，余正常，以后可有不规则快棘慢综合波或多棘慢波综合波。

(4)肌阵挛失神发作性癫痫：起病年龄2～12.5岁，发病高峰年龄为7岁，男性略多于女性。发作类型以失神发作和肌阵挛发作为主。表现为失神发作伴双侧节律性肌阵挛性抽动，发作持续时间较失神发作长，10～60秒。约一半患儿在发病前即有不同程度的智力低下，但无其他神经系统的异常发现。脑电图上可见双侧同步对称、节律性的3 Hz棘慢复合波，类似失神发作。

3.症状性全身性癫痫及癫痫综合征

症状性全身性癫痫及癫痫综合征包括无特殊病因的早期肌阵挛性癫痫性脑病、伴爆发抑制的早发性婴儿癫痫性脑病，其他症状性全身性癫痫和有特殊病因的癫痫。

(1)早发性肌阵挛性脑病：出生后3个月内（多在1个月内）起病，男女发病率大致相当。病前无脑发育异常。初期为非连续性的单发肌阵挛（全身性或部分性），然后为怪异的部分性发作，大量的肌阵挛或强直阵挛。脑电图特征为“爆发-抑制”，随年龄增长可逐渐进展为高度节律失调。家族性病例常见，提示与先天代谢异常有关。

(2)伴爆发抑制的早发性婴儿癫痫性脑病：又称大田原综合征。新生儿及婴儿早期起病，半数以上发病在1个月以内，男女发病率无明显差异。发作形式以强直痉挛为主。常表现为“角弓反张”姿势，极度低头、肢伸向前、身体绷紧。发作极为频繁。伴有严重的精神运动障碍，常在4～6个月时进展为婴儿痉挛。脑电图呈周期性爆发抑制波形是本病的特点，但并非本病所特有。

(三)不能分类的癫痫

1.新生儿癫痫

由于新生儿的特点，癫痫发作的临床表现常容易被忽略。发作包括眼水平性偏斜、伴或不伴阵挛、眼睑眨动或颤动、吸吮、咂嘴及其他颊-唇-口动作、游泳或踏足动作，偶尔为呼吸暂停发作。

新生儿发作还见于肢体的强直性伸展、多灶性阵挛性发作和局灶性阵挛性发作。脑电图表现为爆发抑制性活动。

2.婴儿重症肌阵挛性癫痫

婴儿重症肌阵挛性癫痫起病年龄1岁以内，病因不清。发作形式以肌阵挛为主。早期为发热诱发长时间的全身性或一侧性惊厥发作，常被误诊为婴儿惊厥。1～4岁以后渐出现无热惊厥。易发生癫痫持续状态。进行性精神运动发育倒退，特别是语言发育迟缓。60%的患儿有共济失调，20%的患儿有轻度的锥体束征。脑电图表现为广泛性棘慢波、多棘慢波。

3.慢波睡眠中伴有连续性棘慢波的癫痫

本型癫痫由各种发作类型联合而成。在睡眠中有部分性或全身性发作，当觉醒时为不典型失神，不出现强直发作。特征脑电图表现为在慢波睡眠相中持续的弥散性棘慢波。

4.获得性癫痫性失语

获得性癫痫性失语又称Landau-Kleffner综合征(LKS)，主要特点为获得性失语和脑电图异常。本病的病因尚未明确，发病年龄在18个月至13岁，约90%在2～8岁起病。男性发病略高于女性。发病前患儿语言功能正常。失语表现为能听到别人说话的声音，但不能理解语言的意义，逐渐发展为不能用语言进行交流，甚至完全不能表达。患儿已有的书写或阅读功能也逐渐丧失。失语的发展过程有3种类型：突发性失语，症状时轻时重，最终可以恢复；失语进行性发展，最终导致不可恢复的失语；临床逐渐出现失语，病情缓慢进展，失语恢复的情况不尽一致。80%的患者合并有癫痫发作。约一半患者以癫痫为首发症状，而另一半以失语为首发症状。癫痫的发作形式包括部分运动性发作、复杂部分性发作、全面性强直一阵痉挛发作，失张力发作或不典型发作。清醒和睡眠时均有发作。发作的频率不等。70%的患儿有精神行为异常，表现为多动、注意力不集中、抑郁、暴躁、智力减退、易激动和破坏性行为，有些患儿可表现为孤独症样动作。发作间期清醒脑电图背景活动多正常，异常脑电活动可见于单侧或双侧颞区单个或成簇的棘波、尖波或1.5～2.5 Hz的棘慢波综合。睡眠时异常放电明显增多，阳性率几乎100%。有时异常放电呈弥漫性分布。

(四)特殊癫痫综合征

热性惊厥：指初次发作在1个月至6岁，在上呼吸道感染或其他感染性疾病的初期，当体温在38 ℃以上时突然出现的惊厥，排除颅内感染或其他导致惊厥的器质性或代谢性异常。有明显的遗传倾向。发病与年龄有明显的依赖性，首次发作多见于6个月至3岁。

七、癫痫的诊断思路

(一)确定是否为癫痫

1.病史

癫痫有两个重要特征，即发作性和重复性。发作性是指突然发生，突然停止；重复性是指在一次发作后，间隔一定时间后会有第二次乃至更多次相同的发作。癫痫患者就诊时间多在发作间歇期，体格检查多正常，因此诊断主要根据病史。但患者发作时常有意识丧失，难以自述病情，只能依靠目睹患者发作的亲属及其他在场人员描述，经常不够准确。医师如能目睹患者的发作，对诊断有决定性的作用。

2.脑电图检查

脑电图的痫性放电是癫痫的一个重要特征，也是诊断癫痫的主要证据之一。某些形式的电活动对癫痫的诊断具有特殊的意义。与任何其他检查一样，脑电图检查也有其局限性，对临床表现为痫性发作的患者，脑电图检查正常不能排除癫痫，脑电图出现癫痫波形，而临床无癫痫发作的患者也不能诊断癫痫，只能说明其存在危险因素。目前，脑电图检查主要有：常规脑电图检查、携带式脑电图检查及视频脑电图监测。随着视频脑电图监测的临床应用，提高了癫痫诊断的阳性率。

(二)明确癫痫发作的类型或癫痫综合征

不同类型的癫痫治疗方法亦不同，发作类型诊断错误可能导致药物治疗的失败。

(三)确定病因

脑部 MRI、CT 检查可确定脑结构性异常或损害。

八、癫痫的治疗

(一)药物治疗

首先明确癫痫诊断，然后根据脑电图(EEG)、神经影像学检查进一步确诊、确定发作类型及可能属于哪种癫痫综合征，最后确定病因，尤其对首次发作者。应注意，已知的与癫痫相关的可逆性代谢异常状态，如低、高血钠症，低、高血糖症，低血钙等；某些疾病，如高血压脑病、脑炎和颅内占位等；药物撤退或中毒，如酒精、巴比妥类等。一般情况下，首次发作后暂不进行药物治疗，通常推荐有计划的随诊。有多次(两次或两次以上)发作，其发作间隔≥24 小时，应开始有规律运用抗癫痫药物治疗。用药前应向患者及其家属说明癫痫治疗的长期性、药物的毒副作用和生活中的注意事项。依从性是应用抗癫痫药物成败的关键因素之一。

根据发作类型选择抗癫痫药物(AEDS)，部分性发作选择卡马西平(CBZ)和苯妥英钠(PHT)，其次为丙戊酸钠(VPA)、奥卡西平(OXC)、氨己烯酸(VGB)、苯巴比妥(PB)、扑痫酮(PMD)、拉莫三嗪(LTG)、加巴喷丁(GBP)和托吡酯(TPM)；全身性发作时，选用 VPA。症状性癫痫选用 CBZ 或 PHT；Lennox-Gastaut 综合征选用氯硝安定和 VPA；婴儿痉挛选用 ACTH、VPA 和硝基安定。失神发作首选乙琥胺(ESM)，但在我国首选为 VPA，其次为 LTG、氯硝安定。肌阵挛发作首选 VPA，其次为 LTG、氯硝安定。原发性 GTCS 首选 VPA、CBZ、PHT。

1.治疗原则

精简用药种类，坚持单药治疗。约 80%的癫痫患者单药治疗有效，且比药物合用不良反应少；无药物相互作用；依从性比药物合用好；费用相对较少。所有新诊断的癫痫患者只要可能都应选用单药治疗。

2.联合用药原则

如单药治疗确实无效，可考虑在一种有效或效差的 AEDS 基础上加第 2 种 AEDS。其一般原则是：①尽量不选择化学结构或作用机制相似的药物，如 PB＋PMD 和 PHT＋CBZ；②药物之间相互作用大的一般不搭配，如 PHT＋CBZ(均为肝酶诱导剂)；③毒副反应相同或可能产生特殊反应者不宜搭配，如PBC＋CBZ(加重嗜睡)。坚持长期规则用药，AEDS 控制发作后必须坚持长期服用的原则，除非出现严重不良反应，否则不宜随意减量或停药，以免诱发癫痫状态。

3.个体化治疗方案

每例患者应根据不同的发作类型和癫痫综合征、年龄和个体特殊情况(如妊娠、肝肾功能损害患者)，从小剂量(小儿按千克体重)开始逐渐加量，观察临床反应，参考血药浓度，个体化调整维持剂量的大小。进行药物监测可提高药物的有效性和安全性，当有相互作用的药物联用时、癫痫发作控制不理想时、有药物中毒的迹象或症状出现时及加药或改变剂量后近2周时都应检查血药浓度。

4.疗程与增减药、停药原则

增药适当快,减药一定要慢。有缓慢减药(1～2年)与快速减药(1.5～9个月)两种方式。据资料统计,两种方式减药后癫痫复发的危险性无差异。但对有耐药性的药物,如PB要慢减,一种药停完后再停另一种药。

5.停药的条件

当癫痫患者用药≥2年无发作、24小时脑电图无痫样放电可考虑停药;一般,需要5～12个月的时间完全停用。停药前应再次检查脑电图及药物血浓度。如停药后复发,需重新治疗,复发后用药应持续3～5年再考虑停药,甚至有可能要终生服药。

目前有许多新的AEDS运用于临床,最常见的有托吡酯(妥泰,TPM)、加巴喷丁(GBP)、拉莫三嗪(LTG)、氨己烯酸(VGB)、唑尼沙胺(ZNS)、非氨酯(FBM)、替加平(TGB)、乐凡替拉西坦(LEV),米拉醋胺(milacemide)、氟柳双胺(progabide)、氟苯桂嗪(西比灵)和司替戊醇(stiripentol)等。新的AEDS可用于添加治疗和单一治疗,但基于目前临床应用有限、新药价格昂贵,一般多作为添加药物治疗顽固性癫痫,作为单一治疗的临床应用有待进一步总结经验。

(二)迷走神经刺激治疗

近年来,国外有学者采用间断迷走神经刺激辅助治疗癫痫,控制癫痫发作能取得一定疗效。临床实验研究表明,迷走神经刺激疗法可使发作减少75%,高频率刺激优于低频率刺激。迷走神经刺激后常见的不良反应有声音嘶哑、轻咳、咽痛和感觉异常等,但治疗结束后,上述不良反应消失。迷走神经刺激疗法对心肺功能无明显影响,对难治性癫痫治疗是一种安全有效的新办法。

(三)手术治疗

目前,癫痫的治疗尽管有神经外科手术、立体定向放射或生物反馈技术等方法,但控制癫痫主要还是药物治疗。癫痫患者经过正规的抗癫痫药物治疗,最终仍有15%～20%成为难治性癫痫,这部分癫痫采用内科的药物治疗是无法控制发作的,因而应考虑外科手术治疗。但是,难治性癫痫的手术是否成功,关键在于手术前定位是否准确,应采用多种检查,但主要是电生理检查。一般头皮脑电图不能准确定位,必须做硬膜下电极或深部电极配合Video监测,监测到患者的临床发作,仔细分析发作前瞬间、发作中以及发作后脑电图变化才能准确定出引起癫痫发作的病灶。MRI、MRC(磁共振波谱)可起到重要辅助作用。此外,SPECT、PET对癫痫病灶定位有重要价值,但并非绝对特异,对癫痫病灶定位一定要多方检查、综合分析,避免失误。目前,癫痫的手术治疗主要有以下几种:①大脑半球切除术;②局部、脑叶和多个脑叶切除术;③颞叶切除术;④胼胝体切开术;⑤立体定向术。

九、癫痫的护理

(一)主要护理诊断及医护合作性问题

1.清理呼吸道无效

其与癫痫发作时意识丧失有关。

2.生活自理缺陷

其与癫痫发作时意识丧失有关。

3.知识缺乏

其缺乏长期正确服药的知识。

4.有受伤的危险

其与癫痫发作时意识突然丧失、全身抽搐有关。

5.有窒息的危险

其与癫痫发作时喉头痉挛、意识丧失、气道分泌物增多误入气管有关。

6.潜在并发症

脑水肿、酸中毒或水电解质失衡。

(二)护理目标

(1)患者呼吸道通畅。

(2)未发生外伤、窒息等并发症。

(3)患者的生活需要得到满足。

(4)对疾病的过程、预后和预防有一定了解。

(三)护理措施

1.一般护理

保持环境安静,避免过劳、便秘、睡眠不足、感情冲动及强光刺激等;适当参加体力和脑力活动,劳逸结合,做力所能及的工作,间歇期可下床活动,出现先兆即刻卧床休息;癫痫发作时应有专人护理,并加以防护,以免坠床及碰伤。切勿用力按压患者的肢体以免骨折。

2.饮食护理

给予清淡饮食,避免过饱,戒烟、酒。因发作频繁不能进食者给予鼻饲流质。

3.症状护理

当患者正处在意识丧失和全身抽搐时,首先应采取保护性措施,防止发生意外,而不是先给药。

(1)防止外伤:迅速使患者就地躺下,用厚纱布包裹的压舌板或筷子、纱布和手绢等置于上、下臼齿间以防咬伤舌头及颊部;癫痫发作时切勿用力按压抽搐的肢体,以免造成骨折及脱臼;抽搐停止前,护理人员应守护在床边观察患者是否意识恢复,有无疲乏、头痛等。

(2)防止窒息:患者应取头低侧卧位,下颌稍向前,解开衣领和腰带,取下活动性假牙,及时吸出痰液。必要时,托起下颌,将舌用舌钳拉出,以防舌后坠引起呼吸道阻塞。不可强行喂食、喂水,以免误入气管窒息或致肺内感染。

4.用药护理

根据癫痫发作的类型遵医嘱用药,切不可突然停药、间断和不规则服药,注意观察用药疗效和不良反应。

5.癫痫持续状态护理

严密观察病情变化,一旦发生癫痫持续状态,应立即采取相应的抢救措施:

(1)立即按医嘱地西泮 10～20 mg 缓慢静脉推注,速度每分钟不超过 2 mg,用药中密切观察呼吸、心律、血压的变化,如出现呼吸变浅、昏迷加深和血压下降,应暂停注射。

(2)保持病室环境安静,避免外界各种刺激,应设专人守护,床周加设护栏以保护患者免受外伤。护理人员的所有操作动作要轻柔,尽量集中。

(3)严密观察病情变化,做好生命体征、意识和瞳孔等方面的监测,及时发现并处理高热、周围循环衰竭和脑水肿等严重并发症。

(4)连续抽搐者应控制入液量,按医嘱快速静脉滴注脱水剂,并给氧气吸入,以防缺氧所致脑水肿。

(5)保持呼吸道通畅和口腔清洁,防止继发感染。

6.心理护理

癫痫患者常因反复发作、长期服药而精神负担加重,感到生气、焦虑和无能为力。护理人员应了解患者的心理状态,有针对性提供帮助。避免采取强制性措施等损害患者自尊心的行为。鼓励患者正确认识疾病,克服自卑心理,努力消除诱发因素,以乐观心态接受治疗。鼓励家属、亲友向患者表达不嫌弃和关爱的情感,解除患者的精神负担,增强其自信心。

7.健康指导

(1)避免诱发因素:向患者及家属介绍本病基本知识及发作时家庭紧急护理方法。避免诱发因素如过度疲劳、睡眠不足、便秘、感情冲动、受凉感冒和饥饿过饱等,反射性癫痫还应避免突然的声光刺激、惊吓和外耳道刺激等因素。

(2)合理饮食:保持良好的饮食习惯,给予清淡且营养丰富的饮食为宜,不宜辛辣、过咸,避免饥饿或过饱,戒烟酒。

(3)适当活动:鼓励患者参加有益的社交活动,适当参与体力和脑力活动,做力所能及的工作,注意劳逸结合,保持乐观情绪。

(4)注意安全:避免单独行动,禁止参与危险性的工作和活动,如攀高、游泳、驾驶车辆和带电作业等;随身携带简要病情诊疗卡,注明姓名、地址、病史和联系电话等,以备发作时取得联系,便于抢救。

(5)用药指导:应向患者及家属说明遵守用药原则的重要性,要坚持长期、规律服药,不得突然停药、减药和漏服药等。注意药物不良反应,一旦发现立即就医。

(四)护理评价

患者的基本生活需要得到满足,能够避免诱因,有效地预防发作,积极配合治疗。未发生并发症。

(张燕真)

第三节　结核性脑膜炎

结核性脑膜炎是神经系统结核病最常见的类型。发病特点如下;①儿童发病高于成人:这是由于儿童抵抗力相对较低,防御功能薄弱,增加了感染的概率;②农村高于城市:这是由于农村卫生条件差,诊断、治疗和预防条件差;③北方高于南方:这是由于北方气候寒冷,人们为了保持室内温度居室很少开窗通风换气,造成相对密闭状态。如果家中有一传染源患者存在,则被感染的危险性很大。又因冬季长,阳光不足,结核菌易于生存,导致结核性脑膜炎发病。

一、感染途径与发病机制

(1)结核菌侵入血流,经脑膜动脉到达脑膜称为真性血行感染,多见乳幼儿。由于肺内原发灶恶化，发生干酪样坏死、液化形成原发空洞，或肺门淋巴结发生干酪样坏死，干酪物破溃使大量结核菌随着侵入血流内，开成结核菌血症，经血循环播散至脑膜。

(2)结核菌经血行播散到脉络丛形成结核病灶，以后病灶破入脑室，累及脑室室管膜系统，引起室管膜炎、脉络丛炎导致脑脊液分泌增多，故结核性脑膜炎通常并发交通性脑积水。

(3)全身粟粒性结核，通过血循环直接播散到脑膜上。结核菌一旦在大脑皮质停留便有两种可能，一是不繁殖，故不产生活动性结核病变；二是繁殖，形成干酪样病变，侵犯脑室和蛛网膜下腔。该病变可突然排出干酪样物质和结核菌，引起急性结核性脑膜炎，而较多的情况是缓慢排出结核菌，引起亚急性或慢性结核性脑膜炎，临床以后者居多。

上述颅内结核病灶在某些诱因存在时，如高热、外伤、妊娠、传染病、营养缺乏和长期服用激素等都可使潜在病灶破溃，排出大量结核菌于蛛网膜下腔到脑基底池，直至全部脑膜感染。

(4)颅外感染灶以肺、纵隔内淋巴结为主，其次则为脊柱结核或椎旁脓肿、盆腔结核、肠系膜淋巴结结核及泌尿生殖系结核并发结核性脑膜炎为多见。这是因为人的机体所有部位的活动性或干酪性结核病变都可借助淋巴、血行播散而发生结核性脑膜炎。上述各部位只是发生的概率多少有所不同。肺内任何类型的病变都可并发结核性脑膜炎，但是慢性纤维空洞型肺结核、肺硬化、肺结核瘤和已钙化的局灶型结核等并发结核性脑膜炎的概率明显减少。全身急性肺结核并发结核性脑膜炎概率最多，其次为原发综合征后期。

脊柱结核、椎旁脓肿、慢性结核性脓胸、盆腔及泌尿生殖系统结核病灶中的结核菌都可借椎动脉系统进入脑底动脉环，从而形成脑底脑膜炎。而椎静脉无静脉瓣且又与肋间静脉相通，胸腔内的长期炎症与充血，使肋间静脉长期充盈扩张，血流量增加，由于阵咳肺急剧收缩与扩张，不论肺或胸壁来的结核菌或干酪样物质，都易于通过肋间静脉沿椎静脉系统逆行感染形成脑底脑膜炎。

腹腔脏器结核处的结核菌及干酪物质，可因病变侵蚀门静脉系统与下腔静脉，结核菌进入肺血循环，从而形成周身粟粒结核与结核性脑膜炎。

脑附近组织如中耳、乳突窦、颈椎或颅骨的结核病灶可能直接侵犯脑膜，但引起发病者为数较少。

二、病理改变

结核性脑膜炎是在血管屏障受到破坏，结核菌经血液循环侵入脑膜的基础上发生的。以脑膜病变为最突出，但实际上炎症常同时侵犯到脑实质或同时伴有结核瘤、结核性脑动脉炎并引起脑梗死，或脑血管炎坏死而破裂出血等病变。亦可侵犯脊髓蛛网膜。现将主重病理分述如下。

(一)脑膜病变

结核菌侵入血管，由脑膜动脉弥散而发生。因此，最早期表现为血管的病变，血管的病理特点是以渗出和浸润性改变为主。脑膜血管充血、水肿，脑膜浑浊、粗糙、失去光泽、大量白色或灰黄色渗出物沿着脑基底、延髓、脑桥、脚间池、大脑外侧裂和视交叉等处蔓延，以底部与脑外侧裂最为显著。脑膜上有多数散在的粟粒样灰黄色或灰白色小结节。显微镜下见到软脑膜及蛛网膜下腔有弥散性细胞浸润。主要为单核细胞、淋巴细胞及少量中性粒白细胞。血管周围也有单核细胞及淋巴细胞浸润。此时，期如能得到及时治疗，脑膜渗出性病变可全部被吸收。如治疗不规则，病变可呈慢性经过，以增生性病变为主。此时，颅底渗出物粘连、增厚和机化，出现较多的肉芽组织及干酪样坏死灶。

（二）脑实质病变

脑膜因炎症而产生渗出物，脑实质浅层可因脑膜炎而有脑炎改变，并发程度不等的脑水肿及脑肿胀。脑膜病变愈重，在相近的脑实质病变愈重。脑实质发生充血及不同程度的水肿。外观表现脑沟变浅，脑回变宽。严重者脑沟回消失而连成一片。在脑实质有结核结节、结核瘤的形成。显微镜下见到血管周围淋巴细胞炎性浸润，神经细胞有不同程度的退行性病变及胶质细胞增生，还有髓鞘脱失。脑实质可见出血性病变，多数为点状出血，少数呈弥漫甚至大片出血。

（三）脑血管病变

结核性脑膜炎时，由于炎症的渗出和增生，可产生动脉内膜炎或全动脉炎。在脑膜动脉的外膜、中层以及在血管内膜都有炎症改变。这些血管的炎症变化可发展成类纤维性坏死或完全干酪样化，结果导致血栓形成梗死。这些情况在未经抗结核治疗的患者表现更为明显。梗死可以是表浅的，但当动脉被累及时，基底节动脉也往往发生梗死，从而导致脑组织软化。

（四）脑脊液通路阻塞及脑积水

结核性脑膜炎时，大量灰黄色或灰白色黏稠的渗出物蔓延到延髓、脑桥、脚间池、大脑外侧裂和视交叉等处蛛网膜。这些渗出物及水肿液包围、挤压颅底血管及神经引起第Ⅱ、Ⅲ、Ⅵ和Ⅶ对脑神经损害。随着病情迁延，聚集在脑底部的渗出物进而发生干酪样坏死及纤维蛋白增生机化，形成又硬又厚的结核肉芽组织，阻碍脑脊液的循环，继而发生交通性脑积水。

当结核性脑膜炎急性期，结核炎症侵及脑室内脉络丛及室管膜时，使之充血、水肿、浑浊和增厚，有结核结节和干酪坏死。当脑脊液循环通路发生阻塞时，如一侧或双侧室间孔狭窄，阻塞可出现一侧或双侧侧脑室扩张，如导水管狭窄或阻塞时可发生第三脑室以上的扩张。当第四脑室正中孔或外侧孔开口处被大量干酪物阻塞，可发生整个脑室扩张，称之为非交通性脑积水。在结核性脑膜炎晚期或慢性期因脑室极度扩大或结核瘤压迫脑血循环使回流受阻，或蛛网膜回吸收障碍，或因颅底渗出物机化，粘连堵塞，脑脊液部分或全部不能流入蛛网膜下腔，而形成慢性脑积水。

（五）脊髓和脊膜病变

结核性脑膜炎常伴有脊髓蛛网膜炎，脊髓早期以炎性渗出为主，脊髓各段脊膜肿胀、充血、水肿和粘连增厚，可见大量结核结节和干酪样坏死。粘连脊膜可以包绕成囊肿，或形成瘢痕将蛛网膜下腔完全闭塞。其病变可以弥散而不规则分布在颈、胸和腰段，也可只局限于1～2脊髓节段。如粘连严重，病变范围广泛，影响了脊髓腔脑脊液循环，或使脊髓的血管受压，脊髓发生软化或退化性变化：脊髓实质在显微镜下可见单核细胞浸润、髓鞘脱失，神经细胞出现退行性变化和坏死。

（六）脑结核瘤的形成

脑结核瘤来自血行播散，在脑内或脊髓内形成块状结核肉芽肿，多见于脑内，好发于小脑、大脑半球、脑皮质等各部位。少见于脊髓内。大小不一，一般以0.5 cm以上的结核结节称为结核瘤。其小如黄豆，大如栗子，可单个孤立存在，也有多个融合成团或串状。一旦结核瘤液化破溃入脑部或脊髓血管或直接侵入脑室及蛛网膜下腔则发生结核性脑膜炎或结核性脊膜炎。

三、临床表现

（一）临床症状与体征

1.一般症状

发病年龄多为儿童及少年，但成人也不少见，儿童以3岁以下居多，成人以18～30岁发病较多。男女发病无差异。四季均可发病，以春季较多。起病多缓慢或呈亚急性，但也有呈急性的。起病时有发冷发热，全身过敏，畏光，周身疼痛，食欲减低，精神差，便秘，头痛，呕吐。有的呼吸道症状较为突出，如咳嗽、喘憋和缺氧等；有的消化道症状突出，以腹泻多见，便秘较少。

2.神经系统症状

(1)脑膜刺激征：颈和腰骶神经根受炎症渗出物刺激，多数患者出现颈部伸肌收缩，颈项强直，克氏征阳性，布氏征阳性。但少数患者没有或仅晚期出现。婴儿及老年患者此征不甚典型。

(2)脑神经损害症状：结核性脑膜炎的病理变化主要为颅底炎症。脑神经通过颅底受到炎症渗出物的刺激、包埋、压迫；或结核性栓塞性动脉内膜炎，使脑实质缺血、软化；或脑结核瘤侵及脑神经核及其通路；以及颅内高压的影响均可导致脑神经损害。临床多见于面神经，次为外展神经、动眼神经、视神经，可以是部分的或完全的，也可以是一侧的或双侧的，可以是结核性脑膜炎的首发症状，但多数于病象明显时出现。

(3)颅内压增高的症状。①头痛：由于颅内压增高，引起脑血管张力增高及脑膜紧张，或脑膜炎症刺激脑神经末梢而产生头痛。为结核性脑膜炎首发症状，常较剧烈而持久，以枕后痛多见，因结核性脑膜炎的病变部位大多以脑底为主，不少也可出现额颞部痛。②呕吐：由于脑室内压力增高或结核炎症刺激迷走神经核及延髓网状结构导致呕吐，是颅压增高、脑膜受刺激的一个常见症状，多发生于头痛剧烈时，有的呈喷射性呕吐，可伴或不伴恶心，若在晨间空腹出现，且无恶心先兆，则更有意义。③视盘水肿：由于颅压增高，压迫其内通过的视网膜中央血管，妨碍来自视网膜中央血管周围与视神经周围间歇的液体流通，发生视神经盘水肿，进而萎缩而失明。④意识障碍：颅压增高，炎症刺激引起脑皮质缺血、缺氧以及脑干网状结构受损，导致意识障碍，可表现为嗜睡、昏睡、意识模糊、谵妄，甚至昏迷。⑤脑疝：颅压进一步增高，脑组织向压力小的地方移动，形成脑疝。临床上常见小脑幕切迹疝(颞叶钩回疝)及枕骨大孔疝(小脑扁桃体疝)。小脑幕切迹疝表现为昏迷、一侧瞳孔散大、光反射消失、对侧肢体瘫痪、全身抽搐及生命体征改变。枕骨大孔疝表现为急性发生、突然呼吸停止、深昏迷、双侧瞳孔散大、光反射消失、四肢弛缓、血压下降和迅速死亡。

(4)脑实质损害症状。由于结核性脑膜炎可同时侵犯脑实质，或合并脑血管病变，脑组织缺血、缺氧、软化，导致脑实质损害，临床表现多种多样，常见有以下几种。①瘫痪：可出现偏瘫、单瘫、截瘫、四肢瘫，以偏瘫多见。②去大脑强直：临床呈现牙关紧闭，向后伸仰，双侧上下肢伸直，常伴呼吸不规则，肌肉颤搐。系中脑红核水平以下和脑桥上部的神经结构破坏或功能中断所致，常见于小脑幕切迹疝。③去皮质强直：表现为双上肢屈曲，双下肢强直性伸直。系中脑红核水平以上的双侧内囊及皮质损害所致。强痛刺激可诱出去大脑皮质强直反应。④四肢手足徐动、震颤，为基底神经损害所致。⑤舞蹈样运动：表现为极快的不规则和无意义的不自主运动如挤眉、弄眼、吐舌、耸肩等，系基底节、小脑、黑质病损所致。

(5)自主神经受损症状：表现为皮质-内脏联合损害如呼吸异常、循环障碍、胃肠紊乱和体温调节障碍，还可表现肥胖、尿崩症和脑性失盐综合征等。

(6)脊髓受损症状：结核性脑膜炎随病情的进展，病变可蔓延至脊髓膜、脊髓神经根和脊髓实质，临床上表现为脊神经受刺激和脊髓受压迫症状，椎管不通畅，脑脊液呈结核性脑膜炎改变等。结核性脊髓蛛网膜炎、椎管内结核瘤及脊柱结核均可伴发不同程度的脊髓损害。

(二)临床分型

目前国内大致把结核性脑膜炎分为以下几型。

1.单纯型结核性脑膜炎

这是临床上较常见的一种类型。病变主要限于脑膜，临床表现具有脑膜刺激症状和体征，以及典型的结核性脑膜炎脑脊液改变，无意识障碍、昏迷、抽搐等脑实质受损症状，若能早期诊断，及时治疗，预后较好。

2.脑膜脑炎型

除脑膜炎症状外，同时出现脑实质弥散性或局限性受损表现如精神症状（精神运动性兴奋、幻觉）；不同程度的意识障碍，严重时昏迷、瘫痪抽搐和失语；少数可出现异常运动如偏侧舞蹈、手足徐动、震颤等以及自主神经功能紊乱症状，如尿崩症、过度睡眠等。此型临床症状严重，一般预后较差。

3.结核性脑膜炎并发缺血性脑血管病

临床上也常见，表现为在清醒的发展过程中较快地（1～3 天）出现或突然出现单瘫或偏瘫，以及其他神经系统局灶性症状和体征。如损害优势半球可伴有失语，此为大脑中动脉或颈内动脉发生闭塞。若四肢瘫伴小脑共济失调则为基底动脉闭塞。脑血管造影常显示管径变细、局部狭窄或闭塞。

4.浆液型结核性脑膜炎

婴幼儿、儿童较成人多见，常伴有活动性结核病灶，多由于结核病的中毒反应所致。浆液渗出物只限于脑底部，视交叉附近，临床表现脑膜刺激征轻微，脑脊液压力增高，细胞（以淋巴细胞为主）和蛋白轻度增高或正常。可出现头痛、发热、盗汗和感觉过敏等结核中毒症状。经过治疗，可以很快恢复，预后良好。

5.脊髓型

幼儿及儿童多见，结核炎症侵犯脊髓导致脊髓压迫和软化。临床表现除脑膜刺激征外，还合并脊髓横贯性完全性或部分性损害，表现病灶水平以下运动障碍，深浅感觉障碍及二便障碍。脑脊液可黄变，蛋白细胞分离，脑脊液动力学试验可不通或半通。此型恢复很慢，预后不良。

6.结核性慢性蛛网膜炎

结核性慢性蛛网膜炎不多见，主要是由于结核性脑膜炎病变局限于部分脑膜或脊膜，呈一种慢性炎症经过，引起软膜、蛛网膜增厚，形成粘连。粘连的脑膜或脊膜可以包绕形成囊肿或形成瘢痕将脑或脊髓的蛛网膜下腔部分压闭。前者如阻碍了脑脊液循环可出现严重的颅压增高症状；后者如影响了脊髓的脑脊液循环或供应脊髓的血管受压，脊髓发生软化，则临床出现脊髓受损症状。脊髓碘油造影见低动缓慢，分散呈点滴状或索条状，或出现不规则充盈缺损。

（三）临床分期

结核性脑膜炎发病过程一般比较缓慢，临床上可以分为早期、中期和晚期。此三期是结核性脑膜炎在无化疗前自然发展的临床表现。

1.早期（前驱期）

一般见于起病的 1～2 周，起病缓慢，多表现一般结核的中毒症状如发热、食欲缺乏、消瘦、精神差和感觉过敏。由于脑膜刺激征缺乏，造成早期诊断的困难。

2.中期（脑膜刺激期）

1～2 周，表现为头痛、呕吐和颈项强直，此期可出现颅压增高症状及脑实质受损症状，脊髓受损症状及自主神经功能障碍。腰穿脑脊液呈典型结核性脑膜炎变化。

3.晚期(昏迷期)

1～3 周,以上症状加重,意识障碍加深进入昏迷,临床出现频繁抽搐,弛张高热,呼吸不整,去脑或去皮质强直,可出现脑疝危象,多因呼吸和循环中枢麻痹而死亡。

4.慢性期(迁延期)

结核性脑膜炎经化疗后,特别是经不规则化疗后,使病情迁延达数月之久。头痛、呕吐轻微可间断出现,意识可以清楚,脑膜刺激征轻微或缺如,脑脊液基本正常或变化不大。这样既不能定为晚期,又不是早期或中期。属慢性迁延期即病程超过 1 个月而病情又不符合晚期者。如今在化疗时代,此型在临床上颇为多见。

四、实验室及辅助检查

(一)血液检查

少数伴有轻度贫血,与长期低热、食欲缺乏、呕吐及营养不良有关。白细胞大都正常或轻度升高,少数严重病例可有明显的中性粒细胞升高,个别可出现类白血病反应。血沉多升高,临床上一直将血沉升高作为判断结核病活动性的依据之一,但血沉并不能把结核病变的活动性部位反映出来。

(二)脑脊液检查

结核性脑膜炎脑脊液的变化出现较早,是诊断和鉴别诊断之一。

1.压力

一般都升高到 1.765～1.961 kPa(180～200 mmH_2O)。外观:可为清亮或呈淡黄色,甚至呈草黄色,或稍浑浊或毛玻璃状。有时,因纤维蛋白原含量过多,脑脊液放出后可立即凝固于试管内。有的静置数小时至 24 小时后液面可形成薄膜,对诊断结核性脑膜炎很有价值,但此现象并非结核性脑膜炎所特有。

2.脑脊液细胞学检查

结核性脑膜炎的脑脊液,绝大多数白细胞升高到$(300\sim500)\times10^6$/L,甚至少数可达1.5×10^9/L以上,嗜中性粒细胞的比例较高,60%～80%。

3.脑脊液生化改变

(1)糖含量降低,一般常低于 4.5 mmol/L。病程早期糖量可以不低。随着病程的进展出现糖降低。糖越低越有诊断价值。其机制在于炎症时,细菌及白细胞对葡萄糖的利用增加;细菌毒素引起神经系统代谢改变;脑膜炎症细胞的代谢产物抑制了膜携带运转功能,致使糖由血向脑脊液运转发生障碍,脑脊液内糖量减少。但单独糖量降低一项指标不能作为诊断结核性脑膜炎的依据。因为影响糖量降低的因素很多,如脑脊液置放过久、呕吐、进食过少以及化脓性脑膜炎、隐球菌性脑膜炎等都可以影响脑脊液中糖的含量,而使糖量降低。

(2)氯化物降低,一般低于 120 mmol/L。氯化物含量降低,比糖的指标灵敏,其诊断意义比糖量降低更大,可作为结核性脑膜炎诊断的重要参考。病程越长,氯化物含量越低,诊断价值越大。特别在氯化物含量降低与糖含量平行降低时,更有诊断价值。其机制与葡萄糖降低相同。也有人认为由于结核性脑膜炎患者频发呕吐,大量出汗,服盐过少,与血浆氯化物减少有直接关系。

(3)蛋白质含量增高,对诊断、处理和预后观察具有重要作用。一般,在 450 mg/L 以上。后期若发生椎管内蛛网膜粘连,蛋白质可增至 10 g/L 以上。但脑脊液蛋白变化没有葡萄糖、氯化物和细胞学检查敏感。如果结核性脑膜炎在治疗过程中,脑脊液蛋白持续增高或长期不能下降,则有可能成为慢性的危险,预后十分不良。同时,脑脊液蛋白增高不是结核性脑膜炎特有,只要脑膜及脉络丛有炎性改变或腰穿时外伤性出血,脑脊液蛋白含量就会增加甚至很高,且能持续很久不能吸收,故须结合葡萄糖及氯化物的变化综合分析判断。

4.脑脊液细菌学检查

细菌学检查为结核性脑膜炎的重要诊断依据,可用直接涂片,或用薄膜法找细菌,或培养结核菌生长。但目前无论集菌或培养阳性率均不很高,近年报道脑脊液 TB-PCR 及 TB-Ab 阳性率较高,对诊断有较高的意义。

5.脑脊液的实验室检查

近年来,许多学者努力在免疫学方面进行研究,探索新的有效诊断方法,以解决结核性脑膜炎早期实验室诊断的问题。脑脊液中免疫球蛋白测定及淋巴细胞转化试验对结核性脑膜炎的诊断、鉴别诊断及预后判定上有一定意义。脑脊液中醛缩酶活性在结核性脑膜炎初期即显示升高,可作为早期诊断参考。溶菌酶的测定可作为结核性脑膜炎诊断及判定预后的参考。利用结核菌特异性免疫反应来检测脑脊液中结核菌可溶性抗原或特异性抗体,无疑会对确定诊断提供更有力的证据。此外,其他方法,如荧光素钠试验和溴化测定有助于结核性脑膜炎的早期诊断。色氨酸试验对结核性脑膜炎的诊断亦有一定意义。脑脊液中乳酸含量测定,可用于结核性脑膜炎的诊断和鉴别诊断的辅助方法。脑脊液中氨基酸的分析可作为早期诊断的参考。色谱仪的应用为近来诊断结核性脑膜炎提供了线索。

(三)CT 扫描

结核性脑膜炎 CT 扫描虽无特异性,但有其规律性变化。一般,在 CT 扫描上可显示直接及间接两方面的变化。直接变化主要有结核瘤、基底池渗出物及脑实质粟粒性结核;间接变化主要有脑积水、脑水肿及脑梗死等。CT 的主要表现如下。

1.脑实质粟粒性病灶

脑实质粟粒性病灶是结核性脑膜炎早期组织内形成的粟粒样肉芽肿。CT 表现为广泛分布于大脑皮质或脑组织内细小的密度均等的结节,强化扫描时密度增加。

2.脑膜密度增强

当位于大脑皮质或脑膜的粟粒样肉芽肿破入蛛网膜下腔后,脑膜产生大量渗出物,积聚于脑底各脑池内。早期病理变化以浆液性为主,此时 CT 扫描无变化;当浆液渗出被纤维素性渗出代替,并有结核性肉芽肿形成时,CT 扫描在脑底部可显示已有改变的各脑池轮廓及脑膜广泛密度增强。最常见的部位是鞍上池、环池和大脑外侧裂等。

3.环状、盘状、团块状和点状阴影

环状、盘状、团块状和点状阴影是结核瘤的 CT 表现。结核瘤可发生于大脑或小脑的任何部位,多位于小脑幕上,分布在额叶、颞叶和顶叶;小脑幕下多在小脑半球或蚓部。结核性脑膜炎早期有较多的炎性反应,边缘胶原组织较少,周围为程度不等的炎性水肿区,此时 CT 平扫表现为高密度、等密度或低密度区,一般呈盘状或不规则团块状。等密度结核瘤平扫时仅可见一环形低密度带,即周围脑水肿区,如果没有周围脑水肿区,则等密度的结核瘤在平扫时不能辨认。平扫呈低密度的结核瘤不能与脑梗死鉴别,但强化扫描后结核瘤密度增强,脑梗死则不能增强。因此,强化扫描应视为确定结核瘤的必不可少的 CT 检查步骤。随病程延长,结核瘤边缘渐形成胶原组织,内部物质干酪化,周围组织水肿消失,平扫一般呈高密度盘状阴影,强化扫描表现中心密度较低，周边密度明显增强的环形影，少数可呈串珠样影，这是一种特征性表现。

4.脑室扩张和缩小

脑底部的渗出物阻塞脑脊液流通，导致脑脊液循环障碍，因而各脑室出现积水而扩张。CT扫描即可见各脑室有不同程度的扩张积水，其程度可随病程延长而加重，随抗结核治疗而减轻，直至恢复正常大小。但如脑池或其他梗阻部位形成纤维粘连时，则脑积水不能减轻甚至加重。在结核性脑膜炎的CT扫描中，脑积水发生率最高，出现时间亦早，国内报道阳性率占52.38%。此外尚见有脑室缩小，为急性广泛性脑实质水肿或为低颅压综合征所致。

5.脑室周围密度减低

为沿脑室周围分布的低密度带，强化扫描影像不增强，脑室周围密度减低与脑积水有密切关系。

6.局部或广泛低密度水肿区

结核性脑膜炎时因脑水肿程度不同，CT检查可有局部或广泛性低密度影或伴随中线移位。强化扫描影像不增强。

7.脑实质密度减低梗死区

这是脑软化的CT表现。系由于结核性脑膜炎时结核性动脉炎或动脉周围炎导致局部脑组织缺血、软化而形成，多见为大脑中动脉支配区受累。CT扫描所见为脑实质局部或广泛性低密度区，形状不规则，范围大小不一，强化扫描不增强。

8.索状、结节状高密度影像

索状密度增高影像是由于结核性炎症累及动脉内膜及外壁所形成，强化扫描密度增强；结节状高密度影像是由结节性小肉芽肿所构成，强化扫描后密度增强。索状与结节混合高密度影像表明脑动脉、脑实质同时具有结核性改变强化，扫描后密度增强。索状与结节混合高密度影像表明脑动脉、脑实质同时具有结核性改变，强化扫描后密度增强。索状影像为早期结核性脑膜炎特征性表现，具有诊断上的意义。

此外，对于结核性脑膜炎各型，CT能显示的病变部位与临床表现基本一致，因此CT扫描还可协助判断病变的部位和范围。为结核性脑膜炎的诊断提供了一种重要的检测手段。

五、诊断与鉴别诊断

（一）诊断

诊断结核性脑膜炎除脑脊液内结核菌检出阳性外，还没有其他特异性检查方法，从而在诊断方面还存在着一定的困难。但结核性脑膜炎脑脊液内结核菌的阳性率很低，因此单靠脑脊液结核菌检出以确定诊断是不明智的。综合判断是必需的，如症状的特征、颅内压高低；脑脊液氯化物、糖减低及蛋白含量的增多，脑脊液细胞学呈混合细胞反应；意识障碍与麻痹的出现；与临床表现一致的规律性CT变化等迄今是惯用的诊断手段，其中动态观察脑脊液的生化及细胞学检查具有重要诊断价值，特别强调如下数值界限：①颅压增高在1.961 kPa（200 mmH_2O）以上；②脑脊液氯化物下降到65 mmol/L以下时，且有逐渐递减或持续之趋势；③脑脊液糖含量下降到4.5 mmol/L以下时，且有逐渐递减或持续之趋势；④脑脊液蛋白含量增高到450 mg/L以上，且有逐渐递增之趋势；⑤脑脊液白细胞总数局限于（300～500）×10^6/L个，持续时间较长的以淋巴细胞、激活淋巴细胞为主混合细胞反应；⑥用玻片离心沉淀法收集脑脊液标本，发现结核菌，对诊断有重要意义。1～5项均超出正常数值对诊断有肯定意义；其中，有四项异常对诊断有重要意义;二至三项异常仅具有参考意义。

为做到早期诊断,凡有以下情况者应高度怀疑结核性脑膜炎:①微热1周以上伴无症状者;②未查明原因的烦躁、嗜睡或哭闹、失眠等脑症状;③出现不明原因的神经定位症状;④癫痫样抽搐伴发热者;⑤呕吐伴有微热查不到原因者;⑥持续2周以上头痛查不到原因者。此时,需及时反复腰穿行脑脊液检查。

(二)鉴别诊断

典型的结核性脑膜炎临床诊断并不困难,但在结核性脑膜炎的早期或不典型病例,诊断不十分容易,常与结核性脑膜炎发生混淆而难于鉴别的疾病如下。

1.化脓性脑膜炎

化脓性脑膜炎起病急,除发热外很快出现呕吐、抽风、嗜睡和昏迷和早期即有脑膜刺激征,可伴感染性休克或全身败血症表现及硬膜下积液;血白细胞高,中性粒细胞高,有核左移现象及中毒性颗粒;胸片可有肺炎、肺脓肿和脓胸;结核菌素试验多为阴性;脑脊液检查最为重要,化脓性脑膜炎时脑脊液外观早期仍清亮,稍后显浑浊或呈脓性。细胞数每立方毫米可达数千至数万;氯化物降低不如结核性脑膜炎明显,但糖降低更著,蛋白升高相似。离心后的脑脊液涂片及培养可找到化脓细菌。脑脊液细胞学检查在渗出期,以嗜中性粒细胞反应为主。由于致病因素的持续作用,有些嗜中性粒细胞胞体变小,染色变灰,核染色质浓密呈块状,胞质浑浊,颗粒消失,胞体破碎或轮廓模糊,而成为脓细胞,感染严重时嗜中性粒细胞胞质内可见中毒性颗粒及相应的致病菌;增生期以单核-吞噬细胞反应为主,嗜中性粒细胞急剧减少;修复期以淋巴细胞反应为主,直至嗜中性粒细胞完全消失,小淋巴细胞和单核细胞比例正常化。

2.病毒性脑膜炎

发热、呕吐、抽风、意识障碍和精神症状发展较快,伴有各种病毒感染的特殊症状,有些显示季节性,结核菌素试验多阴性,胸片多正常,血常规白细胞总数及中性粒细胞可正常或偏高,脑积水罕见。脑脊液检查对鉴别极其重要。外观五色透明,白细胞为$(50\sim500)\times10^6$/L,糖及氯化物含量正常,蛋白正常或轻度增高。脑脊液细胞学检查早期可有明显的嗜中性粒细胞反应,但因持续时间短(可仅数小时,一般为24～48小时),又因患者往往来诊较迟,致使化验检查很难见到病毒性脑膜炎时脑脊液的嗜中性粒细胞反应。而由淋巴细胞、激活淋巴细胞和浆细胞的增加所代替,形成病毒性脑膜炎的典型的脑脊液细胞学图像——淋巴样细胞反应。随着病情发展而进入修复阶段时,可出现单核细胞反应。在单纯疱疹病毒性脑膜炎的淋巴样细胞中常可见到特征性的胞质内包涵体。国内已有学者用单克隆抗体(McAb)酶联免疫吸附试验(ELISA)和免疫荧光快速诊断法检测脑脊液单纯病毒抗原和抗体,使早期诊断成为可能。

3.新型隐球菌性脑膜炎

其与结核性脑膜炎的临床表现和脑脊液改变很相似,唯一可靠的鉴别方法,是脑脊液经细胞玻片离心后,对所收集物行MGG染色,常可在脑脊液标本中直接发现隐球菌,菌体圆形,直径5～15 μm,MGG染色呈蓝色,无核,常于圆形菌体上长出有较小的芽孢,菌体中心折光性较强;或做墨汁染色黑底映光法可见圆形,具有厚荚膜折光之隐球菌孢子;脑脊液培养亦可发现隐球菌。脑脊液细胞学变化以激活淋巴细胞和单核-吞噬细胞反应为主,后者常可吞噬隐球菌,类似脂肪吞噬细胞和红细胞吞噬细胞。

4.癌性脑膜炎

有一些中枢神经系统转移癌为脑软膜的弥散性癌转移,而脑内并无肿块,称为癌性脑膜炎,多见于中年以上患者，系由肺癌或身体其他器官的恶性肿瘤转移到脑膜而引起，发病急，病程进展快，迅速恶化死亡。如为肺癌转移时，X 射线检查可显示癌性病灶，且无临床结核病中毒症状。脑脊液细胞学检查常常发现有癌细胞。而对部分此类患者采用 CT 扫描也常常难以发现。

5.淋巴细胞脉络丛脑膜炎

结核性脑膜炎的脑脊液除了细胞数增加外，还有糖、氯化物的减少。而本病脑脊液糖和氯化物含量一般少有改变；淋巴细胞增多并占绝对优势，无粒细胞反应期；预后良好。

六、治疗

结核性脑膜炎应采取综合治疗，治疗必须及时和彻底。

（一）抗结核药物治疗

结核性脑膜炎的抗结核药物治疗原则同肺结核一样，即早期、适量、联合、规律及全程用药。为了提高疗效，结核性脑膜炎化疗药物选择应考虑脑膜的结构，从药物动力学和药物的通透性来决定。此外，一般有炎症的脑膜，其血管的通透性是增加的，有利于抗生素及化疗药物进入脑脊液。

以药物通透性及总体有效性的标准选择结核性脑膜炎系统治疗的药物，首选 5 化治疗，强化期治疗方案为 INH、RFP、SM、PZA 和 EMB（PAS）使用 3～4 个月，在此期脑脊液基本恢复正常，然后转入巩固期治疗，INH、RFP、PZA 或 INH、RFP、EMB 使用 5～6 个月。脊髓型或部分危重者疗程适当延长到 12 个月。一般，经 9～12 个月的治疗可取得良好的效果。

用药剂量：成人每天 INH 0.6～0.9 g，SM 0.75～1 g，PZA 1.5 g，PAS 8～12 g，EMB 0.75～1 g，RFP 0.45～0.6 g，儿童每天每千克体重 INH 15～30 mg，SM 15～30 mg，RFP 10～20 mg，PZA 20～30 mg，PAS 200～300 mg。

近年来，国内外有关耐药菌逐年增加的报道，如从患儿接触史中提示有原发耐药或通过治疗发生继发耐药时，应及时改用其他抗结核药，如氟嗪酸、卷曲霉素、利福喷丁、丁胺卡那霉素和力排肺疾等。

对有下列情况之一者应考虑耐药的可能：①脑脊液培养出结核菌，并证实为耐药菌株；②不规则治疗超过 3 个月或中途自行停药者；③不规则化疗 6 个月疗效不佳者；④传染源是久治不愈的结核患者或不规则治疗者，复发的结核性脑膜炎患者；⑤肺结核或肺外结核合并结核性脑膜炎者；可根据药物敏感试验，治疗反应，必要时再改动治疗方案。

（二）激素治疗

激素具有抗炎、抗感染、抗纤维化、抗过敏及抑制海士曼（Herxheimer）反应的作用。激素与抗结核药物合用可提高结核性脑膜炎之疗效，对此目前认识基本一致。

1.应用激素的作用

减少脑膜的炎性渗出，促进脑和脑膜的炎症的消散和吸收，对防止纤维组织增生有良好的效果。减轻继发的动脉内膜炎和脑软化及神经根炎；减轻炎症反应，抑制结缔组织增生。

激素能抑制海士曼反应，防止患者在急性期死亡，有人解释这种现象是由于大量结核菌死亡，释放出大量结核蛋白引起反应所致；改善机体的应激能力和一般状态，促进食欲，增加消化液的分泌，有利于疾病的恢复，使患者较顺利地度过危险期；激素尚可补充某些严重的结核患者存在的肾上腺皮质功能不全，并可减少抗结核药物的毒性反应。

2.激素使用原则

(1)使用激素应有明确目的,一般是促使脑和脑膜的炎症消散和吸收,防止纤维组织增生和动脉炎等,它主要对渗出性病变疗效最好。因此,在急性期越早应用越好,急性期使用激素的剂量应该充分,以求迅速控制急性渗出性炎症。

(2)对于不同类型使用激素的原则也不尽相同,对脑膜炎型开始可用短期突击性的大剂量激素,以后维持时间也要长。此型不仅全身应用激素,还要积极配合鞘内注入激素,才能收到良好的效果。

(3)使用激素的具体剂量和时限根据机体的反应、病变的性质和轻重和体重大小等因素来确定,以达到上述临床效果为目的,经巩固一个阶段后应考虑及时减少激素的剂量和逐步停药的问题。

(4)对晚期患者虽疗效较差也可适当应用。因晚期者以增生的干酪性病变占优势,但仍有渗出性病变,其临床征象主要是由于脑水肿和脑膜渗出性病变引起的。

(5)使用激素静脉输注比口服效果好。

3.应用剂量及疗程

对急性期患者多用短期突击大剂量的激素,以求迅速控制炎性反应。因患者多有呕吐,服药后不能保证吸收,所以对重症患者常采用静脉输注给药。

用法:氢化可的松(亦可用地塞米松)静脉输注,成人剂量为 150～200 mg/d,小儿 5～7 mg/(kg·d),情况好转后改用口服强的松,成人口服 30 mg/d,儿童口服 15 mg/d。临床症状和脑脊液检查明显好转,病情稳定时开始减量,一般首次减量在用药后第 3～5 周,以后每 7～10 天减量 1 次,每次减量为5 mg。总疗程为 8～12 周(早期及部分患者 8～10 周即可),总疗程不宜超过 3 个月,若病情实属需要而难以停药时,也可适当延长至半年,但用药时间超过 3 个月患者尸检证实,肾上腺皮质萎缩程度与激素应用时间长短成正比。

激素减量的时间不应呆板地确定,主要根据具体情况而定。在激素减量过程中,由于减量过快脑膜炎症状未得到控制或由于患者对激素形成了依赖,此时可重新出现脑膜刺激征或颅高压的症状,脑脊液化验又出现反跳现象。这种情况观察数天后,如仍未消退,应增加激素的用量至最低有效量,待上述症状完全消失,脑脊液基本变到原来水平再缓慢减量。

(三)抗脑水肿治疗

无论急性期或慢性期出现颅压增高时,采取适当措施来降低颅内压,控制脑水肿是结核性脑膜炎治疗极其重要的环节。

脱水疗法主要作用是利用高渗溶液提高血浆渗透压,使血与脑脊液和脑组织内不同浓度所造成的渗透压差异进行脱水,使脑组织及脑脊液中的部分液体通过血循环经肾脏排出,从而达到减轻脑水肿,降低颅内压的目的。

1.甘露醇

甘露醇是临床最常用的脱水药,广泛使用于结核性脑膜炎伴有颅压增高的患者。甘露醇通过血与脑和血与脑脊液间渗透压差而产生脱水作用。一般配成 20%过饱和溶液,同时须加温使其溶解,否则可发生休克。每次 1～2 g/kg,于 15 分钟内静脉滴注。静脉给药后 20 分钟开始起作用,2～3 小时作用最强,维持4～6 小时,一般每天用 2～4 次。不良反应甚少,偶可引起一时性头痛和心律失常。

2.甘油

复方甘油注射液，系由甘油和氯化钠配制而成的灭菌水溶液。使脑脊液同血液间形成暂时性渗透压梯度，从而将细胞间及组织间隙中的水分吸入血中，使组织发生脱水状态。其优点是：①降低颅内压迅速，且因进入脑组织的量不多，并参与代谢，故一般不伴“反跳”；②选择性地脱去脑组织中的水分，对身体其他组织中的水分影响不大；③不引起过多的水及电解质的丢失，可较长时间使用；④能改善脑代谢及脑血流量，可提供热量。成人，一次 500 mL，每天 1～2 次，静脉滴注。也可口服，配成 50%甘油盐水60 mL，每天4 次，适用于结核性脑膜炎所致慢性脑积水时，或甘露醇脱水后维持脱水。该药毒副作用甚少，偶出现血红蛋白尿，其发生率与滴注速度过快有关，故应严格控制滴注速度，以每分钟 2 mL 为宜。一旦发生血红蛋白尿，应及时停药，很快即可消失，恢复后可继续使用。

3.葡萄糖

葡萄糖能提高血浆渗透压，具有脱水利尿作用，使颅压迅速降低，血容量改善，提高血糖，供给能量，促进神经细胞的氧化过程，改善脑细胞代谢，有利于脑功能的恢复，且无不良反应，故常用于不需强烈脱水或适用于其他脱水剂的 2 次用药之间，以防止“反跳”出现，一般用 50%葡萄糖 60 mL，静脉滴注，每天 2～4 次。

4.血白蛋白或浓缩血浆

血白蛋白或浓缩血浆直接使血胶体渗透压增高而引起脱水，降低颅内压；使抗利尿激素分泌减少而利尿；血黏度降低而有助于脑循环，还能补充蛋白质，参与氨基酸代谢，产生能量，故有其优点。一般，用 20%～25%人血白蛋白 50 mL，或浓缩血浆 100～200 mL，每天静脉滴注 1～2 次，适用于重症结核性脑膜炎且营养及免疫功能低下者。由于脱水作用较差且价格昂贵，故常不作常规脱水剂作用。

5.利尿药

利尿药主要通过增加肾小球滤过率，抑制肾小管对钠、钾及氯离子的重吸收，使肾小管内保持较高的渗透压，减少水的再吸收，使尿量显著增加，而造成机体脱水，从而间接使脑组织脱水，降低颅内压。利尿剂的脱水功效远不及高渗脱水药，先决条件是肾功能良好和血压正常，适用于结核性脑膜炎时与甘露醇、葡萄糖合并使用，以增加脱水效果。

常用药物如下：①呋塞米，20～40 mg，每天 3～4 次，也有主张用大剂量 250 mg，加入 500 mL林格液，静脉滴注，1 小时内滴完。利尿作用持久，降低颅内压显著，可用于结核性脑膜炎急救。不良反应相对较少，偶见呕吐、皮疹、直立性低血压和粒细胞减少等；②醋氮酰胺，一般用量 0.25～0.5 g，每天 2～3 次，连服 1 周。不良反应较少，长期大剂量可发生代谢性酸中毒，少见血尿、腹痛。适用于结核性脑膜炎急性脑积水进行不甚急剧及慢性进行性脑积水者，或用于高渗液静脉滴注疗程之前后。

(四)脑代谢活化剂治疗

结核性脑膜炎炎症、水肿和充血可使脑细胞功能受到严重的损害，为积极改善脑代谢紊乱，促进脑功能恢复，防止和减少脑损害的后遗症，可在急性期已过，病情稳定后应用促进脑细胞代谢，改善脑功能的药物即脑代谢活化剂。

1.胞磷胆碱

胞磷胆碱可促进磷脂代谢，改善神经细胞功能；提高脑干网状结构上行激活系统的作用，促进意识恢复；改善脑血管运动张力，增加脑血流，提高脑内氧分压，改善脑缺氧。一般以 250～

500 mg 加入 25%～50%葡萄糖 20～40 mL 静脉注射或 10%葡萄糖液 500 mL 静脉滴注，也可肌内注射 250 mg，一天 2 次。

2.细胞色素 c

细胞色素 c 对组织的氧化和还原起促进作用。可增加脑血流和脑氧代谢率，从而改善脑代谢，一般 15～30 mg 加入 25%～50%葡萄糖 20～40 mL 缓慢静脉推注或 10%葡萄糖液 500 mL 静脉滴注，每天 1～2 次，连用 7～30 天。

3.三磷酸腺苷

三磷酸腺苷是机体能量的主要来源，可通过血-脑脊液屏障，为脑细胞的主要能源，可增加脑血循环，且能直接作用于脑组织，激活脑细胞的代谢，每次 20 mg 肌内注射，每天 1～2 次，或每次 20～40 mg 加入 25%～50%葡萄糖 40 mL 静脉注射，或加入 5%～10%葡萄糖 500 mL 静脉滴注，每天 1 次，2～3 周。

4.辅酶 A

辅酶 A 对糖、脂肪和蛋白质的代谢起重要作用，可促进受损细胞恢复功能，一般以 50～100 U加 25%～50%葡萄糖液 40 mL 静脉注射，或加入 5%～10%葡萄糖液 500 mL 静脉滴注，每天一次，连用 2～3 周。常与三磷酸腺苷、细胞色素 c 合用可提高疗效。

(五)鞘内注射

目前临床上多采用 INH＋地塞米松鞘内注射，这样既可减少抗结核药物的局部刺激作用，又可迅速地控制脑膜炎局部炎症反应。在实际工作中鞘内注射有如下优点。

(1)可提高脑脊液中 INH 和激素有效浓度，形成局部高浓度的杀灭结核菌的环境，有利于治疗。

(2)避免 INH 全身给药通过肝脏乙酰化形成乙酰异烟肼。

(3)迅速降低脑脊液中细胞数和蛋白含量，使脑脊液恢复正常时间快 1/2，并有效地预防和治疗椎管内脑脊液的阻塞。

(4)腰穿后放脑脊液降低颅内压，减轻脑水肿，防止脑疝形成，降低病死率。

因此，在全身应用抗结核药物和激素基础上并用鞘内注射可大大缩短结核性脑膜炎的疗程。鞘内注药：INH 50～100 mg，地塞米松 1～2 mg，1 次注入。开始每天 1 次，3 天后隔天 1 次，7 次为 1 个疗程。待病情好转、脑脊液恢复正常，则逐渐停用。注药前要放脑脊液 5～6 mL，如颅内压很高时放液要慎重，可将腰穿针芯不要全部拔出，以使脑脊液缓慢流出后再注药。患者昏迷前夕、晚期结核性脑膜炎是鞘内注射的最好适应证。

七、外科手术

侧脑室引流：适用于结核性脑膜炎所致急性脑积水，内科治疗无效者，特别是脑疝将要形成，或刚形成时，可起到抢救生命的明显效果；慢性脑积水急性发作时或慢性进行性脑积水用其他降颅压措施无效时也可考虑使用。不良反应是引流过速可致脑内静脉破裂，造成脑出血；引流过多可造成脑脊液分泌过多；引流过久可继发颅内细菌感染。在结核性脑膜炎治疗过程中，经常发生粘连梗阻而致难以控制的脑积水。可采用脑室、脑池分流术以达持久性的减低颅内压作用。

八、预后与转归

结核性脑膜炎发病急慢不定，但病程都较长，自愈者少，恶化、死亡者较多。自化疗应用以来，不良的预后大有改善。结核性脑膜炎的预后取决于抗结核药物治疗的早晚，以及开始治疗的方法正确与否；所感染的结核菌是否为耐药菌株；患者的发病年龄；治疗时期的病期、病型；是否合并脑积水；初治或复治（恶化或复发）；脑脊液生化和细胞学变化等都能影响治疗的效果。这些综合因素和预后都有密切的关系。

结核性脑膜炎早期，脑底渗出物可因及时治疗而完全吸收，临床可无症状或症状完全好转，治疗后可无任何后遗症。脑脊液恢复正常，结核菌转阴，中枢神经系统的病灶亦可完全吸收。但是如果诊断和治疗被延误，则结核性脑膜炎颅底炎症由脑膜延及脑实质，引起意识障碍和精神症状。累及脑血管，引起脑软化、偏瘫、癫痫发作和失语。炎症波及间脑，引起严重自主神经功能紊乱。累及锥体外系出现各种异常运动。累及脑桥及延髓引起吞咽、迷走和副神经损害。患者因渗出物的粘连和压迫引起呼吸不畅或出现陈-施氏呼吸，可因呼吸中枢麻痹而死亡。上述不同程度的临床征象既是造成死亡的原因，也是出现后遗症的主要原因。常见有肢体运动障碍、视听觉障碍、智力障碍。当发生后遗症时，根据病情，选择使用新针疗法、推拿按压、中医中药、康复锻炼。药物方面可根据病情选用脑细胞代谢活化剂、脱水药物、内分泌制剂以及镇静地西泮剂型。

九、护理

(一)一般护理

(1)绝对卧床休息。卧床时间一般为半年，卧床给以头高位 15°～20°，颈项强直者去枕。

(2)保持病室安静，避免强光强声刺激。

(3)保持床单位整齐、清洁和干燥，加强皮肤护理，防止压疮的发生。

(4)注意保持大便通畅。3 天无大便，遵医嘱给予缓泻剂，预防颅内压增高。

(5)如呕吐或惊厥时，将患者侧卧，以免呕吐物吸入气管。

(6)饮食护理。易进高蛋白、高热量、高维生素、高糖和低脂饮食。

(7)心理护理。保持患者情绪稳定，避免精神紧张，帮助患者树立战胜疾病的信心，配合治疗。

(8)配合医师做好腰椎穿刺前、中、后的护理工作。

(9)密切观察神志、瞳孔、体温、脉搏、呼吸和血压等变化，及时记录。瞳孔忽大忽小时提示中脑受损。注意颅内高压及肢体活动情况。观察药物的不良反应。

(10)遵医嘱给予持续低流量吸氧。

(11)发热患者遵医嘱给予降温。做好口腔护理。

(12)昏迷患者注意眼睛的保护，做好各种管道的护理，保持通畅；严格无菌操作，防感染。对烦躁不安、抽搐的患者，给以保护性措施。保持呼吸道通畅，头偏向一侧，定期翻身叩背防坠积性肺炎。

(13)加强肢体功能锻炼，制订有效的肢体训练计划。

(二)颅内高压的护理

(1)观察患者头痛的程度及持续时间，有无呕吐，呕吐是否为喷射性及呕吐物的性质，患者的呼吸情况，判断颅内压升高的程度，为降颅压治疗提供依据。

(2)观察脱水剂的临床反应：①观察脱水前后患者头痛、呕吐物情况；②脱水剂快慢对病情的影响；③脱水剂间隔时间的影响；④严重颅内高压患者甘露醇与呋塞米间隔使用；⑤肾功能不全应观察尿量变化，以防肾功能恶化。

(3)侧脑室引流的护理:①首先做好侧脑室引流术前准备、术中护理;②术后观察脑脊液颜色及每天脑脊液引流量;③正确判断脑室内压力;④观察脑室内压力与临床症状的关系;⑤注意引流后的消毒、无菌处理。

十、健康教育

(1)讲解结脑患者的早期症状及特点,以便早发现早治疗。

(2)宣传结核病的传染传播途径、传染方式,注意个人卫生,杜绝随地吐痰,加强个人防护。

(3)讲解卧床休息的重要性,避免过早下床活动。

(4)坚持长期、规律服药原则。

(5)新生儿接种卡介苗是预防儿童结脑的有效措施。

(6)合理膳食,进高热量、高蛋白、高维生素、低脂及易消化的饮食。

(7)加强肢体功能锻炼。

(8)定期复查肝、肾功能,以及脑脊液、尿、痰和血常规。

(9)禁烟酒。

(张燕真)

第四节 帕金森病

帕金森病旧称震颤麻痹,是发生于中年以上的中枢神经系统慢性进行性变性疾病,病因至今不明。多缓慢起病,逐渐加重。病变主要在黑质和纹状体。其他疾病累及锥体外系统也可引起同样的临床表现者,则称为震颤麻痹综合征或帕金森综合征。由 James Parkinson(1817)首先描述。65 岁以上人群患病率为 1 000/10 万,随年龄增高,男性稍多于女性。

一、临床表现

(一)震颤

肢体和头面部不自主抖动,这种抖动在精神紧张时和安静时尤为明显,病情严重时抖动呈持续性,只有在睡眠后消失。

(二)肌肉僵直,肌张力增高

肌肉僵直,肌张力增高表现为手指伸直,掌指关节屈曲,拇指内收,腕关节伸直,头前倾,躯干俯屈,髋关节和膝关节屈曲等特殊姿势。

(三)运动障碍

运动减少,动作缓慢,写字越写越小,精细动作不能完成,开步困难,慌张步态,走路前冲,呈碎步,面部缺乏表情。

(四)其他症状

多汗、便秘、油脂脸、直立性低血压和精神抑郁症状等,部分患者伴有智力减退。

二、体格检查

(一)震颤

检查可发现静止性、姿势性震颤，手部可有搓丸样动作。

(二)肌强直

患肢肌张力增高，可因均匀的阻力而出现“铅管样强直”，如伴有震颤则似齿轮样转动，称为“齿轮样强直”。四肢躯干颈部和面部肌肉受累出现僵直，患者出现特殊姿态。

(三)运动障碍

平衡反射、姿势反射和翻正反射等障碍以及肌强直导致的一系列运动障碍，写字过小症以及慌张步态等。

(四)自主神经系统体征

仅限于震颤一侧的大量出汗和皮脂腺分泌增加等体征，食管、胃及小肠的功能障碍导致吞咽困难和食管反流，以及顽固性便秘等。

三、辅助检查

(一)MRI

唯一的改变为在 T_2 相上呈低信号的红核和黑质网状带间的间隔变窄。

(二)正电子发射计算机断层扫描(PET)

PET 可检出纹状体摄取功能下降，其中又以壳核明显，尾状核相对较轻，即使症状仅见于单侧的患者也可查出双侧纹状体摄功能降低。尚无明确症状的患者，PET 若检出纹状体的摄取功能轻度下降或处于正常下界，以后均发病。

四、诊断

(一)诊断思维

(1)帕金森病实验室检查及影像学检查多无特殊异常，临床诊断主要依赖发病年龄、典型临床症状及治疗性诊断(即应用左旋多巴有效)。

(2)帕金森病诊断明确后，还须进行 UPDRS 评分及分级，来评判帕金森病的严重程度并指导下步治疗。

(二)鉴别诊断

1.脑炎后帕金森综合征

通常所说的昏睡性脑炎所致帕金森综合征，已近 70 年未见报道，因此该脑炎所致脑炎后帕金森综合征也随之消失。近年报道病毒性脑炎患者可有帕金森样症状，但本病有明显感染症状，可伴有脑神经麻痹、肢体瘫痪、抽搐、昏迷等神经系统损害的症状，脑脊液可有细胞数轻-中度增高、蛋白增高、糖减低等。病情缓解后其帕金森样症状随之缓解，可与帕金森病鉴别。

2.肝豆状核变性

隐性遗传性疾病约 1/3 有家族史，青少年发病，可有肢体肌张力增高、震颤、面具样脸、扭转痉挛等锥体外系症状。具有肝脏损害，角膜 K-F 环及血清铜蓝蛋白降低等特征性表现。可与帕金森病鉴别。

3.特发性震颤

特发性震颤属显性遗传病，表现为头、下颌、肢体不自主震颤，震颤频率可高可低，高频率者甚似甲状腺功能亢进，低频者甚似帕金森震颤。本病无运动减少、肌张力增高及姿势反射障碍，并于饮酒后消失，普萘洛尔治疗有效等，可与原发性帕金森病鉴别。

4.进行性核上性麻痹

本病也多发于中老年，临床症状可有肌强直、震颤等锥体外系症状。但本病有凸出的眼球凝视障碍，肌强直以躯干为重、肢体肌肉受累轻而较好的保持了肢体的灵活性，颈部伸肌张力增高致颈项过伸与帕金森病颈项屈曲显然不同，均可与帕金森病鉴别。

5.Shy-Drager 综合征

临床常有锥体外系症状，但因有突出的自主神经症状，如晕厥、直立性低血压、性功能及膀胱功能障碍，左旋多巴制剂治疗无效等，可与帕金森病鉴别。

6.药物性帕金森综合征

过量服用利血平、氯丙嗪、氟哌啶醇及其他抗抑郁药物均可引起锥体外系症状，因有明显的服药史，并于停药后减轻可资鉴别。

7.良性震颤

良性震颤指没有脑器质性病变的生理性震颤（肉眼不易觉察）和功能性震颤。功能性震颤包括：①生理性震颤加强（肉眼可见）多呈姿势性震颤，与肾上腺素能的调节反应增强有关；也见于某些内分泌疾病，如嗜铬细胞瘤、低血糖、甲状腺功能亢进。②可卡因和乙醇中毒以及一些药物的不良反应；癔症性震颤，多有心因性诱因，分散注意力可缓解震颤。③其他，如情绪紧张时和做精细动作时出现的震颤。良性震颤临床上无肌强直、运动减少和姿势异常等帕金森病的特征性表现。

五、治疗

（一）一般治疗

因本病的临床表现为震颤、强直、运动障碍、便秘和生活不能自理，故家属及医务人员应鼓励帕金森病早期患者多做主动运动，尽量继续工作，培养业余爱好，多吃蔬菜、水果或蜂蜜，防止摔跤，避免刺激性食物和烟酒。对晚期卧床患者，应勤翻身，多在床上做被动运动，以防发生关节固定、压疮及坠积性肺炎。

（二）药物治疗

帕金森病宜首选内科治疗，多数患者可通过内科药物治疗缓解症状。

各种药物治疗虽能使患者的症状在一定时期内获得一定程度的好转，但皆不能阻止本病的自然发展。药物治疗必须长期坚持，而长期服药则药效减退和不良反应难以避免。虽然有相当一部分患者通过药物治疗可获得症状改善，但即使目前认为效果较好的左旋多巴或复方多巴（美多芭及信尼麦），也有 15％左右患者根本无效。用于治疗本病的药物种类繁多，现今最常用者仍为抗胆碱能药和多巴胺替代疗法。

1.抗胆碱能药物

该类药物最早用于 Parkinson 病的治疗，常用者为苯海索 2 mg，每天 3 次口服，可酌情增加；东莨菪碱 0.2 mg，每天 3～4 次口服；苯甲托品 2～4 mg，每天 1～3 次口服等。因苯甲托品对周围副交感神经的阻滞作用，不良反应多，应用越来越少。

2.多巴胺替代疗法

此类药物主要补充多巴胺的不足，使乙酰胆碱-多巴胺系统重获平衡而改善症状。最早使用的是左旋多巴，但其可刺激外周多巴胺受体，引起多方面的外周不良反应，如恶心、呕吐、厌食等消化道症状和血压降低、心律失常等心血管症状。目前不主张单用左旋多巴治疗，用它与苄丝肼或甲基多巴肼的复合制剂。常用的药物有美多芭、息宁或帕金宁。

(1)美多芭：是左旋多巴和苄丝肼 4∶1 配方的混合剂。对病变早期的患者，开始剂量可用 62.5 mg，日服 3 次。如患者开始治疗时症状显著，则开始剂量可为 125 mg，每天 3 次；如效果不满意，可在第 2 周每天增加 125 mg，第 3 周每天再增加 125 mg。如果患者的情况仍不满意，则应每隔 1 周每天再增加 125 mg。如果美多芭的日剂量＞1 000 mg，需再增加剂量只能每月增加 1 次。该药明显减少了左旋多巴的外周不良反应，但却不能改善其中枢不良反应。

(2)息宁：是左旋多巴和甲基多巴肼 10∶1 的复合物，开始剂量可用 125 mg，日服 2 次，以后根据病情逐渐加量。其加药的原则和上述美多芭的加药原则是一致的。帕金宁是左旋多巴和甲基多巴肼 10∶1 的复合物的控释片，它可使左旋多巴血浓度更稳定并达 4～6 小时，有利于减少左旋多巴的剂末现象、开始现象和剂量高峰多动现象。但是，控释片也有一些缺陷，如起效慢，并且由于在体内释放缓慢，有可能在体内产生蓄积作用，反而有时出现异动症的现象，改用美多芭后消失。

3.多巴胺受体激动剂

多巴胺受体激动剂能直接激动多巴胺能神经细胞突触受体，刺激多巴胺释放。

(1)溴隐亭：最常用，对震颤疗效好，对运动减少和强直均不及左旋多巴，常用剂量维持量为每天15～40 mg。

(2)协良行：患者使用时应逐步增加剂量，以达到不出现或少出现不良反应的目的。一般来讲，增加到每天 0.3 mg 是比较理想的剂量，但对于个别早期的患者，可能并不需要增加到这个剂量，那么可以在你认为合适的剂量长期服用而不再增加。如果效果不理想，还可以根据病情的需要及对药物的耐受情况，每隔 5天增加 0.025 mg 或 0.05 mg。

(3)泰舒达：使用剂量是每天 100～200 mg。可以从小剂量每天 50 mg 开始，逐渐增加剂量。在帕金森病的早期，可以单独使用泰舒达治疗帕金森病，剂量最大可增加至每天 150 mg。如果和左旋多巴合并使用，剂量可以维持在每天 50～150 mg。一般每使用 250 mg 左旋多巴，可考虑合并使用泰舒达 50 mg 左右。

(三)外科手术治疗

1.立体定向手术治疗

立体定向手术包括脑内核团毁损、慢性电刺激和神经组织移植。

(1)脑内核团毁损。①第一次手术适应证：长期服药治疗无效或药物治疗不良反应严重者；疾病进行性缓慢发展已超过 3 年；年龄在 70 岁以下；工作能力和生活能力受到明显限制(按 Hoehn 和 Yahr 分级为Ⅱ～Ⅳ级)；术后短期复发，同侧靶点再手术。②第二次对侧靶点毁损手术适应证：第一次手术效果好，术后震颤僵直基本消失，无任何并发症者；手术近期疗效满意并保持在 12 个月以上；年龄在 70 岁以下；两次手术间隔时间要 1 年；目前无明显自主神经功能紊乱症状或严重精神症状，病情仍维持在Ⅱ～Ⅳ级。

禁忌证：症状很轻，仍在工作者；年老体弱；出现严重关节挛缩或有明显精神障碍；严重的心、肝、肾功能不全，高血压脑动脉硬化者或有其他手术禁忌者。

(2)脑深部慢性电刺激(DBS):目前DBS最常用的神经核团为丘脑腹中间核(VIM),丘脑底核(STN)和苍白球腹后部(PVP)。

慢性刺激术控制震颤的效果优于丘脑腹外侧核毁损术,后者发生并发症也常影响手术的成功。通过改变刺激参数可减少不必要的不良反应,远期疗效可靠。该法尚可用于非帕金森性震颤,如多发硬化和创伤后震颤。

丘脑底核(STN)也是刺激术时选用的靶点。有学者(1994年)报道应用此方法观察治疗一例运动不能的帕金森病患者。靶点定位方法为脑室造影,并参照立体定向脑图谱,同时根据慢性电极刺激和电生理记录进行调整。发现神经元活动自发增多的区域位于AC-PC平面下2～4 mm,AC-PC线中点旁10 mm。对该处进行130Hz刺激,可立即缓解运动不能症状(主要在对侧肢体),但不诱发半身舞蹈症等运动障碍。上述观察表明,对STN进行慢性电刺激可用于治疗运动严重障碍的帕金森病患者。

2.脑细胞移植和基因治疗

帕金森病脑细胞移植术和基因治疗已在动物实验上取得很大成功,但最近临床研究显示,胚胎脑移植只能轻微改善60岁以下患者的症状,并且50%的患者在手术后出现不随意运动的不良反应,因此,目前此手术还不宜普遍采用。基因治疗还停留在实验阶段。

六、护理

(一)护理评估

1.健康史评估

(1)询问患者职业,农民的发病率较高,主要是他们与杀虫剂、除草剂接触有关。

(2)评估患者家族中有无患此病的人,帕金森病与家族遗传有关,患者的家族发病率为7.5%～94.5%。

(3)评估患者居住、生活、工作的环境,农业环境中神经毒物(杀虫剂、除草剂),工业环境中暴露重金属等是帕金森病的重要危险因素。

2.临床观察评估

帕金森病常为50岁以上的中老年人发病,发病年龄平均为55岁,男性稍多,起病缓慢,进行性发展,首发症状多为动作不灵活与震颤,随着病程的发展,可逐渐出现下列症状和体征。

(1)震颤:常为首发症状,多由一侧上肢远端(手指)开始,逐渐扩展到同侧下肢及对侧肢体,下颌、口唇、舌及头部通常最后受累,典型表现是静止性震颤,拇指与屈曲的食指间呈"搓丸样"动作,安静或休息时出现或明显,随意运动时减轻或停止,紧张时加剧,入睡后消失。

(2)肌强直:肌强直表现为屈肌和伸肌同时受累,被动运动关节时始终保持增高的阻力,类似弯曲软铅管的感觉,故称"铅管样强直";部分患者因伴有震颤,检查时可感到在均匀掌的阻力中出现断续停顿,如同转动齿轮感,称为"齿轮样强直",是由于肌强直与静止性震颤叠加所致。

(3)运动迟缓:表现为随意动作减少,包括行动困难和运动迟缓,并因肌张力增高,姿势反射障碍而表现一系列特征性运动症状,如起床、翻身、步行、方向变换等运动迟缓;面部表情肌活动减少,常常双眼凝视,瞬目运动减少,呈现"面具"脸;手指做精细动作如扣纽扣、系鞋带等困难;书写时字越写越小,呈现"写字过小征"。

(4)姿势步态异常:站立时呈屈曲体姿,步态障碍甚为突出,患者自坐位、卧位起立困难,迈步后即以极小的步伐向前冲去,越走越快,不能及时停步或转弯,称慌张步态。

(5)其他症状:反复轻敲眉弓上缘可诱发眨眼不止。口、咽、腭肌运动障碍,讲话缓慢,语音低沉、单调,流涎,严重时可有吞咽困难。还有顽固性便秘、直立性低血压等;睡眠障碍;部分患者疾病晚期可出现认知功能减退、抑郁和视幻觉等,但常不严重。

3.诊断性检查评估

(1)头颅 CT:CT 可显示脑部不同程度的脑萎缩表现。

(2)生化检测:采用高效液相色谱(HPLC)可检测到脑脊液和尿中 HVA 含量降低。

(3)基因检测:DNA 印迹技术、PCR、DNA 序列分析等在少数家族性帕金森病患者可能会发现基因突变。

(4)功能显像检测:采用 PET 或 SPECT 与特定的放射性核素检测,可发现帕金森病患者脑内 DAT 功能显著降低,且疾病早期即可发现,D_2 型 DA 受体(D_2R)活性在疾病早期超敏、后期低敏,以及 DA 递质合成减少,对帕金森病的早期诊断、鉴别诊断及病情进展监测均有一定的价值。

(二)护理问题

1.运动障碍

帕金森病患者由于其基底核或黑质发生病变,以致负责运动的锥体外束发生功能障碍,患者运动的随意肌失去了协调与控制,产生运动障碍并随之带来一定的意外伤害。

(1)跌倒:震颤、关节僵硬、动作迟缓、协调功能障碍常是患者摔倒的原因。

(2)误吸:舌头、唇、颈部肌肉和眼睑亦有明显的震颤及吞咽困难。

2.营养摄取不足

患者常因手、头不自主的震颤,进食时动作太慢,常常无法独立吃完一顿饭,以致未能摄取日常所需热量,因此,约有 70%的患者有体重减轻的现象。

3.便秘

由于药物的不良反应、缺乏运动、胃肠道中缺乏唾液(因吞咽能力丧失,唾液由口角流出),液体摄入不足及肛门括约肌无力,所以大多数患者有便秘。

4.尿潴留

吞咽功能障碍以致水分摄取不足,贮存在膀胱的尿液不足 200～300 mL 则不会有排尿的冲动感;排尿括约肌无力引起尿潴留。

5.精神障碍

疾病使患者运动障碍。协调功能不良、顺口角流唾液,而且又无法进行日常生活的活动,因此患者会有心情抑郁、产生敌意、罪恶感或无助感等情绪反应。由于外观的改变,有些患者还会发生因自我形象的改变而造成与社会隔离的问题。

(三)护理目标

(1)患者未发生跌倒或跌倒次数减少。

(2)患者有足够的营养;患者进食水时不发生呛咳。

(3)患者排便能维持正常。

(4)患者能维持部分自我照顾的能力。

(5)患者及家属的焦虑症状减轻。

（四）护理措施

1.安全护理

（1）安全配备，由于患者行动不便，在病房楼梯两旁、楼道、门把附近的墙上，增设沙发或木制的扶手，以增加患者开、关门的安全性；配置牢固且高度适中的座厕、沙发或椅。以利于患者坐下或站起，并在厕所、浴室增设可供扶持之物，使患者排便及穿脱衣服方便；应给患者配置助行器辅助设备；呼叫器置于患者床旁，日常生活用品放在患者伸手可及处。

（2）定时巡视，主动了解患者的需要，既要指导和鼓励患者增强自我照顾能力，做力所能及的事情，又要适当协助患者洗漱、进食、沐浴、如厕等。

（3）防止患者自伤。患者动作笨拙，常有失误，应谨防其进食时烫伤。端碗持筷困难者尽量选择不易打碎的不锈钢餐具，避免使用玻璃和陶瓷制品。

2.饮食护理

（1）增加饮食中的热量、蛋白质的含量及容易咀嚼的食物；吃饭少量多餐。定时监测体重变化；在饮食中增加纤维与液体的摄取，以预防便秘。

（2）进食时，营造愉快的气氛，因患者吞咽困难及无法控制唾液，所以有的患者喜欢单独进食；应将食物事先切成小块或磨研，并给予粗大把手的叉子或汤匙，使患者易于把持；给予患者充分的进食时间，若进食中食物冷却了，应予以温热。

（3）吞咽障碍严重者，吞咽可能极为困难，在进食或饮水时有呛咳的危险，而造成吸入性肺炎，故不要勉强进食，可改为鼻饲喂养。

3.保持排便畅通

给患者摄取足够的营养与水分，并教导患者解便与排尿时吸气后闭气，利用增加腹压的方法解便与排尿。另外，依患者的习惯，在进食后半小时应试着坐于马桶上排便。

4.运动护理

告之患者运动锻炼的目的在于防止和推迟关节僵直和肢体挛缩，与患者和家属共同制定锻炼计划，以克服运动障碍的不良影响。

（1）尽量参与各种形式的活动，如散步、太极拳、床边体操等。注意保持身体和各关节的活动强度与最大活动范围。

（2）对于已出现某些功能障碍或坐起已感到困难的患者，要有目的、有计划地锻炼。告诉患者知难而退或由他人包办只会加速功能衰退。如患者感到坐立位变化有困难，应每天做完一般运动后，反复练习起坐动作。

（3）必须指导患者注意姿势，以预防畸形。应小心观察头与颈部是否有弯曲的倾向。正确姿势有助于头、颈直立。躺于床上时，不应垫枕头，且患者应定期俯卧。

（4）本病常使患者起步困难和步行时突然僵住，因此嘱患者步行时思想要放松。尽量跨大步伐；向前走时脚要抬高，双臂摆动，目视前方而不要注视地面；转弯时，不要碎步移动，否则会失去平衡；护士和家属在协助患者行走时，不要强行拖着患者走；当患者感到脚黏在地上时，可告诉患者先向后退一步，再往前走，这样会比直接向前容易。

（5）过度震颤者让他坐在有扶手的椅子上，手抓着椅臂，可以稍加控制震颤。

（6）晚期患者出现显著的运动障碍时，要帮助患者活动关节，按摩四肢肌肉，注意动作轻柔，勿给患者造成疼痛。

（7）鼓励患者尽量试着独立完成日常生活的活动，自己安排娱乐活动，培养兴趣。

(8)让患者穿轻便宽松的衣服,可减少流汗与活动的束缚。

5.合并抑郁症的护理

帕金森病患者的抑郁与帕金森疾病程度呈正相关,即患者的运动障碍愈重对其神经心理的影响愈严重。在护理患者时要教会患者一些心理调适技巧:重视自己的优点和成就;尽量维持过去的兴趣和爱好,积极参加文体活动,寻找业余爱好;向医师、护士及家人倾诉内心想法,疏泄郁闷,获得安慰和同情。

6.睡眠异常的护理

(1)创造良好的睡眠环境:建议帕金森病患者要有舒适的睡眠环境,如室温和光线适宜;床褥不宜太软,以免翻身困难;为运动过缓和僵直较重的患者提供方便上下床的设施;卧室内放尿壶及便器,有利于患者夜间如厕等。避免在有限的睡眠时间内实施影响患者睡眠的医疗护理操作。必须进行的治疗和护理操作应穿插于患者的自然觉醒时,以减少被动觉醒次数。

(2)睡眠卫生教育:指导患者养成良好的睡眠习惯和方式。建立比较规律的活动和休息时间表。

(3)睡眠行为干预。①刺激控制疗法:只在有睡意时才上床;床及卧室只用于睡眠,不能在床上阅读、看电视或工作;若上床15～20分钟不能入睡,则应考虑换别的房间,仅在又有睡意时才上床(目的是重建卧室与睡眠间的关系);无论夜间睡多久,清晨应准时起床;白天不打瞌睡。②睡眠限制疗法:教导患者缩短在床上的时间及实际的睡眠时间,直到允许躺在床上的时间与期望维持的有效睡眠时间一样长。当睡眠效率超过90%时,允许增加15～20分钟卧床时间。睡眠效率低于80%,应减少15～20分钟卧床时间。睡眠效率80%～90%,则保持卧床时间不变。最终,通过周期性调整卧床时间直至达到适度的睡眠时间。③依据睡眠障碍的不同类型和药物的半衰期遵医嘱有的放矢地选择镇静催眠药物,并主动告知患者及家属使用镇静催眠药的原则,即最小剂量、间断、短期用药,注意停药反弹、规律停药等。

7.治疗指导

药物不良反应的观察如下。

(1)遵医嘱准时给药,预防或减少"开关"现象、剂末现象、异动症的发生。

(2)药物治疗初起可出现胃肠不适,表现为恶心、呕吐等,有些患者可出现幻觉。但这些不良反应可以通过逐步增加剂量或降低剂量的办法得到克服。特别值得指出的是,有一部分患者过分担心药物的不良反应,表现为尽量推迟使用治疗帕金森病的药物,或过分地减少药物的服用量,这不仅对疾病的症状改善没有好处,长期如此将导致患者的心、肺、消化系统等出现严重问题。

(3)精神症状:服用安坦、金刚烷胺药物后,患者易出现幻觉,当患者表述一些离谱事时,护士应考虑到是服药引起的幻觉,立即报告医师,遵医嘱给予停药或减药,以防其发生意外。

8.功能神经外科手术治疗护理

(1)手术方法:外科治疗方法目前主要有神经核团细胞毁损手术与脑深部电刺激器埋置手术两种方式。原理是为了抑制脑细胞的异常活动,达到改善症状的目的。

(2)手术适应证:诊断明确的原发性帕金森病患者都是手术治疗的适合人群,尤其是对左旋多巴(美多芭或息宁)长期服用以后疗效减退,出现了"开关"波动现象、异动症和"剂末"恶化效应的患者。

(3)手术并发症:因手术靶点的不同,会有不同的并发症。苍白球腹后部(PVP)切开术可能出现偏盲或视野缺损，丘脑腹外侧核（VIM）毁损术可出现感觉异常如嘴唇、指尖麻木等，丘脑底核（STN）毁损术可引起偏瘫。

（4）手术前护理：①术前教育，相关知识教育。②术前准备，术前一天头颅备皮；对术中、术后应用的抗生素遵医嘱做好皮试；嘱患者晚 12:00 后开始禁食、水、药；嘱患者清洁个人卫生，并在术前晨起为患者换好干净衣服。③术前 30 分钟给予患者术前哌替啶 25 mg 肌内注射；并将一片美巴多备好交至接手术者以便术后备用。④患者离病房后为其备好麻醉床、无菌小巾、一次性吸痰管、心电监护。

（5）手术后护理：①交接患者：术中是否顺利、有无特殊情况发生、术后意识状态、伤口的引流情况等。②安置患者于麻醉床上，头枕于无菌小巾上，取平卧位，嘱患者卧床 2 天，减少活动，以防诱发颅内出血；嘱患者禁食、水、药 6 小时后逐渐改为流食、半流食、普通饮食。③术后治疗效果观察：原有症状改善情况并记录。④术后并发症的观察：术后患者会出现脑功能障碍、脑水肿、颅内感染、颅内出血等合并症。因此，术后严密观察患者神志、瞳孔变化，有无高热、头疼、恶心、呕吐等症状；有无偏盲、视野变窄及感知觉异常；观察患者伤口有无出血及分泌物等。⑤心电监测、颅脑监测 24 小时，低流量吸氧 6 小时。

9.给予患者及家属心理的支持

对于心情抑郁的患者，应鼓励其说出对别人依赖感的感受。对于怀有敌意、罪恶感或无助感的患者，应给予帮助与支持，提供良好的照顾。寻找患者有兴趣的活动，鼓励患者参与。

10.健康教育

（1）指导术后服药，针对手术的患者，要让患者认识到手术虽然改善运动障碍，但体内多巴胺缺乏客观存在，仍需继续服药。

（2）指导日常生活中的运动训练，告知患者运动锻炼的目的在于防止和推迟关节僵直和肢体挛缩，与患者和家属共同制定锻炼计划，以克服运动障碍的不良影响。①关节活动度的训练：脊柱、肩、肘、腕、指、髋、膝、踝及趾等各部位都应进行活动度训练。对于脊柱，主要进行前屈后伸、左右侧屈及旋转运动。②肌力训练：上肢可进行哑铃操或徒手训练；下肢股四头肌的力量和膝关节控制能力密切相关，可进行蹲马步或反复起坐练习；腰背肌可进行仰卧位的桥式运动或俯卧位的燕式运动，腹肌力量较差行仰卧起坐训练。③姿势转换训练：必须指导患者注意姿势，以预防畸形。应小心观察头与颈部是否有弯曲的倾向。正确姿势有助于头、颈直立。躺于床上时，不应垫枕头，且患者应定期俯卧，注意翻身、卧位转为坐位、坐位转为站位训练。④重心转移和平衡训练：训练坐位平衡时可让患者重心在两臀间交替转移，也可训练重心的前后移动。训练站立平衡时双足分开 5～10 cm，让患者从前后方或侧方取物，待稳定后便可突然施加推或拉外力，最好能诱发患者完成迈步反射。⑤步行步态训练：对于下肢起步困难者，最初可用脚踢患者的足跟部向前，用膝盖推挤患者腘窝使之迈出第一步，以后可在患者足前地上放一矮小障碍物，提醒患者迈过时方能起步。抬腿低可进行抬高腿练习，步距短的患者行走时予以提醒；步频快则应给予节律提示。对于上下肢动作不协调的患者，一开始嘱患者做一些站立相的两臂摆动，幅度可较大；还可站于患者身后，两人左、右手分别共握一根体操棒，然后喊口令一起往前走。手的摆动频率由治疗师通过体操棒传给患者。⑥让患者穿轻便宽松的衣服，可减少流汗与活动的束缚。

（张燕真）

第三章 神经外科护理

第一节 脊髓损伤

脊髓损伤为脊柱骨折或骨折脱位的严重并发症。损伤高度以下的脊神经所支配的身体部位的功能会丧失。直接与间接的外力对脊柱的重击是造成脊髓损伤的主要原因,常见的原因有交通事故、枪伤、刀伤、自高处跌落,或是被掉落的东西击中脊椎,以及现在流行的一些水上运动,诸如划水、冲浪板、跳水等,也都可能造成脊髓损伤。

一、护理评估

(一)病因分析

脊髓损伤是一种致残率高、后果严重的疾病,直接或间接暴力作用于脊柱和脊髓皆可造成脊髓损伤,间接暴力损伤比较常见,脊髓损伤的节段常发生于暴力作用的远隔部位,如从高处坠落,两足或臀部着地,或暴力作用于头顶、肩背部,而脊椎骨折发生在活动度较大的颈部和腰骶部,造成相应部位的脊髓损伤。脊柱骨折造成的脊髓损伤可分为屈曲型损伤、伸展型损伤、纵轴型损伤和旋转型损伤。

(二)临床观察

1.脊髓性休克期

脊髓损伤后,在损伤平面以下立即出现肢体的弛缓性瘫痪,肌张力减低,各种感觉和反射均消失,病理反射阴性,膀胱无张力,尿潴留,大便失禁,低血压[收缩压降至 9.3～10.7 kPa(70～80 mmHg)]。脊髓休克是损伤平面以下的脊髓节段失去高级中枢调节的结果,一般持续 2～4 周,再合并压疮或尿路感染时持续时间还可延长。

2.完全性的脊髓损伤

在损伤平面以下,各种感觉均消失,肢体弛缓性瘫痪,深浅反射均消失,括约肌功能也消失,经 2～4 周脊髓休克过后,损伤平面以下肌张力增高,腱反射亢进,病理反射阳性,出现总体反射,即受刺激时,髋、膝关节屈曲,两下肢内收,腹肌收缩,反射性排尿和阴茎勃起等,但运动、感觉和括约肌功能无恢复。

3.不完全性的脊髓损伤

在脊髓休克消失后，可见部分感觉、运动和括约肌功能恢复，但肌张力仍高，腱反射亢进，病理反射可为阳性。

4.脊髓瘫痪

(1)上颈段脊髓损伤：膈肌和肋间肌瘫痪，呼吸困难，四肢瘫痪，死亡率很高。

(2)下颈髓段损伤：两上肢的颈髓受损节段神经支配区，呈下运动神经元损害的表现，该节段支配的肌肉萎缩，呈条状感觉减退区，二头肌或三头肌反射减退；即上肢可有下神经元和上神经元两种损害症状同时存在，而两下肢为上运动神经元损害，表现为痉挛性截瘫。

(3)胸段脊髓损伤：有一清楚的感觉障碍平面，脊髓休克消失后，损伤平面以下、两下肢呈痉挛性瘫痪。

(4)胸腰段脊髓损伤：感觉障碍平面在腹股沟韧带上方或下方，如为第 11～12 胸椎骨折，脊髓为腰段损伤，两下肢主要呈痉挛性瘫痪；第 1～2 腰椎骨折，脊髓骶节段和马尾神经上部损伤，两下肢主要呈弛缓性瘫痪，并由于直肠膀胱中枢受损，尿失禁，不能建立膀胱反射性，直肠括约肌松弛，大便也失禁。

(5)马尾神经损伤：第 3～5 腰椎骨折，马尾神经损伤大多为不全性，两下肢大腿以下呈弛缓性瘫痪，尿便失禁。

(三)辅助诊断

1.创伤局部检查

了解损伤的原因，分析致伤方式，检查局部有无肿胀，压痛，有无脊柱后突畸形，棘突间隙是否增宽等。

2.神经系统检查

急诊患者反复多次检查，及时发现病情变化。

(1)感觉检查：以手接触患者损伤平面以下的皮肤，如患者有感觉，为不完全性脊髓损伤，然后分别检查触觉、痛觉、温冷觉和深部感觉，划出感觉障碍的上缘，并定时复查其上缘的变化。

(2)运动检查：了解患者肢体有无随意运动，记录肌力的等级，并重复检查，了解肌力变化的情况。

(3)反射检查：脊髓横断性损伤，休克期内所有深浅反射均消失，经 2～4 周休克消失后，腱反射亢进，病理反射阳性。

(4)括约肌功能检查：了解尿潴留和尿失禁，必要时做膀胱测压。肛门指诊，检查括约肌能否收缩或呈弛缓状态。

3.X 线检查

检查脊柱损伤的水平和脱位情况，较大骨折位置及子弹或弹片在椎管内滞留位置及有无骨折，并根据脊椎骨受损位置估计脊椎受损的程度。

4.CT 检查

可显示骨折部位，有无椎管内血肿。

5.MRI 检查

是目前对脊柱脊髓检查最理想的手段，不仅能直接看到脊髓是否有损伤，还能够判定其损伤的程度、类型及治疗后的估计。同时可清晰地看到椎间盘以及脊椎损伤压迫脊髓的情况。

二、常见护理问题

(一)肢体麻痹及下半身瘫痪

因脊髓完全受损的部位不同,故肢体麻痹的范围也不同。

(1)第 4 颈椎以上损伤,会引起完全麻痹,即躯干和四肢麻痹。

(2)第 1 胸椎以上损伤,会引起不完全麻痹,上肢神经支配完全,但躯干稳定力较差,下肢完全麻痹。

(3)第 6 胸椎以下受伤,会造成下半身瘫痪。

(二)营养摄入困难

(1)在脊髓受损后 48 小时之内,胃肠系统的功能可能会减弱。

(2)脊髓损伤后,患者可能会出现消化功能障碍,以致患者对食物的摄取缺乏耐力,易引起恶心、呕吐,且摄入的食物也不易消化吸收。

(三)排泄问题

1.排尿功能障碍

(1)尿潴留:在脊髓休克期膀胱括约肌功能消失,膀胱无收缩功能。

(2)尿失禁:脊髓休克过后,损伤平面以下肌张力增高,膀胱中枢受损不能建立反射性膀胱,尿失禁。

2.排便功能障碍

由于脊髓受损,直肠失去反射,以至大便排出失去控制或不由自主地排出大便,而造成大便失禁。

(四)焦虑不安

患者在受伤后,突然变成下半身麻痹或四肢瘫痪,患者会出现伤心、失望及抑郁等心理反应,而不能面对现实,或对医疗失去信心。

三、护理目标

(1)护士能及时观察患者呼吸、循环功能变化并给予急救护理。

(2)患者知道摆放肢体良肢位的重要性。

(3)患者有足够的营养供应。

(4)患者能规律排尿。

(5)减轻焦虑。

(6)预防并发症。

四、护理措施

(一)做好现场急救护理

对患者迅速及较准确地作出判断,有无合并伤及重要脏器损伤,并根据其疼痛、畸形部位和功能障碍情况,判断有无脊髓损伤及其性质、部位。对颈段脊髓损伤者,首要是稳定生命体征。高位脊髓损伤患者,多有呼吸浅,呼吸困难,应配合医师立即气管切开,气管内插管。插管时特别注意,有颈椎骨折时,头部制动,绝对不能使头颈部多动;气管插管时,宜采用鼻咽插管,借助纤维喉镜插管。

(二)正确运送患者,保持脊柱平直

现场搬运患者时至少要三人蹲在患者一侧,协调一致平起,防止脊柱扭转屈曲,平放在硬板单架上。对有颈椎骨折者,有一人在头顶部,双手托下颌及枕部,保持轻度向头顶牵引,颈部中立位,旁置沙袋以防扭转。胸腰段骨折者在胸腰部垫一软垫,切不可一人抱腋下,另一人抱腿屈曲搬动,而致脊髓损伤加重。

(三)定时翻身,给予适当的卧位

(1)脊髓损伤患者给其提供硬板床,加用预防压疮的气垫床。

(2)翻身时应采用轴线翻身,保持脊柱呈直线,两人动作一致,防止再次脊髓损伤。每隔两小时翻身1次。

(3)仰卧位:患者仰卧位时髋关节伸展并轻度外展。膝伸展,但不能过伸。踝关节背屈,脚趾伸展。在两腿之间可放一枕头,可保持髋关节轻度外展。肩应内收,中立位或前伸,勿后缩。肘关节伸展,腕背屈约45°。手指轻度屈曲,拇指对掌。患者双上肢放在身体两侧的枕头上,肩下垫枕头要足够高,确保两肩部后缩,也可将两枕头垫在前臂或手下,使手的位置高于肩部,可以预防重力性肿胀。

(4)侧卧位:髋膝关节屈曲,两腿之间垫上软枕,使上面的腿轻轻压在下面的枕头上。踝背屈,脚趾伸展。下面的肩呈屈曲位,上肢放于垫在头下和胸背部的两个枕头之间,以减少肩部受压。肘伸展,前臂旋后。上面的上肢也是旋后位,胸壁和上肢之间垫一枕头。

(四)供给营养

(1)在脊髓损伤初期,先给患者静脉输液,并插入鼻胃管以防腹胀。

(2)观察患者肠蠕动情况,当肠蠕动恢复后,可经口摄入饮食。

(3)给予高蛋白、高维生素、高纤维素的食物,以及足够的水分。

(4)若患者长期卧床不动,应限制含钙的食物的摄取,以防泌尿道结石。

(5)若患者有恶心、呕吐,应注意防止患者发生吸入性肺炎。

(五)大小便的护理

(1)脊髓损伤后最初几天即脊髓休克期,膀胱呈弛缓性麻痹,患者出现急性尿潴留,应立即留置导尿管引流膀胱的尿液,导尿采用密闭式引流,使用抗反流尿袋。随时保持会阴部的清洁,每天消毒尿道口,定期更换导尿管,以防细菌感染。

(2)患者出现便失禁及时处理,并保持肛周皮肤清洁、干燥无破损,在肛周涂皮肤保护剂。患者出现麻痹性肠梗阻或腹胀时,给予患者脐周顺时针按摩。可遵医嘱给予肛管排气或胃肠减压,必要时给予缓泻剂,使用热水袋热敷脐部。

(3)饮食中少食或不食产气过多的食物,如甜食、豆类食品等。指导患者食用含纤维素多的食物。鼓励患者多饮用热果汁。

(4)训练患者排便、排尿功能恢复。对痉挛性神经性膀胱患者的训练是:定时饮用一定数量的水,使膀胱充盈,定时开放导尿管,引流膀胱内尿液。也可定期刺激膀胱收缩排出尿液,如轻敲患者的下腹部(耻骨上方)、用手刺激大腿内侧,以刺激膀胱收缩。间歇性导尿,即4个小时导尿1次,这种方法可以使膀胱有一定的充盈,形成对排尿反应的生理刺激,这种冲动传到脊髓的膀胱中枢,可促进逼尿肌的恢复。

训练患者排便,应先确定患者患病前的排便习惯,并维持适当的高纤维素饮食与水分的摄取,以患者的习惯,选择一天中的一餐后,进行排便训练,因患者饭后有胃结肠反射,可在患者臀下垫便盆，教导患者有效地以腹部压力来引发排便，如无效，则可戴手套，伸入患者肛门口刺激排便，或再加甘油灌肠，每天固定时间训练。

(六)做好基础护理

患者脊髓受损后可出现四肢瘫或截瘫，生活自理能力缺陷，其一切生活料理均由护理人员来完成。每天定时翻身，变换体位，观察皮肤，保护皮肤完整性。保持床单位的平整。

(七)做好呼吸道管理

(1)$C_{1\sim4}$受损者，膈神经、横膈及肋间肌的活动均丧失，并且无法深呼吸及咳嗽，为了维持生命，而行气管切开，并使用呼吸机辅助呼吸。及时吸痰保持呼吸道通畅。

(2)在损伤后 48 小时应密切观察患者呼吸形态的变化，呼吸的频率和节律。

(3)监测血氧饱和度及动脉血气分析的变化，以了解其缺氧的情况是否加重。

(4)在病情允许的范围内协助患者翻身，并指导患者深呼吸与咳嗽，以预防肺不张及坠积性肺炎等并发症。

(八)观察神经功能的变化

(1)观察脊髓受压的征象，在受伤的 24～36 小时，每隔 2～4 小时就要检查患者四肢的肌力，肌张力、痛触觉等，以后每班至少检查 1 次。并及时记录患者感觉平面、肌张力、痛温触觉恢复的情况。

(2)检查发现患者有任何变化时，应立即通知医师，以便及时进行手术减压。

(九)脊髓手术护理

1.手术前护理

(1)观察脊髓受压的情况，特别注意维持患者的呼吸。

(2)观察患者脊柱的功能，以及活动与感觉功能的丧失或恢复情况。

(3)做好患者心理护理，解除患者的恐惧、忧虑和不安的心理。

(4)遵医嘱进行术前准备，灌肠排除肠内粪便。可减少手术后的肿胀和压迫。

2.手术后护理

(1)手术后搬运患者时，应保持患者背部平直，避免不必要的震动、旋转、摩擦和任意暴露患者；如为颈椎手术，则应注意颈部的固定，戴颈托。

(2)颈部手术后，应该去掉枕头平卧。必要时使用沙袋固定头部，保持颈椎平直。

(3)观察患者的一般情况，如皮肤的颜色、意识状况、定向力、生命体征以及监测四肢运动、肌力和感觉。

(4)颈椎手术时，由于颈部被固定，不能弯曲。常使口腔的分泌物不易咳出，应及时吸痰保持呼吸道的通畅。

(5)观察伤口敷料是否干燥，有无出血、有无液体自伤口处渗出，观察术后应用止痛泵的效果。

(十)颅骨牵引患者护理

(1)随时观察患者有无局部肿胀或出血的情况。

(2)由于颅骨牵引，时间过长枕部及肩胛骨易发生压疮，可根据情况应用减压贴。

(3)定期检查牵引的位置、功效是否正确，如有松动，及时报告医师。

(4)牵引时使用便器要小心，不可由于使用便器不当造成牵引位置、角度及功效发生改变。

(十一)预防并发症护理

脊髓损伤后常发生的并发症是压疮、泌尿系统感染和结石、肺部感染、深静脉血栓形成和肢体挛缩。

1.压疮

定时评估患者皮肤情况采用诺顿评分,护士按照评分表中五项内容分别打分并相加总分<14 分,可认为患者是发生压疮的高危人群,必须进行严格的压疮预防。可应用气垫床,定时翻身缓解患者的持续受压,对于危险区域的皮肤应用减压贴、透明贴、皮肤保护剂赛肤润,保持床单位平整、清洁,每班加强检查。

2.肺部护理

鼓励患者咳嗽,压住胸壁或腹壁辅助咳嗽。不能自行咳痰者进行气管内吸痰。变换体位、进行体位引流,雾化吸入。颈段脊髓损伤者,必要时行气管切开,辅助呼吸。

3.防深静脉血栓形成

深静脉血栓形成常发生在伤后 10～40 天,主要原因是血流缓慢。临床表现为下肢肿胀、胀痛、皮肤发红,也可肢体温度降低。防治的方法有患肢被动活动,穿预防深静脉血栓的弹力袜。定期测下肢周径,发现肿胀,立即制动。静脉应用抗凝剂,也可行彩色多普勒检查,证实为血栓者可行溶栓治疗,可用尿激酶或东凌克栓酶等。

4.预防痉挛护理

痉挛是中枢神经系统损害后出现的以肌肉张力异常增高为表现的综合征,痉挛可出现在肢体整体或局部,也可出现在胸、背、腹部肌肉。有些痉挛对患者是有利的,比如股四头肌痉挛有助于患者的站立和行走,下肢肌痉挛有助于防止直立性低血压,四肢痉挛有助于防止深静脉血栓形成。但严重的肌痉挛会给患者带来很大的痛苦,妨碍自主运动的恢复,成为功能恢复的主要障碍。痉挛在截瘫患者常表现为以伸肌张力异常增高的痉挛模式,持续的髋膝踝的伸展,最后出现跟腱缩短,踝关节旋前畸形及内收肌紧张。患者从急性期开始采用抗痉挛的良肢体位摆放,下肢伸肌张力增高将下肢摆放为屈曲位。对肢体进行主动运动和被动运动,主动运动:做痉挛肌的拮抗肌适度的主动运动,对肌痉挛有交替性抑制作用。被动运动与按摩:进行肌肉按摩,或温和地被动牵张痉挛肌,可降低肌张力,有利于系统康复训练。冷疗或热疗可使肌痉挛一过性放松。水疗温水浸浴有利于缓解肌痉挛。

(十二)康复护理

(1)在康复医师的指导下,给予患者日常生活活动训练,使患者能自行穿脱衣服,进食、盥洗、大小便、沐浴及开关门窗,电灯、水龙头等改善患者自我照顾的能力。

(2)按照运动计划做肢体运动。颈椎以下受伤的患者,运用各种支具下床行走。

(3)指导患者及家属如何把身体自床上移到轮椅或床边的便器上。

(4)教导患者使用辅助的运动器材,例如轮椅、助行器、手杖来加强自我照顾能力。

(十三)健康教育

患者和家属对突然遭受到脊髓外伤所带来的四肢瘫或截瘫事实不能接受,患者和家属都比较紧张,因此对患者和家属的健康教育就非常重要。

(1)教导患者需保持情绪稳定,向患者简单的解释所有治疗的过程。

(2)鼓励家属参加康复治疗活动。

(3)告知患者注意安全,以防发生意外。

(4)教导运动计划的重要性,并能切实执行。
(5)教导家属能适时给予患者协助及心理支持,并时常给予鼓励。
(6)教导患者及家属,重视日常生活的照顾,预防并发症。
(7)定期返院检查。

五、评价

对脊髓损伤的患者,在提供必要的护理措施之后,应进行下列评价。
(1)患者的脊柱是否保持平直。
(2)患者的呼吸功能和循环功能,是否维持在正常状态。
(3)是否提供足够的营养。
(4)是否为患者摆放良肢位,定时为患者翻身。
(5)患者的大小便排泄功能是否已经逐渐恢复正常,是否已经提供必要的协助和训练。
(6)患者是否经常保持皮肤清洁干燥,皮肤是否完整无破损。
(7)患者的运动、感觉、痛温触觉功能是否逐渐恢复。
(8)对脊髓手术的患者,是否提供了完整的手术前及手术后的护理。
(9)对患者是否进行了健康教育,患者接受的程度如何,是否掌握。
(10)对实施颅骨牵引的患者,是否提供了必要的牵引护理。
(11)在护理患者过程中是否避免了并发症的发生。
(12)患者及家属是否能够接受脊髓损伤这种心理冲击,是否提供了心理护理。

(王靓丹)

第二节　面肌痉挛

面肌痉挛是指以一侧面神经所支配的肌群不自主地、阵发性、无痛性抽搐为特征的慢性疾病。抽搐多起于眼轮匝肌,从一侧眼轮匝肌很少的收缩开始,缓慢由上向下扩展到半侧面肌,严重可累及颈肩部肌群。抽搐为阵发性、不自主痉挛,不能控制,情绪紧张、过度疲劳可诱发或加重病情。开始抽搐较轻,持续仅几秒,之后抽搐逐渐延长至几分钟,频率增多,严重者致同侧眼不能睁开,口角向同侧歪斜,严重影响身心健康。女性患者多见,左侧多见,通常在青少年出现,神经外科常用手术方法为微血管减压术。

一、护理措施

(一)术前护理

1.心理护理

充分休息,减轻心理负担,消除心理焦虑,并向患者介绍疾病知识、治疗方法及术后患者的康复情况,以及术后可能出现的不适和应对办法,使患者对手术做好充分的准备。

2.饮食护理

营养均衡,可进食高蛋白、低脂肪、易消化食物。

3.术前常规护理

选择性备皮(即术侧耳后向上、向下、向后各备皮约5 cm,尤其适用于长发女性,可以很好地降低因外貌改变造成的不良心理应激)、配血、灌肠、禁食、禁水。

(二)术后护理

(1)密切观察生命体征、意识、瞳孔变化。

(2)观察有无继发性出血。

(3)保持呼吸道通畅,如有恶心、呕吐,去枕头偏向一侧,及时清除分泌物,避免吸入性肺炎。

(4)饮食:麻醉清醒4小时后且不伴恶心、呕吐,由护士亲自喂第一口水,观察有无呛咳,防止误吸。术后第一天可进流食,逐渐过渡至正常饮食。鼓励营养均衡,并适当摄取汤类食物,多饮水,以缓解低颅内压症状。

(5)体位:去枕平卧4～6小时,患者无头晕、恶心、呕吐等不适主诉,在主管医师协助下给患者垫薄软枕或毛巾垫。如术后头晕、恶心等明显低颅内压症状,要遵医嘱去枕平卧1～2天。术后2～3天可缓慢坐起,如头晕不适,立即平卧,反复锻炼至症状消失,在他人搀扶下可下床活动,注意避免跌倒。

(6)观察有无颅内感染、切口感染。观察伤口敷料,监测体温4次/天,了解有无头痛、恶心等不适主诉。

(7)手术效果观察:评估术后抽搐时间、强度、频率。部分患者术后面肌痉挛会立即消失,部分患者需要营养受损的神经,一段时间后可消失。

(8)对患者进行健康宣教,告知完全恢复需要3个月时间,加强护患配合。

(9)术后并发症护理。①低颅内压反应:因术中为充分暴露手术视野需放出部分脑脊液,所以导致颅内压降低。术后根据情况去枕平卧1～3天,如恶心、呕吐,头偏向一侧,防止误吸。每天补液1 500～2 000 mL,并鼓励患者多进水、汤类食物,促进脑脊液分泌。鼓励床上活动下肢,防止静脉血栓形成。②脑神经受累:因手术中脑神经根受损可致面部感觉麻木,不完全面瘫。不完全面瘫者注意口腔和眼部卫生,眼睑闭合不全者予抗生素软膏涂抹,饭后及时清理口腔,遵医嘱给予营养神经药物,并做好细致解释,健康指导。③听力下降:因术中损失相邻的听神经,所以导致同侧听力减退或耳聋。密切观察,耐心倾听不适主诉,及时发现异常。遵医嘱使用营养神经药物,并注意避免使用损害听力的药物,保持安静,避免噪声。

(三)健康指导

(1)避免情绪激动,去除不安、恐惧、愤怒、忧虑等不利因素,保持心情舒畅。

(2)饮食清淡,多吃含水分、含纤维素多的食物;多食蔬菜、水果。忌烟、酒及辛辣刺激性强的食物。

(3)定期复查病情。

二、主要护理问题

(1)知识缺乏:与缺乏面肌痉挛相关疾病知识有关。

(2)自我形象紊乱:与不自主抽搐有关。

(3)有出血的可能:与手术有关。

(4)有体液不足的危险:与体液丢失过多有关。

(5)有感染的危险:与手术创伤有关。

(王靓丹)

第三节　颅脑损伤

颅脑损伤是暴力直接或间接作用于头部引起颅骨及脑组织的损伤。可分为开放性颅脑损伤和闭合性颅脑损伤。颅底骨折可出现脑脊液耳漏、鼻漏。脑干损伤时可出现意识障碍、去大脑强直,严重时发生脑疝危及生命。颅脑损伤的临床表现为意识障碍、头痛、恶心、呕吐、癫痫发作、肢体瘫痪、感觉障碍、失语及偏盲等。重度颅脑损伤以紧急抢救、纠正休克、清创、抗感染及手术为主要治疗方法。

一、颅脑损伤的分型

目前国际上通用的是格拉斯哥昏迷量表方法,是1974年英国一些学者设计的一种脑外伤昏迷评分法,经改进后被推广,现成为国际上公认评判脑外伤严重程度的准绳,统一了对脑外伤严重程度的目标标准(表3-1)。根据格拉斯哥昏迷量表对昏迷患者检查睁眼、言语和运动反应进行综合评分。正常总分为15分,病情越重,积分越低,最低3分。总分越低表明意识障碍越重,伤情越重。总分在8分以下表明已达昏迷阶段。

表3-1　脑外伤严重程度目标标准

项目	记分	项目	记分	项目	记分
睁眼反应		言语反应		运动反应	
正常睁眼	4	回答正确	5	按吩咐动作	6
呼唤睁眼	3	回答错乱	4	刺痛时能定位	5
刺痛时睁眼	2	词句不清	3	刺痛时躲避	4
无反应	1	只能发音	2	刺痛时肢体屈曲	3
		无反应	1	刺痛时肢体伸直	2
				无反应	1

我国的颅脑损伤分型大致划分为:轻型、中型、重型,(其中包括特重型)。轻型13～15分,意识障碍时间在30分钟内;中型9～12分,意识模糊至浅昏迷状态,意识障碍时间在12小时以内;重型5～8分,意识呈昏迷状态,意识障碍时间>12小时;特重型3～5分,伤后持续深昏迷。

(一)轻型(单纯脑震荡)

(1)原发意识障碍时间在30分钟以内。

(2)只有轻度头痛、头晕等自觉症状。

(3)神经系统和脑脊液检查无明显改变。

(4)可无或有颅骨骨折。

(二)中型(轻的脑挫裂伤)

(1)原发意识障碍时间不超过12小时。

(2)生命体征可有轻度改变。

(3)有轻度神经系统阳性体征,可有或无颅骨骨折。

(三)重型(广泛脑挫伤和颅内血肿)

(1)昏迷时间在12小时以上,意识障碍逐渐加重或有再昏迷的表现。

(2)生命体征有明显变化,即出现急性颅内压增高症状。

(3)有明显神经系统阳性体征。

(4)可有广泛颅骨骨折。

(四)特重型(有严重脑干损伤和脑干衰竭现象者)

(1)伤后持续深昏迷。

(2)生命体征严重紊乱或呼吸已停止者。

(3)出现去大脑强直,双侧瞳孔散大等体征者。

二、重型颅脑损伤的护理

(一)卧位

依患者伤情取不同卧位。

(1)低颅内压患者适合取平卧,如头高位时则头痛加重。

(2)颅内压增高时,宜取头高位,以利颈静脉回流,减轻颅内压。

(3)脑脊液漏时,取平卧位或头高位。

(4)重伤昏迷患者取平卧、侧卧与侧俯卧位,以利口腔与呼吸道分泌物向外引流,保持呼吸道通畅。

(5)休克时取平卧或头低卧位,时间不宜过长,避免增加颅内淤血。

(二)营养的维持与补液

重型颅脑损伤的患者由于创伤修复、感染和高热等原因,机体消耗量增加,维持营养及水电解质平衡极为重要。

(1)伤后2~3天一般予以禁食,每天静脉输液量1 500~2 000 mL,不宜过多或过快,以免加重脑水肿与肺水肿。

(2)应用脱水剂甘露醇时应快速输入。

(3)出血性休克的患者宜先输血。严重脑水肿患者先用脱水剂后酌情输液,补液须缓慢限制入液量,以免脑水肿加重。

(4)脑损伤患者输浓缩人血清清蛋白与血浆,既能增高血浆蛋白,也有利于减轻脑水肿。

(5)长期昏迷,营养与水分摄入不足,可输氨基酸、脂肪乳剂、间断小量输血。

(6)准确记录出入量。

(7)颅脑伤可致消化吸收功能减退,肠鸣音恢复后,可用鼻饲给予高蛋白、高热量、高维生素和易于消化的流质,常用混合奶(每1 000 mL所含热量约4.6 kJ)或要素饮食用输液泵维持。

(8)患者吞咽反射恢复后,即可试行喂食,开始少量饮水,确定吞咽功能正常后,可喂少量流质饮食,逐渐增加,使胃肠功能逐渐适应,防止发生消化不良或腹泻。

(三)呼吸系统护理

(1)保持呼吸道通畅,防止缺氧、窒息及预防肺部感染。

(2)氧疗:术后(或入监护室后)常规持续吸氧3~7天,中等浓度吸氧(氧流量2~4 L/min)。

(3)观察呼吸音和呼吸频率、节律并准确描述记录。

(4)深昏迷或长期昏迷、舌后坠影响呼吸道通畅者,早期行气管切开术。

(5)做好切开后护理，监护室做好空气消毒隔离，保持一定温度和湿度(温度22～25 ℃，相对湿度约60％)。

(6)吸痰要及时，按无菌操作，吸痰要充分和有效，动作要轻，防止损伤支气管黏膜，一次性吸痰管可防止交叉感染。一人一盘，每吸一次戴无菌手套，气管内滴入稀释的糜蛋白酶＋生理盐水＋庆大霉素有利于黏稠痰液的排出。

(7)做好给氧，辅助呼吸：呼吸异常，可给氧或进行辅助呼吸，呼吸频率每分钟少于9次或超过30次，血气分析氧分压过低，二氧化碳分压过高，呼吸无力，及呼吸不整等都是呼吸异常之征象。通过吸氧及浓度调整，使 PaO_2 维持在1.3 kPa以上，$PaCO_2$ 保持在3.3～4 kPa代谢性酸中毒者静脉补充碳酸氢钠，代谢性碱中毒者可用静脉补生理盐水给予纠正。

(四)颅内伤情监护

重点是防治继发病理变化，在颅内血肿清除后脑水肿是颅脑损伤后最突出的继发变化，伤后48～72小时达到高峰，采用甘露醇或呋塞米＋清蛋白，每6小时1次交替使用。

(1)意识的判断。①清醒：回答问题正确，判断力和定向力正确。②模糊：意识朦胧，可回答简单话但不一定确切，判断力和定向力差，伤员呈嗜睡状。③浅昏迷：意识丧失，对痛刺激尚有反应、角膜、吞咽反射和病理反射均尚存在。④深昏迷：对痛的刺激已无反应，生理反射和病理反射均消失，可出现去脑强直、尿潴留或充溢性失禁。如发现伤员由清醒转为嗜睡或躁动不安，或有进行性意识障碍重时，可考虑有颅内压增高表现，可能有颅内血肿形成，要及时采取措施。应早行CT扫描确定是否颅内血肿。对原发损伤的程度和继发性损伤的发生、发展均是最可靠的指标。避免过度刺激和连续护理操作，以免引起颅内压持续升高。

(2)严密观察瞳孔(大小、对称、对光反射)变化，病情变化往往在瞳孔细微变化中发现：如瞳孔对称性缩小并有颈项强直、头剧痛等脑膜刺激征，常为伤后出现的蛛网膜下腔出血，可做腰椎穿刺放出1～2 mL脑脊液证实。如双侧瞳孔针尖样缩小、光反应迟钝，伴有中枢性高热，深昏迷则多为脑桥损害。如瞳孔光反应消失、眼球固定，伴深昏迷和颈项强直，多为原发性脑干伤。伤后伤侧瞳孔先短暂缩小继之散大，伴对侧肢体运动障碍，则往往提示伤侧颅内血肿。如一侧瞳孔进行性散大，光反射逐渐消失，伴意识障碍加重、生命体征紊乱和对侧肢体瘫痪，是脑疝的典型改变。如瞳孔对称性扩大、对光反射消失则伤员已濒危。

(3)生命体征对颅内继发伤的反映，以呼吸变化最为敏感和多变。颅脑损伤对呼吸功能的影响主要有：①脑损伤直接导致中枢性呼吸障碍。②间接影响呼吸道发生支气管黏膜下水肿出血、意识障碍者，呼吸道分泌物不能主动排出、咳嗽和吞咽功能降低，引起呼吸道梗阻性通气障碍。③可引起肺部充血、淤血、水肿和神经源性肺水肿致换气障碍，伤后脑细胞脆弱，血氧供给不足将加重脑细胞损害，呼吸功能障碍是颅脑外伤最常见的死亡原因，加强呼吸功能的监护对脑保护是至关重要的。

(4)护理操作时避免引起颅内压变化，头部抬高30°，保持中位，避免前屈、过伸、侧转(均影响脑部静脉回流)，避免胸腹腔压升高，如咳嗽、吸痰、抽搐(胸腹腔内压增高可致脑血流量增高)。

(5)掌握和准确执行脱水治疗，颅脑外伤的病员在抢救治疗中，常用的脱水剂有甘露醇，该药静脉快速注射后，血中浓度迅速增高，产生一时性血中高渗压，将组织间隙中水分吸入血管中，由于脱水剂在体内不易代谢，仍以原形经肾脏排泄而利尿能使组织脱水。颅脑外伤使用脱水剂后，可明显降低颅内压力，一般注射后10分钟可产生利尿，2～3小时血中达到高峰，维持4～6小时。甘露醇脱水静脉滴注时要求15～30分钟滴完，必要时进行静脉推注，及时准确收集记录尿量。

(五)消化系统护理

重型颅脑损伤对消化系统的影响,一般认为可能有两个方面:一是由于交感神经麻痹使胃肠血管扩张、淤血,同时又由于迷走神经兴奋使胃酸分泌增加,损害胃黏膜屏障,导致黏膜缺血,局部糜烂。二是重型颅脑损伤均有不同程度缺氧,胃肠道黏膜也受累,缺氧水肿,影响胃肠道正常消化功能。对消化道功能监护主要是观察和防治胃肠道出血和腹泻,尤其是亚低温状态下,伤员胃肠道蠕动恢复慢。伤后几天内应放置胃管,待肠鸣音恢复后给予胃肠道营养。

重型颅脑损伤,特别是丘脑下部损伤的患者,可并发神经原性应激性胃肠道出血。出血之前患者多有呼吸异常、缺氧或并发肺炎、呃逆,随之出现咖啡色胃液及柏油样便,多次大量柏油便,可导致休克和衰竭。在处理上,要改善缺氧,稳定生命体征,记录出血情况,禁食,药物止血,如给予西咪替丁、酚磺乙胺、氨甲苯酸、云南白药等。必要时胃内注入少量肾上腺素稀释液,对止血有帮助。同时采取抗休克措施、输血或血浆,注意水电解质平衡,对于便秘 3 天以上者可给缓泻剂,润肠剂或开塞露,必要时戴手套掏出干结大便块。

(六)五官护理

(1)注意保护角膜,由于外伤造成眼睑闭合不全,故要防止角膜干燥坏死。一般可戴眼罩,眼部涂眼药膏,必要时暂时缝合上下眼睑。

(2)脑脊液漏及耳漏,宜将鼻、耳血迹擦净,禁用水冲洗、禁加纱条、棉球填塞。患者取半卧位或平卧位多能自愈。

(3)及时做好口腔护理,清除鼻咽与口腔内分泌物与血液。用 3%过氧化氢溶液或生理盐水或 0.1%呋喃西林清洗口腔 4 次/天,长期应用多种抗生素者,可并发口腔霉菌,发现后宜用制霉菌素液每天清洗 3～4 次。

(七)皮肤护理

昏迷及长期卧床,尤其是衰竭患者易发生压疮,预防要点如下。

(1)勤翻身,至少 1 次/2 小时翻身,避免皮肤连续受压,采用气垫床、海绵垫床。

(2)保持皮肤清洁干燥,床单平整,大小便浸湿后随时更换。

(3)交接班时,要检查患者皮肤,如发现皮肤发红,只要避免再受压即可消退。

(4)昏迷患者如需应用热水袋,一定按常规温度 50 ℃,避免烫伤。

(八)泌尿系统护理

(1)留置导尿管,每天冲洗膀胱 1～2 次,每周更换导尿管。

(2)注意会阴护理,防止泌尿系统感染,观察有无尿液含血,重型颅脑伤者每天记尿量。

(九)血糖监测

高血糖在脑损伤 24 小时后发生较为常见,它可进一步破坏脑细胞功能,因此对高血糖的监测防治也是必需的。监测方法应每天采血查血糖,应用床边血糖监测仪和尿糖试纸监测血糖和尿糖 4 次/天,脑外伤术后预防性应用胰岛素 12～24 U 静脉滴注,每天 1 次。

护理要点是:①正确掌握血糖、尿糖测量方法。②掌握胰岛素静脉滴注的浓度,每 500 mL 液体中不超过 12 U,滴速<60 滴/分钟。

(十)伤口观察与护理

(1)开放伤或开颅术后,观察敷料有无血性浸透情况,及时更换,头下垫无菌巾。

(2)注意是否有脑脊液漏。

(3)避免伤口患侧受压。

(十一)躁动护理

颅脑伤急性期因颅内出血,血肿形成,颅内压急剧增高,常引起躁动。此外,缺氧、休克兴奋期、尿潴留、膀胱过度膨胀、脑外伤恢复期也可有躁动。对患者躁动应适当将四肢加以约束,防止自伤、防止坠床,分析躁动原因针对原因加以处理。

(十二)高热护理

颅脑损伤患者出现高热时,急性期体温可达 38～39 ℃,经过 5～7 天逐渐下降。

(1)如体温持续不退或下降后又高热,要考虑伤口、颅内、肺部或泌尿系统并发感染。

(2)颅内出血,尤其脑室出血也常引起高热。

(3)因丘脑下部损伤发生的高热可以持续较长时间,体温可高达 41 ℃以上,部分患者因高热不退而死亡。

高热处理:①一般头部枕冰袋或冰帽,酌用冬眠药。②小儿及老年人应着重预防肺部并发症。③长期高热要注意补液。④冬眠低温是治疗重型颅脑伤、防治脑水肿的措施,也用于高热时。⑤目前我们采用亚低温,使患者体温降至 34 ℃左右,一般 3～5 天可自然复温。⑥冰袋降温时要外加包布,避免发生局部冻伤。⑦在降温时,观察患者需注意区别药物的作用与伤情变化引起的昏迷。

(十三)癫痫护理

颅骨凹陷骨折、急性脑水肿、蛛网膜下腔出血、颅内血肿、颅内压增高、高热等均可引起癫痫发作,应注意以下几点。

(1)防止误吸与窒息,有专人守护,将患者头转向一侧,上下牙之间加牙垫防舌咬伤。

(2)自动呼吸停止时,应即行辅助呼吸。

(3)大发作频繁,连续不止,称为癫痫持续状态,可造成脑缺氧而加重脑损伤,一旦发现应及时通知医师做有效的处理。

(4)详细记录癫痫发作的形式与频度以及用药剂量。

(5)癫痫持续状态用药,常用地西泮、冬眠药、苯妥英钠。

(6)癫痫发作和发作后不安的患者,要倍加防范,避免坠床而发生意外。

(十四)亚低温治疗的护理

亚低温治疗重型颅脑伤是近几年临床开展的有效新方法。大量动物实验研究和临床应用结果都表明,亚低温对脑缺血和脑外伤具有肯定的治疗效果,但亚低温保护的确切机制尚不十分清楚,可能包括以下几个方面。

(1)降低脑组织氧耗量,减少脑组织乳酸堆积。

(2)保护血-脑屏障,减轻脑水肿。

(3)抑制内源性毒性产物对脑细胞的损害作用。

(4)减少钙离子内流,阻断钙对神经元的毒性作用。

(5)减少脑细胞结构蛋白破坏,促进脑细胞结构和功能修复。

(6)减轻弥漫性轴索损伤,弥漫性轴索损伤是导致颅脑伤死残的主要病理基础,尤其是脑干网状上行激活系统轴索损伤是导致长期昏迷的确切因素。

亚低温能显著地控制脑水肿,降低颅内压,减少脑组织细胞耗能,减轻神经毒性产物过度释放等。目前临床常用半导体冰毯制冷与药物降温相结合方法,使患者肛温一般维持在 30～34 ℃,持续 3～10 天。

亚低温治疗状态下护理要点如下。①生命体征监测：亚低温状态下会引起血压降低和心率缓慢，护理工作中应该严密观察伤员心率、心律、血压等，尤其是儿童和老年患者以及心脏病、高血压伤员应该重视，采用床边监护仪连续监测。②降温毯置于患者躯干部，背部和臀部皮肤温度较低，血循环减慢，容易发生压疮，每小时翻身一次，避免长时间压迫，血运减慢而发生压疮。③防治肺部感染。亚低温状态下，伤员自身抵抗力降低，气管切开后较易发生肺部感染。加强翻身叩背、吸痰，呼吸道冲洗时将冲洗液吸净是关键护理措施。

(十五)精神与心理护理

不论伤情轻重，患者都可能对脑损伤存在一定的忧虑，担心今后的工作能否适应、生活是否受影响。护士对患者从机体的代偿功能和可逆性多做解释，给患者安慰和鼓励，以增强自信心。对饮食、看书等不宜过分限制，早期锻炼有利康复。因器质性损伤引起失语、瘫痪者，宜早期进行训练与功能锻炼。

(十六)康复催醒治疗的护理

目前认为颅脑伤患者伤后持续昏迷 1 个月以上为长期昏迷。长期昏迷催醒治疗应包括：预防各种并发症、使用催醒药物，减少或停用苯妥英钠和巴比妥类药物，交通性脑积水外科治疗等。

高压氧是目前用于长期昏迷患者催醒的行之有效的方法之一，颅脑伤昏迷患者一旦伤情平稳，应该尽早接受高压氧治疗，疗程通常过 30 天左右。对于高热、高血压、心脏病和活动性出血的昏迷患者应该慎用此类治疗以防发生意外。

长期昏迷的正规康复治疗包括早期和后期康复治疗。早期康复治疗是指患者在伤后住院期间由医护人员所进行的康复治疗；后期康复治疗指是患者出院后转至康复中心，在康复体疗、心理等方面的医护人员指导下进行的康复训练和治疗。康复治疗的原则如下。

(1)从简单基本功能训练开始循序渐进。

(2)放大效应：例如收录机音量适当放大，选用大屏幕电视机、放大康复训练器材和生活用具，选择患者喜爱的音像带等。

(3)反馈效应：在整个训练康复过程中，医护人员要经常给患者鼓励、称赞和指导性批评。有条件时将患者整个康复治疗过程进行录像定期放给患者看，使其感到康复的过程中，神经功能较前逐渐恢复，增强自信心。

(4)替代方法：若患者不能行走则教会患者如何使用各种辅助工具行走。

(5)重复训练，是在相当长的康复训练过程中，既要让患者反复训练以促进运动功能重建，又要不断改进训练方法和器材，才能不使患者产生厌倦情绪。迄今已经有大量随机双盲前瞻性临床观察结果表明，正规康复治疗对重型颅脑伤患者运动神经功能恢复较未接受正规康复治疗患者明显。早期(＜35 天)较晚期(＞35 天)开始正规康复治疗的患者神经功能恢复快一倍以上。对正规康复治疗伤后 7 天内开始与 7 天以上开始者进行评分，前者明显高于后者。一般情况下，早期康复治疗疗程 1～3 个月，重残颅脑伤患者需要 1～2 年。

目前临床治疗颅脑伤患者智能障碍的主要药物包括三大类：儿茶酚胺类、胆碱能类和智能增强剂。近年来发现神经节苷脂和促甲状腺释放激素对颅脑伤患者智能的恢复也有促进作用。

颅脑伤患者伤后智能障碍主要临床表现为记忆力障碍、语言障碍和计数能力障碍。记忆力障碍主要包括视觉记忆力障碍、听觉记忆力障碍、空间记忆力障碍和颞叶定向障碍，语言障碍主要包括阅读理解障碍、失认症、失写症、语言理解障碍、发音和拼音障碍等。近年来采用智能训练和药物结合治疗颅脑伤患者智能障碍已受到人们重视。智能康复训练加药物治疗有助于颅脑伤患者的智能恢复。然而，智能康复训练应与体能康复训练同期进行。目前我们的智能康复训练主要包括仪器工具训练、反复操作程度训练以及帮助记忆力的技巧训练等。

康复期伤病员需加强心理护理：对于轻型伤员应鼓励尽早自理生活、防止过度依赖医护人员。要鼓励他们树立战胜伤病的信心，清除“脑外伤后综合征”的顾虑。脑外伤后综合征是指脑外伤后患者所出现的临床精神神经症或主诉，主要包括头痛、眩晕、记忆力减退、软弱无力、四肢麻木、恶心、复视和听力障碍等。应该向伤员做适当解释，让伤员知道有些症状属于功能性的，可以恢复。对于遗留神经功能残疾伤员的今后生活工作问题，偏瘫失语的锻炼等问题，应该积极向伤员及家属提出合理建议和正确指导，帮助伤员恢复，鼓励伤员面对现实、树立争取完全康复的信心。

（王靓丹）

第四节 颅内压增高

颅内压增高是由于颅内任何一种主要内容物（血液、脑脊液、脑组织）容积增加或者有占位性病变时，其所增加的容积超过代偿限度所致。正常人侧卧位时，测定颅内压为 0.8～1.8 kPa（6～13.5 mmHg），＞2.0 kPa（15 mmHg）为颅内压增高，2.0～2.6 kPa（15～20 mmHg）为轻度增高，2.6～5.3 kPa（20～40 mmHg）为中度增高，＞5.3 kPa（＞40 mmHg）为重度增高。

一、病因与发病机制

引起颅内压增高的疾病很多，但发生颅内压增高的主要因素如下。

（一）脑脊液增多

（1）分泌过多，如脉络丛乳头状瘤。

（2）吸收减少：如交通性脑积水，蛛网膜下腔出血后引起蛛网膜粘连。

（3）循环交通受阻：如脑室及脑中线部位的肿瘤引起的梗阻性脑积水或先天性脑畸形。

（二）脑血液增多

（1）脑外伤后＜24 小时的脑血管扩张、充血，以及呼吸道梗阻，呼吸中枢衰竭引起的二氧化碳蓄积，高碳酸血症和丘脑下部、鞍区或脑干部位手术，使自主神经中枢或血管运动中枢受刺激引起的脑血管扩张充血。

（2）颅内静脉回流受阻。

（3）出血。

（三）脑容积增加

正常情况下颅内容积除颅内容物体积外有 8%～10%的缓冲体积即代偿容积。因此颅内容积很大，但代偿调节作用很小。常见脑水肿有以下几种。①血管源性脑水肿：多见于颅脑损伤、脑肿瘤、脑手术后。②细胞毒性脑水肿：多见于低氧血症，高碳酸血症，脑缺血和缺氧。③渗透性脑水肿：常见于严重电解质紊乱（Na^+ 丢失）渗透压降低，水中毒。

（四）颅内占位病变

常见于颅内血肿，颅内肿瘤，脑脓肿和脑寄生虫等。

二、临床表现

(一)头痛

头痛是颅内压增高最常见的症状,有时是唯一的症状。可呈持续性或间歇性,当用力、咳嗽、负重,早晨清醒时和较剧烈活动时加重,其原因是颅内压增高使脑膜、血管或神经受挤压、牵扯或炎症变化的刺激所致。急性和重度的颅内压增高可引起剧烈的头痛并常伴喷射性呕吐。

(二)恶心呕吐

多数颅内压增高患者都伴有恶心、不思饮食,重度颅内压增高可引起喷射性呕吐,呕吐之后头痛随之缓解,小儿较成人多见,其原因是迷走神经中枢和神经受刺激所引起。

(三)视力障碍和眼底变化

长期颅内压增高,使视神经受压,眼底静脉回流受阻。引起视神经萎缩造成视力下降、模糊和复视,眼底视盘水肿,严重者出现失明和眼底出血。

头痛、恶心呕吐、视盘水肿为颅内压增高的三大主要症状。

(四)意识障碍

意识障碍是反映脑受压的可靠及敏感指标,当大脑皮质、脑干网状结构广泛受压和损害即可出现意识障碍。颅内压增高早期患者可出现烦躁、嗜睡和定向障碍等意识不清的表现,晚期则出现朦胧和昏迷。末期出现深昏迷。梗阻性脑积水所引起的颅内压增高一般无意识障碍。

(五)瞳孔变化

由于颅内压不断增高而引起脑移位,中脑和脑干移位压迫和牵拉动眼神经可引起瞳孔对光反射迟钝。瞳孔不圆,瞳孔忽大忽小,一侧瞳孔逐渐散大,光反射消失;末期出现双侧瞳孔散大、固定。

(六)生命体征变化

颅内压增高,早期一般不会出现生命体征变化,急性或重度的颅内压增高可引起血压增高,脉压增大,呼吸、脉搏减慢综合征。随时有呼吸骤停及生命危险。常见于急性脑损伤患者,而脑肿瘤患者则很少出现血压升高。

(七)癫痫发作

约有20%的颅内压增高患者发生癫痫,为局限性癫痫小发作,如:口角、单侧上、下肢抽搐,或癫痫大发作,大发作时可引起呼吸道梗阻,加重脑缺氧、脑水肿而加剧颅内压增高。

(八)颅内高压危象(脑疝形成)

1.颞叶钩回疝

颞叶钩回疝即幕上肿瘤、水肿、血肿引起急剧的颅内压力增高,挤压颞叶向小脑幕裂孔或下方移位,同时压迫动眼神经、大脑后动脉和中脑,使脑干移位,产生剧烈的头痛、呕吐,血压升高,呼吸、脉搏减慢、不规则。很快进入昏迷,一侧瞳孔散大,光反射消失,对侧肢体偏瘫,去脑强直。此时如未进行及时的降颅内压处理则会出现呼吸停止,双侧瞳孔散大、固定、血压下降、心跳停止。

2.枕骨大孔疝

枕骨大孔疝又称小脑扁桃体疝,主要是幕下肿瘤、血肿、水肿致颅内压力增高,挤压小脑扁桃体进入压力偏低的枕骨大孔,压迫延脑和颈1～2颈髓,患者出现剧烈头痛、呕吐、呼吸不规则、血压升高、心跳缓慢,随之很快出现昏迷、瞳孔缩小或散大、固定、呼吸停止。

三、护理

(一)护理目标

(1)了解引起颅内压增高的原因,及时对症处理。

(2)通过监测及早发现病情变化,避免意识障碍发生。

(3)颅内压得到控制,脑疝危象得以解除。

(4)患者主诉头痛减轻,自觉舒适,头脑清醒,睡眠改善。

(5)体液恢复平衡,尿比重在正常范围,无脱水症状和体征。

(二)护理措施

(1)观察神志、瞳孔变化1次/小时。如出现神志不清及瞳孔改变,预示颅内压力增高,需及时报告医师进行降颅内压处理。

(2)观察头痛的程度,有无伴随呕吐对剧烈头痛应及时对症降颅内压处理。

(3)监测血压、脉搏、呼吸,观察有无呼吸、脉搏慢,血压高,即"两慢一高"征。

(4)保持呼吸道通畅:呼吸道梗阻时,因患者呼吸困难,可致胸腔内压力增高、$PaCO_2$ 增高致脑血管扩张、脑血流量增多进而使颅内压增高。护理时应及时清除呼吸道分泌物和呕吐物。抬高床头15°～30°,持续或间断吸氧,改善脑缺氧,减轻脑水肿。

(5)如脱水治疗的护理:应用高渗性脱水剂,使脑组织间的水分通过渗透作用进入血循环再由肾脏排出,可达到降低颅内压的目的。常用20%甘露醇250 mL,15～30分钟内滴完,2～4次/天;呋塞米20～40 mg,静脉或肌内注射,2～4次/天。脱水治疗期间,应准确记录24小时出入液量,观察尿量、色,监测尿素氮和肌酐含量,注意有无水电解质紊乱和肝肾功能损害。脱水药物应严格按医嘱执行,并根据病情及时调整脱水药物的用量。

(6)激素治疗的护理:肾上腺皮质激素通过稳定血-脑屏障,预防和缓解脑水肿,改善患者症状。常用地塞米松5～10 mg,静脉注射;或氢化可的松100 mg静脉注射,1～2次/天;由于激素有引起消化道应激性溃疡出血、增加感染概率等不良反应,故用药的同时应加强观察,预防感染,避免发生并发症。

(7)颅内压监护。①监护方法:颅内压监护有植入法和导管法两种。植入法:将微型传感器植入颅内,传感器直接与颅内组织(硬脑膜外、硬脑膜下、蛛网膜下腔、脑实质等)接触而测压。导管法:以引流出的脑脊液或生理盐水充填导管,将传感器(体外传感器)与导管相连接,藉导管内的液体与传感器接触而测压。两种方法的测压原理均是利用压力传感器将压力转换为与颅内压力大小成正比的电信号,再经信号处理装置将信号放大后记录下来。植入法中的硬脑膜外法及导管法中的脑室法优点较多,使用较广泛。②颅内压监护的注意事项:监护的零点参照点一般位于外耳道的位置,患者需平卧或头抬高10°～15°;监护前注意记录仪与传感器的零点核正,并注意大气压改变而引起的"零点飘移";脑室法时在脑脊液引流期间每4～6小时关闭引流管测压,了解颅内压真实情况;避免非颅内情况而引起的颅内压增高,如出现呼吸不畅、躁动、高热或体位不舒适、尿潴留时应及时对症处理;监护过程严格无菌操作,监护时间以72～96小时为宜,防止颅内感染。③颅内压监护的优点:颅内压增高早期,由于颅内容积代偿作用,患者无明显颅内压增高的临床表现,而颅内压监护时可发现颅内压提高和基线不平稳;较重的颅内压升高[颅内压>5.3 kPa(40 mmHg)]时,颅内压监护基线水平与临床症状出现及其严重程度一致;有些患者临床症状好转,但颅内压逐渐上升,预示迟发性(继发性)颅内血肿的形成;根据颅内压监护使用脱水剂，可以避免盲目使用脱水剂及减少脱水剂的用量，减少急性肾衰竭及电解质紊乱等并发症的发生。

(8)降低耗氧量：对严重脑挫裂伤、轴索损伤、脑干损伤的患者进行头部降温，降低脑耗氧量。有条件者行冬眠低温治疗。①冬眠低温的目的：降低脑耗氧量，维持脑血流和脑细胞能量代谢，减轻乳酸堆积，降低颅内压；保护血-脑屏障功能，抑制白三烯 B_4 生成及内源性有害因子的生成，减轻脑水肿反应；调节脑损伤后钙调蛋白酶Ⅱ活性和蛋白激酶活力，保护脑功能；当体温降至30 ℃，脑的耗氧量约为正常的55%，颅内压力较降温前低56%。②降温方法：根据医嘱首先给予足量冬眠药物，如冬眠Ⅰ号合剂(包括氯丙嗪、异丙嗪及哌替啶)或冬眠Ⅱ号合剂(哌替啶、异丙嗪、双氢麦角碱)，待自主神经充分阻滞，御寒反应消失，进入昏睡状态后，方可加用物理降温措施。物理降温方法可采用头部戴冰帽，在颈动脉、腋动脉、肱动脉、股动脉等主干动脉表浅部放置冰袋，此外还可采用降低室温、减少被盖、体表覆盖冰毯等方法。降温速度以每小时下降1 ℃为宜，体温降至肛温33～34 ℃，腋温31～33 ℃较为理想。体温过低易诱发心律失常、低血压、凝血障碍等并发症；体温>35 ℃，则疗效不佳。③缓慢复温：冬眠低温治疗一般为3～5天，复温应先停物理降温，再逐步减少药物剂量或延长相同剂量的药物维持时间直至停用；加盖被毯，必要时用热水袋复温，严防烫伤；复温不可过快，以免出现颅内压"反跳"、体温过高或中毒等。④预防并发症：定时翻身拍背、吸痰，雾化吸入，防止肺部感染；低温使心排血量减少，冬眠药物使外周血管阻力降低，在搬动患者或为其翻身时，动作应轻稳，以防发生直立性低血压；观察皮肤及肢体末端，冰袋外加用布套，并定时更换部位，定时局部按摩，以防冻伤。

(9)防止颅内压骤然升高：对烦躁不安的患者查明原因，对症处理，必要时给予镇静剂，避免剧烈咳嗽和用力排便；控制液体摄入量，成人每天补液量<2 000 mL，输液速度应控制在30～40滴/分钟；保持病室安静，避免情绪紧张，以免血压骤升而增加颅内压。

(王靓丹)

第五节　脑　　疝

当颅腔内某分腔有占位性病变时，该分腔的压力大于邻近分腔，脑组织由高压力区向低压力区移位，导致脑组织、血管及脑神经等重要结构受压或移位，产生相应的临床症状和体征，称为脑疝。

根据移位的脑组织及其通过的硬脑膜间隙和孔道，可将脑疝分为以下常见的三类：①小脑幕切迹疝，又称颞叶疝，为颞叶的海马回、钩回通过小脑幕切迹被推移至幕下。②枕骨大孔疝，又称小脑扁桃体疝，为小脑扁桃体及延髓经枕骨大孔被推挤向椎管内。③大脑镰下疝，又称扣带回疝，一侧半球的扣带回经镰下孔被挤入对侧分腔(图3-1)。

脑疝是颅内压增高的危象和引起死亡的主要原因，常见的有小脑幕切迹疝和枕骨大孔疝。

一、病因与发病机制

(1)外伤所致各种颅内血肿，如硬膜外血肿、硬膜下血肿及脑内血肿。

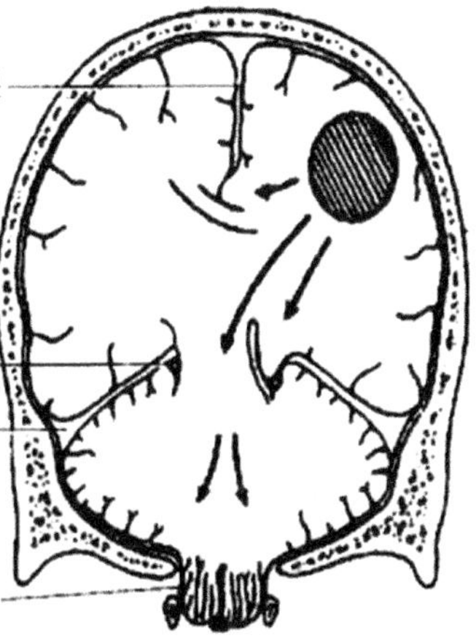

图 3-1　大脑镰下疝(上)、小脑幕切迹疝(中)、枕骨大孔疝(下)

(2)颅内脓肿。

(3)颅内肿瘤尤其是颅后窝、中线部位及大脑半球的肿瘤。

(4)颅内寄生虫病及各种肉芽肿性病变。

(5)医源性因素,对于颅内压增高患者,进行不适当的操作如腰椎穿刺,放出脑脊液过多过快,使各分腔间的压力差增大,则可促使脑疝形成。

发生脑疝时,移位的脑组织在小脑幕切迹或枕骨大孔处挤压脑干,使脑干受压移位导致其实质内血管受到牵拉,严重时基底动脉进入脑干的中央支可被拉断而致脑干内部出血,出血常为斑片状,有时出血可沿神经纤维走行方向达内囊水平。同侧的大脑脚受到挤压会造成病变对侧偏瘫,同侧动眼神经受到挤压可产生动眼神经麻痹症状。钩回、海马回移位可将大脑后动脉挤压于小脑幕切迹缘上致枕叶皮层缺血坏死。移位的脑组织可致小脑幕切迹裂孔及枕骨大孔堵塞,使脑脊液循环通路受阻,颅内压增高进一步加重,形成恶性循环,使病情迅速恶化。

二、临床表现

(一)小脑幕切迹疝

(1)颅内压增高:剧烈头痛,进行性加重,伴躁动不安,频繁呕吐。

(2)进行性意识障碍:由于阻断了脑干内网状结构上行激活系统的通路,随脑疝的进展,患者出现嗜睡、浅昏迷、深昏迷。

(3)瞳孔改变:脑疝初期由于患侧动眼神经受刺激导致患侧瞳孔变小,对光反射迟钝;随病情进展,患侧动眼神经麻痹,患侧瞳孔逐渐散大,直接和间接对光反射均消失,并伴上睑下垂及眼球外斜;晚期,对侧动眼神经因脑干移位也受到推挤时,则出现双侧瞳孔散大,对光反射消失,患者多处于濒死状态(图 3-2)。

(4)运动障碍:钩回直接压迫大脑脚,锥体束受累后,病变对侧肢体肌力减弱或麻痹,病理征阳性(图 3-3)。脑疝进展时可致双侧肢体自主活动消失,严重时可出现去皮质强直状,这是脑干严重受损的信号。

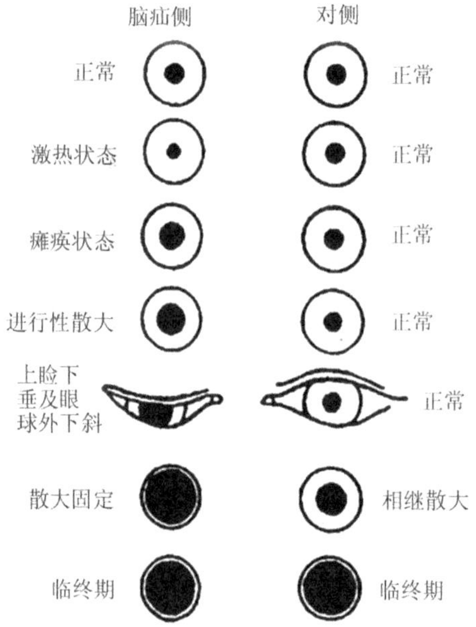

图 3-2　一侧颞叶钩回疝引起的典型瞳孔变化

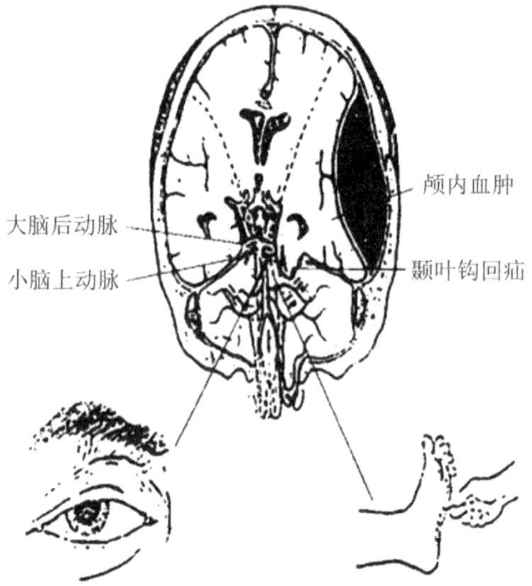

图 3-3　脑疝与临床病症的关系

动眼神经受压导致：同侧瞳孔散大，上睑下垂及眼外肌瘫痪；锥体束受压导致：对侧肢体瘫痪，肌张力增加，腱反射活跃，病理反射阳性

(5)生命体征变化：若脑疝不能及时解除，病情进一步发展，则患者出现深昏迷，双侧瞳孔散大固定，血压骤降，脉搏快弱，呼吸浅而不规则，呼吸、心跳相继停止而死亡。

(二)枕骨大孔疝

枕骨大孔疝是小脑扁桃体及延髓经枕骨大孔被挤向椎管中，又称小脑扁桃体疝。由于颅后窝容积较小，对颅内高压的代偿能力也小，病情变化更快。患者常有进行性颅内压增高的临床表现：头痛剧烈，呕吐频繁，颈项强直或强迫头位；生命体征紊乱出现较早，意识障碍、瞳孔改变出现较晚。因脑干缺氧，瞳孔可忽大忽小。由于位于延髓的呼吸中枢受损严重，患者早期即可突发呼吸骤停而死亡。

三、治疗要点

关键在于及时发现和处理。

（一）非手术治疗

患者一旦出现典型的脑疝症状，应立即给予脱水治疗，以缓解病情，争取时间。

（二）手术治疗

确诊后，尽快手术，去除病因，如清除颅内血肿或切除脑肿瘤等；若难以确诊或虽确诊但病变无法切除者，可通过脑脊液分流术、侧脑室外引流术或病变侧颞肌下、枕肌下减压术等降低颅内压。

四、急救护理

（1）快速静脉输入甘露醇，山梨醇，呋塞米等强效脱水剂，并观察脱水效果。

（2）保持呼吸道通畅，吸氧。

（3）准备气管插管盘及呼吸机，对呼吸功能障碍者，行人工辅助呼吸。

（4）密切观察呼吸、心跳、瞳孔的变化。

（5）紧急做好术前特殊检查及术前准备。

（王靓丹）

第六节 脑出血

脑出血是指原发于脑实质内的出血，主要发生于高血压和动脉硬化的患者。脑出血多发生于55岁以上的老年人，多数患者有高血压史。常在情绪激动或活动用力时突然发病，出现头痛、呕吐、偏瘫及不同程度昏迷等。

一、护理措施

（一）术前护理

（1）密切监测病情变化，包括意识、瞳孔、生命体征变化及肢体活动情况，定时监测呼吸、体温、脉搏、血压等，发现异常（瞳孔不等大、呼吸不规则、血压高、脉搏缓慢），及时报告医师立即抢救。

（2）绝对卧床休息，取头高位，15°～30°，头置冰袋可控制脑水肿，降低颅内压，利于静脉回流。吸氧可改善脑缺氧，减轻脑水肿。翻身时动作要轻，尽量减少搬动，加床档以防坠床。

（3）神志清楚的患者谢绝探视，以免情绪激动。

（4）脑出血昏迷的患者24～48小时禁食，以防止呕吐物反流致气管造成窒息或吸入性肺炎，以后按医嘱进行鼻饲。

（5）加强排泄护理：若患者有尿潴留或不能自行排尿，应进行导尿，并留置导尿管，定时更换尿袋，注意无菌操作，每天会阴冲洗 1～2 次，便秘时定期给予通便药或食用一些粗纤维的食物，嘱患者排便时勿用力过猛，以防再出血。

(6)遵医嘱静脉快速输注脱水药物，降低颅内压，适当使用降压药，使血压保持在正常水平，防止高血压引起再出血。

(7)预防并发症：①加强皮肤护理，每天擦澡 1～2 次，定时翻身，每 2 小时翻身 1 次，床铺干净平整，对骨隆突处的皮肤要经常检查和按摩，防止发生压力性损伤。②加强呼吸道管理，保持口腔清洁，口腔护理每天 1～2 次；患者有咳痰困难，要勤吸痰，保持呼吸道通畅；若患者呕吐，应使其头偏向一侧，以防发生误吸。③急性期应保持偏瘫肢体的生理功能位。恢复期应鼓励患者早期进行被动活动和按摩，每天2～3 次，防止瘫痪肢体的挛缩畸形和关节的强直疼痛，以促进神经功能的恢复，对失语的患者应进行语言方面的锻炼。

(二)术后护理

1.卧位

患者清醒后抬高床头 15°～30°，以利于静脉回流，减轻脑水肿，降低颅内压。

2.病情观察

严密监测生命体征，特别是意识及瞳孔的变化。术后 24 小时内易再次脑出血，如患者意识障碍继续加重、同时脉搏缓慢、血压升高，要考虑再次脑出血可能，应及时通知医师。

3.应用脱水剂的注意事项

临床常用的脱水剂一般是 20%甘露醇，滴注时注意速度，一般 20%甘露醇 250 mL 应在 20～30 分钟输完，防止药液渗漏于血管外，以免造成皮下组织坏死；不可与其他药液混用；血压过低时禁止使用。

4.血肿腔引流的护理

注意引流液量的变化，若引流量突然增多，应考虑再次脑出血。

5.保持出入量平衡

术后注意补液速度不宜过快，根据出量补充入量，以免入量过多，加重脑水肿。

6.功能锻炼

术后患者常出现偏瘫和失语，加强患者的肢体功能锻炼和语言训练。协助患者进行肢体的被动活动，进行肌肉按摩，防止肌肉萎缩。

(三)健康指导

1.清醒患者

(1)应避免情绪激动，去除不安、恐惧、愤怒、忧虑等不利因素，保持心情舒畅。

(2)饮食清淡，多吃含水分、含纤维素多的食物；多食蔬菜、水果。忌烟、酒及辛辣、刺激性强的食物。

(3)定期测量血压，复查病情，及时治疗可能并存的动脉粥样硬化、高脂血症、冠心病等。

(4)康复活动。①应规律生活，避免劳累、熬夜、暴饮暴食等不利因素，保持心情舒畅，注意劳逸结合。②坚持适当锻炼。康复训练过程艰苦而漫长(一般为 1～3 年，长者需终身训练)，需要信心、耐心、恒心，在康复医师指导下，循序渐进、持之以恒。

2.昏迷患者

(1)昏迷患者注意保持皮肤清洁、干燥，每天床上擦浴，定时翻身，防止压力性损伤形成。

(2)每天坚持被动活动，保持肢体功能位置。

(3)防止气管切开患者出现呼吸道感染。

(4)不能经口进食者,应注意营养液的温度、保质期以及每天的出入量是否平衡。

(5)保持大小便通畅。

(6)定期高压氧治疗。

二、主要护理问题

(1)疼痛:与颅内血肿压迫有关。

(2)生活自理能力缺陷:与长期卧床有关。

(3)脑组织灌注异常:与术后脑水肿有关。

(4)有皮肤完整性受损的危险:与昏迷、术后长期卧床有关。

(5)躯体移动障碍:与出血所致脑损伤有关。

(6)清理呼吸道无效:与长期卧床所致的机体抵抗力下降有关。

(7)有受伤的危险:与术后癫痫发作有关。

(王靓丹)

第七节　脑动脉畸形

脑动静脉畸形是指脑血管发育障碍引起的脑局部血管数量和结构异常,并对正常脑血流产生影响。动静脉畸形是一团异常的畸形血管,其间无毛细血管,常有一支或数支增粗的供血动脉,引流动脉明显增粗曲张,管壁增厚,内为鲜红动脉血,似动脉,故称之为静脉的动脉化。动静脉畸形引起的继发性病变有出血、盗血。手术为治疗脑动静脉畸形的根本方法,目的在于减少或消除脑动静脉畸形再出血的机会,减轻盗血现象。手术方法包括血肿清除术、畸形血管切除术、供应动脉结扎术、介入栓塞术。

一、护理措施

(一)术前护理

(1)患者要绝对卧床,并避免情绪激动,防止畸形血管破裂出血。

(2)监测生命体征,注意瞳孔变化,若双侧瞳孔不等大,表明有血管破裂出血的可能。

(3)排泄的管理:向患者宣教合理饮食,嘱其多食富含纤维素的食物,如水果、蔬菜等,以防止便秘。观察患者每天粪便情况,必要时给予开塞露或缓泻剂。

(4)注意冷暖变化,以防感冒后用力打喷嚏或咳嗽诱发畸形血管破裂出血。

(5)注意安全,防止患者癫痫发作时受伤。

(6)危重患者应做好术前准备,如剃头。若有出血,应进行急诊手术。

(二)术后护理

(1)严密监测患者生命体征,尤其注意血压变化,如有异常立即通知医师。

(2)给予患者持续低流量氧气吸入,并观察肢体活动及感觉情况。

(3)按时予以脱水及抗癫痫药物,防止患者颅内压增高或癫痫发作。

(4)如有引流,应保持引流通畅,并观察引流量、颜色及性质变化。短时间内若引流出大量血性物质,应及时通知医师。

(5)如果患者癫痫发作,应保持呼吸道通畅,并予以吸痰、氧气吸入,防止坠床等意外伤害,用床档保护并约束四肢,口腔内置口咽通气导管,配合医师给予镇静及抗癫痫药物。

(6)长期卧床、活动量较少的患者,应注意其肺部情况,及时给予拍背,促进有效咳痰,防止发生肺部感染,还须定期拍胸部X线片,根据胸片有重点有选择性地进行拍背。

(7)术后应鼓励患者进食高蛋白食物,以增加组织的修复能力,保证机体的营养供给。

(8)清醒患者保持头高位(床头抬高30°),以利血液回流,减轻脑水肿。

(9)准确记录出入量,保证出入量平衡。

(10)对有精神症状的患者,适当给予镇静剂,并注意患者有无自伤或伤害他人的行为。

(11)给予患者心理上的支持,使其对疾病的痊愈有信心,从而减轻患者的心理负担。

(三)健康指导

(1)定期测量血压,复查病情,及时治疗可能并存的血管病变。

(2)保持大小便通畅。

二、主要护理问题

(1)脑出血:与手术伤口有关。

(2)脑组织灌注异常:与脑水肿有关。

(3)有受伤的危险:与癫痫发作有关。

(4)疼痛:与手术创伤有关。

(5)睡眠型态紊乱:与疾病产生的不适有关。

(6)便秘:与术后长期卧床有关。

(7)活动无耐力:与术后长期卧床有关。

(王靓丹)

第八节　脑　膜　瘤

脑膜瘤起源于蛛网膜内皮细胞,脑室内脑膜瘤来自脑室内脉络丛,也可来自硬脑膜成纤维细胞和软脑膜细胞。脑膜瘤是仅次于胶质瘤的颅内肿瘤,是良性肿瘤。发病率为19.2%,居第二位,女性多于男性,约2∶1,发病高峰年龄在45岁。脑膜瘤在儿童期极少见,仅占儿童期颅内肿瘤的0.4%～4.6%,16岁以下发病率不足1.3%。近年因CT及MRI的普遍应用,脑膜瘤发现率增高,特别是老年人群,偶尔会有无症状脑膜瘤和多发性脑膜瘤,可合并胶质瘤、垂体瘤和动脉瘤,但较罕见。

一、专科护理

(一)护理要点

密切观察患者疼痛的性质,在做好心理护理和安全防护的同时,注意观察患者生命体征的变化。

(二)主要护理问题

(1)急性疼痛:与颅内压增高及开颅手术创伤有关。

(2)焦虑:与疾病引起的不适、家庭经济条件及担心预后有关。

(3)有受伤害的危险:与癫痫发作有关。

(4)营养失调:低于机体需要量,与术中机体消耗及手术前后禁食水有关。

(5)有皮肤完整性受损的危险:与患者意识障碍或肢体活动障碍有关。

(6)潜在并发症:颅内感染。

(三)护理措施

1.一般护理

病室空气流通,光线充足,温湿度适宜,保证安静、有序、整洁、安全的诊疗修养环境。对颅内压增高患者需绝对卧床休息,给予日常生活护理。

2.对症护理

(1)急性疼痛的护理:针对因颅内压增高引起的疼痛,在患者发病早期疼痛多为发作性头痛,随着病情的进展,头痛可表现为持续性头痛,且较为剧烈,应给予脱水、激素等治疗使颅内压增高的症状得到改善,从而缓解头痛症状。对于术后疼痛的患者,应协助患者取头高位,耐心倾听患者的感受,指导患者进行深呼吸。

(2)心理护理:护士态度和蔼,具有亲和力,与患者进行有效沟通,增强其安全感和对护理人员的信任感。针对患者及家属提出的问题应运用专业技术知识进行耐心解释,用通俗易懂的语言介绍有疾病相关知识、术前术后注意事项,解除其思想顾虑,乐观接受手术。

(3)有受伤害的危险的护理:因肿瘤长期压迫可出现不同程度的肢体麻木、步态不稳、平衡功能障碍、视力下降,甚至癫痫发作,应保证患者安全。加设床档,防止患者坠床,必要时给予约束带护理;对步态不稳的患者,外出要专人陪伴;对于听力、视力障碍的患者,要加强生活护理,防止因行动不便而发生意外。

(4)营养失调的护理:患者由于颅内压增高及频繁呕吐,脱水治疗,可导致营养不良和水电解质紊乱,从而加大手术风险。因此,术前应给予营养丰富、易消化、高蛋白、高热量饮食,或静脉补充营养液,以改善患者的全身营养状况。

(5)有皮肤完整性受损的危险的护理:对因肢体活动障碍而长期卧床患者,应注意定时翻身,预防压疮发生。对伴有癫痫发作的患者,使用约束带护理时应连续评估其被约束部位皮肤状况,如有红肿情况应解除约束,加强专人陪护。

(6)潜在并发症的观察与护理:护士在协助医师为患者头部敷料换药时,应遵循无菌操作原则,观察伤口渗血、出血情况。病室内每天开窗通风,保持病室空气清新。实行探视及陪伴管理制度,勿将学龄前儿童带入病室。

二、健康指导

(一)疾病知识指导

1.概念

脑膜瘤是起源于脑膜及脑膜间隙的衍生物,多来自蛛网膜细胞及含蛛网膜成分组织。其病因及发病机制不清,可能与内外环境因素有关。脑膜瘤约占颅内肿瘤的20%,良性居多。生长较为缓慢，病程较长，出现早期症状平均约为2.5年，甚至可达10余年。

2.临床表现

颅内脑膜瘤多位于大脑半球矢状窦旁，邻近的颅骨会有增生或被侵蚀的迹象，因部位不同各具临床特点，但均有颅内压增高及局灶性体征。

(1)颅内压增高症状：颅内压增高表现为持续性、阵发性加剧头痛，晨起加重。疾病早期可有间断阵发性头痛，随病程推移头痛时间可延长，间隔时间缩短或变成持续性头痛；病情严重者呕吐呈喷射状，与饮食关系不大而与头痛剧烈程度有关，视盘水肿可有典型的眼底所见，但患者多无明显自觉症状。一般只有一过性视力模糊、色觉异常或短暂视力丧失。

(2)局灶性症状：肿瘤压迫位置的不同，产生的局灶性症状有所不同。大脑凸面脑膜瘤、矢状窦旁脑膜瘤、大脑镰旁脑膜瘤经常表现为癫痫发作、偏瘫及精神症状等；颅底脑膜瘤引起三叉神经痛，后期出现视神经萎缩、视野缺损、肢体运动障碍及精神症状；鞍结节脑膜瘤可表现为视力障碍、头痛等症状，下丘脑受累可表现为多饮、多尿、嗜睡等症状；蝶骨嵴脑膜瘤可表现为病变侧眼球突出、眼球活动障碍、头痛、癫痫、失语等。

3.脑膜瘤的诊断

具有重要参考价值的检查项目包括颅脑平片、CT、MRI和报告减影血管造影。因其发病缓、病程长，不同部位脑膜瘤可有不同临床表现。如成年人伴有慢性疼痛、精神改变、癫痫、一侧或双侧视力减退甚至失明、共济失调或有局限性颅骨包块时，应考虑脑膜瘤的可能性。眼底检查发现慢性视盘水肿或呈继发性萎缩。

4.脑膜瘤的处理原则

(1)手术治疗：脑膜瘤首选手术全切除。因大部分脑膜瘤为良性肿瘤，有完整的包膜，大多可完整切除。对于恶性脑膜瘤术后和不能完全切除的脑膜瘤，可进行部分切除配合放疗，以延长肿瘤复发的时间。

(2)放射治疗：对于不能接受手术治疗的患者，可以考虑采用放射治疗。放射治疗主要针对次全切除的肿瘤及非典型性、恶性脑膜瘤。

(3)立体定向放射外科治疗：立体定向放射外科治疗技术在两年内对肿瘤的生长控制率非常高，特别是对年龄较大、肿瘤位置较深的患者是一种相对安全和有效的治疗方法。但其相关并发症在一定程度上是不可逆的，主要包括急性放射反应，可表现为头痛、头晕、恶心、呕吐、癫痫发作等；脑神经损伤，可累及动眼神经、视神经、三叉神经等放射性水肿，常表现为头痛、头晕。

5.预后

绝大多数脑膜瘤为良性，预后较好。脑膜瘤术后10年生存率为43%～78%，但恶性脑膜瘤较易复发，辅助以放射治疗或伽马刀治疗，预后仍较差。

(二)饮食指导

(1)宜食抗肿瘤食物，如小麦、薏米、荸荠、海蜇、芦笋、海带等。

(2)宜食具有保护脑血管作用的食物，如芹菜、荠菜、茭白、向日葵籽等。

(3)宜食具有防治颅内高压作用的食物，如玉米须、赤豆、核桃仁、紫菜、鲤鱼、鸭肉、海带、蟹等。

(4)宜食具有保护视力的食物，如菊花、荠菜、羊肝、猪肝等。

(5)合理进食，保持良好的饮食习惯。注意低盐饮食，防止由于钠离子在机体潴留而引起血压升高,限制烟酒、辛辣等刺激性食物的摄入。

(6)合并糖尿病患者应选用少油少盐的清淡食品,菜肴烹调多用蒸、煮、凉拌、涮、炖等方式。注意进食规律,定时、定量,两餐之间要间隔 4～5 小时。

(三)预防指导

(1)患者应遵医嘱合理使用抗癫痫药物及降压药物,口服药应按时服用,不可擅自减药、停药。如服用丙戊酸钠缓释片每天用量应根据患者的年龄和体重计算。对孕妇、哺乳期妇女、明显肝功能损害者应禁止使用,严禁击碎服用;糖尿病患者严格按医嘱用药,及时按血糖情况调节胰岛素剂量,用药后按计划进食,避免饮食习惯的较大改变。

(2)注意合理饮食及饮食卫生,避免致癌物质进入体内。进行有规律锻炼,提高免疫系统功能,增强抵抗力,起到预防肿瘤作用。

(四)日常生活指导

(1)指导患者建立合理的生活方式,保证睡眠充足,注重个人卫生,劳逸结合。

(2)积极治疗原发病,保持心态平和、情绪稳定。

三、循证护理

随着医疗技术的不断提高,神经导航下显微手术切除病灶是治疗脑膜瘤的主要方法。由于瘤体生长部位的特殊性,手术及预后均存在风险,因此做好患者围术期的病情观察与护理,以及预防并发症是术后康复的关键。有学者对 48 例鞍结节脑膜瘤患者围术期护理中发现,通过在术后严格记录 24 小时尿量,对中枢性高热患者采用冰毯和冰帽物理降温能够促进患者病情恢复。有学者对 35 例脑膜瘤术后患者进行持续颅内压监测的研究结果显示,持续颅内压监测能够准确观察动态颅内压变化,有利于指导临床实践。

(一)晨间护理

1.目的

通过晨间护理观察和了解病情,为诊疗和调整护理计划提供依据;及时发现患者存在的健康问题,做好心理护理和卫生指导;促进身体受压部位的血液循环,预防压疮及肺炎等并发症;保持病床和病室的整洁。

2.护理措施

对不能离床活动、病情较轻的患者,鼓励其自行洗漱,包括刷牙、梳头;用消毒毛巾湿式扫床;根据清洁程度,更换床单,整理床单位。对于病情较重,不能离床活动的患者,如危重、高热、昏迷、瘫痪,年老体弱者,应协助患者排便,帮助其刷牙、漱口;病情严重者给予口腔护理,洗脸、洗手、梳头,协助翻身并检查全身皮肤有无受压变红;与患者交谈,了解睡眠情况及有无病情变化,鼓励患者增强战胜疾病的信心并给予心理护理;根据室温适当开窗通风。

(二)晚间护理

1.目的

为患者创造良好的睡眠条件。

2.护理措施

(1)避免环境不良刺激;注意床铺的平整,棉被厚薄适宜,枕头高低适中;注意调节室温和光线,在室内通风换气后可酌情关闭门窗,放下窗帘;查房时动作轻柔。

(2)协助患者梳头、洗漱及用热水泡脚;睡前协助患者排尿。

(3)采取有效措施,尽量减少因疾病带给患者的痛苦与不适,如解除咳嗽、腹胀、尿潴留等不适,取舒适体位。

(王靓丹)

第九节 脑动脉瘤

脑动脉瘤是局部动静脉异常改变产生的脑动静脉瘤样突起,好发于组成脑底动脉环(Willis 动脉环)的大动脉分支或分叉部。因为这些动脉位于脑底的脑池中,所以动脉瘤破裂出血引起动脉痉挛、栓塞及蛛网膜下腔出血等症状。其主要见于中年人。脑动脉瘤的病因尚未完全明了,但目前多认为与先天性缺陷、动脉粥样硬化、高血压、感染、外伤有关。临床表现为突然头痛、呕吐、意识障碍、癫痫样发作、脑膜刺激征等。以手术治疗为主,常采用动脉瘤栓塞术、开颅动脉瘤夹闭术及穿刺栓塞动脉瘤。

一、护理措施

(一)术前护理

(1)一旦确诊,患者需绝对卧床,暗化病室,减少探视,避免一切外来刺激。情绪激动、躁动不安可使血压上升,增加再出血的可能,适当给予镇静剂。

(2)密切观察生命体征及意识变化,每天监测血压 2 次,及早发现出血情况,尽早采取相应的治疗措施。

(3)胃肠道的管理:合理饮食,勿食用易导致便秘的食物;常规给予口服缓泻剂如酚酞、麻仁润肠丸,保持排便通畅,必要时给予低压缓慢灌肠。

(4)尿失禁的患者,应留置导尿管。

(5)患者避免用力打喷嚏或咳嗽,以免增加腹压,反射性的增加颅内压,引起脑动脉瘤破裂。

(6)伴发癫痫者,要注意安全,防止发作时受外伤;保持呼吸道通畅,同时给予吸氧,记录抽搐时间,遵医嘱给予抗癫痫药。

(二)术后护理

(1)监测患者生命体征,特别是意识、瞳孔的变化,尽量使血压维持在一个个体化的稳定水平,避免血压过高引起脑出血或血压过低致脑供血不足。

(2)持续低流量给氧,保持脑细胞的供氧。观察肢体活动及感觉情况,与术前对比有无改变。

(3)遵医嘱给予甘露醇及甲泼尼龙泵入,减轻脑水肿;或泵入尼莫地平,减轻脑血管痉挛。

(4)保持引流通畅,观察引流液的色、量及性质,如短时间内出血过多,应通知医师及时处理。

(5)保持呼吸道通畅,防止肺部感染及压力性损伤的发生。

(6)避免情绪激动及剧烈活动。

(7)手术恢复期应多进高蛋白食物,加强营养,增强机体的抵抗力。

(8)减少刺激,防止癫痫发作,尽量将癫痫发作时的损伤减到最小,装好床档,备好抢救用品,防止意外发生。

(9)清醒患者床头抬高 30°,利于减轻脑水肿。

(10)准确记录出入量，保证出入量平衡。

(11)减轻患者心理负担，加强沟通。

(三)健康指导

(1)定期测量血压，复查病情，及时治疗可能并存的血管病变。

(2)保持大小便通畅。

(3)其他指导。①应规律生活，避免劳累、熬夜、暴饮暴食等不利因素，保持心情舒畅，注意劳逸结合。②坚持适当锻炼。康复训练过程艰苦而漫长(一般为 1～3 年，长者需终身训练)，需要信心、耐心、恒心，在康复医师指导下，循序渐进、持之以恒。

二、主要护理问题

(1)脑出血：与手术创伤有关。

(2)脑组织灌注异常：与脑水肿有关。

(3)有感染的危险：与手术创伤有关。

(4)睡眠形态紊乱：与疾病创伤有关。

(5)便秘：与手术后卧床有关。

(6)疼痛：与手术损伤有关。

(7)有受伤的危险：与手术可能诱发癫痫有关。

(8)活动无耐力：与术后卧床时间长有关。

(王靓丹)

第十节　垂体腺瘤

垂体腺瘤是发生于腺垂体的良性肿瘤。如果肿瘤增大，压迫周围组织，则出现头痛、视力减退、视野缺损、上睑下垂及眼球运动功能障碍等压迫症状。治疗一般以手术为主，也可行药物和放射治疗。手术治疗包括开颅垂体瘤切除术和经口鼻或经单鼻蝶窦垂体瘤切除术。垂体瘤患者有发生垂体卒中的可能。垂体卒中为垂体肿瘤内突然发生出血性坏死或新鲜出血。典型症状为突然头痛，在 1～2 天眼外肌麻痹、视觉障碍、视野缺损及进行性意识障碍等。如发生上述情况应按抢救程序及时进行抢救。

一、护理措施

(一)术前护理

1.预防手术切口感染

为预防手术切口感染，经蝶窦垂体腺瘤切除术患者应在术前 3 天常规口服抗生素，用复方硼酸溶液漱口，用呋麻液滴鼻，每天 4 次，每次双侧鼻腔各 2～3 滴，滴药时采用平卧仰头位，使药液充分进入鼻腔。

2.皮肤准备

经蝶窦手术患者需剪鼻毛，应动作轻稳，防止损伤鼻黏膜致鼻腔感染。近来多采用电动鼻毛修剪器，嘱患者自行予以清理，再由护士检查有无残留鼻毛，此法提高了患者的舒适度，更易于接受，亦便于护士操作。观察有无口鼻疾病，如牙龈炎、鼻腔疖肿等。如有感染存在，则改期手术。

3.物品准备

备好奶瓶（有刻度标记，并预先在奶嘴上剪好"十"字开口，以准确记录入量，便于患者吸吮）、咸菜、纯橙汁、香蕉、猕猴桃等含钾、钠高的食物。

4.术前宣教

向患者讲解有关注意事项，消除恐惧，取得配合。

（二）术后护理

（1）卧位未清醒时，取平卧位，头偏向一侧，清醒后拔除气管插管。无脑脊液鼻漏应抬高床头15°～30°。有脑脊液鼻渗/漏者，一般去枕平卧3～7天，具体时间由手术医师决定，床头悬挂"平卧"提示牌。

（2）患者术后返回病室时，需经口吸氧。先将氧流量调至2～3 L/min，再将吸氧管轻轻放入患者口腔中并用胶布将管路固定于面部，防止不慎脱落。及时吸除口腔及气管插管的内分泌物，维持呼吸道通畅。

（3）生命体征的监测：麻醉清醒前后应定时测量生命体征，特别注意观察瞳孔的对光反射是否恢复。

（4）拔除气管插管指征及方法：①双侧瞳孔等大（或与术前大小相同）；②瞳孔对光反射敏感；③呼之能应、可遵医嘱做简单动作；④将口腔内分泌物吸除干净；⑤术中无特殊情况；⑥拔除气管插管时，患者应取平卧位头偏向一侧，抽出气囊中的空气，嘱患者做吐物动作，顺势将插管迅速拔出（目前此项操作多在手术室恢复室完成）。

（5）伤口护理：如无脑脊液鼻漏者，术后3天左右拔除鼻腔引流条，用呋麻液滴鼻，每天4次，每次2～3滴，防止感染。如有鼻漏，术后5～7天拔除鼻腔引流条。拔除鼻腔引流条后勿用棉球或纱布堵塞鼻腔。

（6）口腔护理：如经口鼻蝶窦入路手术，口腔内有伤口，应每天做口腔护理，保持口腔内的清洁。由于术后用纱条填塞鼻腔止血，患者只能张口呼吸，易造成口腔干燥、咽部疼痛不适，此时，应用湿纱布盖于口唇外，保持口腔湿润，减轻不适，必要时可遵医嘱予以雾化吸入或用金喉健喷咽部。

（7）术后并发症的护理。

脑出血：常在术后24～48小时发生，当患者出现意识障碍（昏睡或烦躁）、瞳孔不等大或外形不规则、视物不清、视野缺损、血压进行性升高等症状时，提示有颅内出血可能，应及时通知医师，必要时做急诊CT或行急诊手术。如未及时发现或采取有效措施，将出现颅内血肿、脑疝甚至危及患者生命。

尿崩症和/或水电解质紊乱：由于手术对神经垂体及垂体柄有影响，术后一过性尿崩发生率较高，表现为大量排尿，每小时尿量200 mL以上，连续2小时以上，此即为尿崩症。需监测每小时尿量，准确记录出入量，合理经口、经静脉补液，必要时口服抗利尿剂如醋酸去氨升压素（弥凝），或静脉泵入垂体后叶素控制尿量，保持出入量平衡。水电解质紊乱则可由手术损伤下丘脑或尿崩症致大量排尿引起，易造成低血钾等水、电解质紊乱，临床上每天晨监测血电解质情况，及时给予补充。

脑脊液鼻漏：由于术中损伤鞍隔所致，常发生于术后3～7天，尤其是拔除鼻腔填塞纱条后，观察患者鼻腔中有无清亮液体流出。因脑脊液含有葡萄糖，可用尿糖试纸粉色指示端检测，阳性则提示有脑脊液鼻漏（如混有血液时，也可呈现假阳性，需注意区分）。此时，患者应绝对卧床，去枕平卧 2～3 周。禁止用棉球、纱条、卫生纸填塞鼻腔，以防逆行感染。

垂体功能低下：由机体不适应激素的变化引起，常发生于术后 3～5 天。患者可出现头晕、恶心、呕吐、血压下降等症状。此时，应先查血钾浓度，与低血钾相鉴别。一般用生理盐水 100 mL＋琥珀酸氢化可的松 100 mg 静脉滴注后可缓解。

（三）健康指导

（1）出院后患者可以正常进食，勿食刺激性强的食物及咖啡、可乐、茶类。

（2）患者应适当休息，通常 1～3 个月后即可正常工作。

（3）出现味觉、嗅觉减退多为暂时的，无须特殊处理，一般自行恢复。痰中仍可能带有血丝，如果量不多，属于正常情况，不需处理。

（4）注意避免感冒，尽量少到人员密集的公共场所，如超市、电影院。

（5）如果出现下列情况要考虑肿瘤复发，及时复查。一度改善的视力视野再次障碍；肢端肥大症患者血压、血糖再次升高；库欣病或者脸色发红，皮肤紫纹不消退或者消退后再次出现，血压升高。

（6）如出院后仍需继续服用激素，应遵医嘱逐渐减少激素用量，如出现厌食、恶心、乏力等感觉，可遵医嘱酌情增加药量。甲状腺激素可遵医嘱每 2 周减量一次，在减量过程中，如果出现畏寒、心悸、心率缓慢等情况，可根据医嘱，酌情增加药量。

（7）如果出现厌食、恶心、乏力、畏寒、心悸等症状，应考虑到垂体功能低下，应及时到当地医院就诊或回手术医院复查。

（8）如果每天尿量超过 3 000 mL，应考虑多尿甚至尿崩症可能。应及时去当地医院诊疗或回手术医院复查。

（9）出院后应定期复查，复查时间为术后 3 个月、半年和一年。

二、主要护理问题

（一）潜在并发症

（1）窒息：与术后麻醉未醒，带有气管插管有关。

（2）出血：与手术伤口有关。

（3）脑脊液鼻漏：与手术损伤鞍隔有关。

（4）垂体功能低下：与手术后一过性的激素减低有关。

（二）有体液不足的危险

与一过性尿崩有关。

（三）生活自理能力部分缺陷

与卧床及补液有关。

（四）有皮肤完整性受损的危险

与长期平卧有关。

（王靓丹）

第十一节　神经胶质瘤

神经胶质瘤是颅内最常见的恶性肿瘤，发生于神经外胚层。神经外胚层发生肿瘤包括两类，分别为神经间质细胞形成的胶质瘤和神经元形成的神经细胞瘤。神经胶质瘤占全部脑肿瘤的33.3%～58.6%，以男性较多见，特别在多形性胶质母细胞瘤、髓母细胞瘤中男性明显多于女性。各类型胶质瘤各有其好发年龄，如星形细胞瘤多见于壮年，多形性胶质母细胞瘤多见于中年，室管膜瘤多见于儿童及青年，髓母细胞瘤大多发生在儿童。

一、专科护理

(一)护理要点

在观察患者病情变化的同时，针对患者情绪状态的变化给予心理护理，对癫痫持续状态的患者给予安全护理，同时对长期卧床的患者应避免压疮的发生。

(二)主要护理问题

(1)有皮肤完整性受损的危险与患者意识障碍或肢体活动障碍长期卧床有关。

(2)慢性疼痛与肿瘤对身体的直接侵犯、压迫神经及心理因素有关。

(3)有受伤害的危险与术前或术后癫痫发作有关。

(4)有窒息的危险与癫痫发作有关。

(5)营养失调：低于机体需要量与患者频繁呕吐及术后患者无法自主进食有关。

(6)活动无耐力与偏瘫、偏身感觉障碍有关。

(7)无望感与身体状况衰退和肿瘤恶化有关。

(三)护理措施

1.一般护理

将患者安置到相应病床后，责任护士向患者进行自我介绍，并向患者介绍同病室的病友，以增强患者的安全感和对医护人员的信任感。进行入院护理评估，为患者制定个性化的护理方案。

2.对症护理

(1)有皮肤完整性受损的危险的护理：由于长期卧床，神经胶质瘤患者存在皮肤完整性受损的危险，易发生压疮。护士应使用压疮危险因素评估量表进行评估后，再采取相应的护理措施，从而避免压疮的产生。出现中枢性高热的患者应适时给予温水浴等物理降温干预；营养不良或水代谢紊乱的患者在病情允许的情况下给予高蛋白质和富含维生素的饮食；保持床铺清洁、平整、无褶皱。

(2)慢性疼痛的护理：对疼痛的时间、程度、部位、性质、持续性和间断性、疼痛治疗史等进行详细的评估，做好记录并报告医师。当疼痛位于远端或躯干的某些部位时，应遵医嘱给予止痛药物。注意观察药物的作用和变态反应并慎用止疼剂和镇静剂，以免掩盖病情。神经外科患者应慎用哌替啶，因其可导致焦虑、癫痫等。引起慢性疼痛的原因不仅包含患者的躯体因素，还有其心理方面的因素，护士应运用技巧分散患者的注意力以减轻疼痛，如放松疗法、想象疗法、音乐疗法等。

(3)有受伤害的危险的护理：术前对有精神症状的患者，适当应用镇静剂及抗精神病药物如地西泮、苯巴比妥、水合氯醛等，病床两侧加护栏以防止患者坠床；对躁动的患者要避免不良环境的刺激，保持病室安静，适当陪护，同时加强巡视，防止患者自伤及伤人；对皮层运动区及附近部位的手术以及术前有癫痫发作的患者，术后要常规给予抗癫痫药物进行预防用药。

(4)有窒息危险的护理：胶质瘤患者在癫痫发作期间可对呼吸产生抑制，导致脑代谢需求增加，引起脑缺氧。若忽视对癫痫持续状态的处理，可产生窒息或永久性神经功能损害。在癫痫发作时，应迅速让患者仰卧，将压舌板垫在其上下牙齿间以防舌咬伤。将患者头偏向一侧，清理口腔分泌物，保持气道通畅。

(5)营养失调的护理：患者由于颅内压增高及频繁呕吐，可导致营养不良和水电解质失衡，从而降低患者对手术的耐受力，并影响组织的修复，增加手术的危险性。因此，术前应给予营养丰富、易消化的高蛋白、高热量饮食，或静脉补充营养液，以改善患者的全身营养状况。鼓励其多进食富含纤维素的食物，以保持大便通畅，对于术后进食困难或无法自主进食的患者应给予留置胃管，进行鼻饲饮食，合理搭配，制定饮食方案。

(6)活动无耐力的护理：胶质瘤术后患者可能产生偏瘫、偏身感觉障碍等症状，从而导致患者生活自理能力部分缺陷。护士应鼓励患者坚持自我照顾的行为，协助其入浴、如厕、起居、穿衣、饮食等生活护理，指导其进行肢体功能训练，提供良好的康复训练环境及必要的设施。

(7)无望感的护理：对于恶性胶质瘤的患者，随着病程的延长及放疗、化疗，病痛的折磨常让患者产生绝望。护士应对疾病为患者带来的痛苦表示同情和理解，并采用温和的态度和尊重患者的方式为其提供护理，帮助其正确应对。鼓励患者回想过去的成就，从而证明他的能力和价值，增强其战胜疾病的信心。

(四)护理评价

(1)患者未发生压疮。

(2)患者疼痛有所缓解，能够掌握缓解疼痛的方法。

(3)患者在住院期间安全得到保障。

(4)患者癫痫症状得到控制。

(5)患者营养的摄入能够满足机体的需要。

(6)患者肢体能够进行康复训练。

(7)患者情绪稳定，能够配合治疗与护理。

二、健康指导

(一)疾病知识指导

1.概念

神经胶质瘤又称胶质细胞瘤，简称胶质瘤，是来源于神经上皮的肿瘤。可分为髓母细胞瘤、多形性胶质母细胞瘤、星形细胞瘤、少突胶质瘤、室管膜瘤等。其中，多形性胶质母细胞瘤恶性程度最高，病情进展很快，对放疗、化疗均不敏感；髓母细胞瘤也为高度恶性，好发于2～10岁儿童，多位于颅后窝中线部位，常占据第四脑室、阻塞导水管而引发脑积水，对放射治疗较敏感；少突胶质细胞瘤占神经胶质瘤的7%，生长速度较慢，分界较清，可手术切除，但术后往往复发，需要进行放疗及化疗；室管膜瘤约占12%，术后需放疗及化疗；星形细胞瘤在胶质瘤当中最常见，占40%，恶性程度比较低，生长速度缓慢，呈实质性者与周围组织分界不清，常不能彻底切除，术后容易复发。

2.临床表现

可表现为颅内占位性病变引起的颅内压增高症状，如头痛、呕吐、视盘水肿等，或者因为肿瘤生长部位不同而出现局灶性症状，如偏瘫、失语、感觉障碍等。部分肿瘤患者有精神及癫痫症状，表现为性格改变、注意力不集中、记忆力减退、癫痫大发作或局限性发作等。

3.神经胶质瘤的辅助诊断

主要为颅脑CT、MRI、EEG等。

4.神经胶质瘤的处理原则

由于颅内肿瘤浸润性生长，与脑组织间无明显边界，难以做到手术全部切除，一般给予综合疗法，即手术后配合以放疗、化疗、分子靶向治疗及免疫治疗等，通常可延缓肿瘤复发，延长患者生存期。对于复发恶性胶质瘤，局部复发推荐再次手术或者放疗、化疗；如果曾经接受过放疗不适合再放疗者，推荐化疗；化疗失败者，可改变化疗方案；对于弥漫或多灶复发的患者，推荐化疗和/或分子靶向治疗。

(1)手术治疗：胶质瘤患者以手术治疗为主，即在最大限度保存正常神经功能的前提下，最大范围安全切除肿瘤病灶。但对不能实施最大范围安全切除肿瘤的患者，酌情采用肿瘤部分切除术，活检术或立体定向穿刺活检术，以明确肿瘤的组织病理学诊断。胶质瘤手术治疗的目的在于：①明确诊断。②减少肿瘤负荷，改善辅助放疗和化疗的结果。③缓解症状，提高患者的生活质量。④延长患者的生存期。⑤为肿瘤的辅助治疗提供途径。⑥降低进一步发生耐药性突变的概率。

(2)放射治疗：放射线作用于细胞后会将细胞杀死。高级别胶质瘤属于早期反应组织，对放射敏感性相对较高，同时又由于肿瘤内存在部分乏氧细胞，较适合进行多次分割放疗使得乏氧细胞不断氧化并逐步被杀死。目前美国国立综合癌症网络发布的胶质瘤指南、欧洲恶性胶质瘤指南及国内共识均将恶性胶质瘤经手术切除后4周开始放射治疗作为恶性胶质瘤综合治疗的标准方法。

(3)化学治疗：利用化疗可以进一步杀死实体肿瘤的残留细胞，有助于提高患者的无进展生存时间及平均生存时间。

(4)分子靶向治疗：即在细胞分子水平上，针对已经明确的致癌位点(该位点可以是肿瘤细胞内部的一个蛋白分子，也可以是一个基因片段)，来设计相应的治疗药物。药物进入体内会特异地选择致癌位点相结合发生作用，使肿瘤细胞特异性死亡，而不会波及肿瘤周围的正常组织细胞的一种治疗方法。

(5)免疫治疗：免疫疗法可以通过激发自身免疫系统来定位和杀灭胶质瘤细胞。目前在胶质瘤免疫治疗方面虽然取得了一些进展，但所有的免疫治疗方案在临床试验中均不能完全清除肿瘤。尽管这种治疗方法有各种不足，但由于免疫治疗可以调动人体自身的免疫系统，产生特异性抗肿瘤免疫反应，其理论上是较理想的胶质瘤治疗方法。

5.神经胶质瘤的预后

随着影像诊断技术的发展、手术理念和设备的进步、放疗技术的日益更新以及化疗药物的不断推出，胶质瘤患者的预后得到了很大的改善。但神经胶质瘤侵袭性很强，目前仍无确切有效的治愈手段，特别是恶性胶质瘤，绝大多数患者预后很差，即使采取外科手术、放疗及化疗等综合疗法，五年生存率约25%。

(二)饮食指导

(1)合理进食,保持良好的饮食习惯。注意低盐饮食,防止由于钠离子在机体潴留而引起血压升高,进而导致颅内压升高。

(2)增加纤维素类食物的摄入,如蔬菜、水果等,减少便秘发生,必要时可口服缓泻剂,促进排便。

(3)对胶质瘤术后的患者,除一般饮食外,可多食营养脑神经的食品,如酸枣仁、桑椹、白木耳、黑芝麻等。避免食用含有致癌因子的食物,如腌制品、发霉的食物、烧烤、烟熏类食品等。

(三)预防指导

(1)通过向患者提供有关疾病的康复知识,以提高患者自我保健的意识。

(2)为预防胶质瘤患者癫痫发作,应遵医嘱合理使用抗癫痫药物。口服药应按时服用,不可擅自减量、停药。若患者以往没有接受过化疗,可给予替莫唑胺口服,防止肿瘤复发。剂量为200 mg/(m^2 · d),28 天为一个周期,连续服用 5 天;若患者以往接受过其他方案化疗,建议患者起始量为 150 mg/(m^2 · d),28 天为一个周期,连续服用 5 天。

(四)日常生活指导

(1)指导患者建立良好的生活习惯,鼓励患者日常活动自理,树立恢复健康的信心。

(2)指导患者要保持心情舒畅,避免不良情绪刺激。家属要关心体贴患者,给予生活照顾和精神支持,避免因精神因素引起病情变化。

三、循证护理

胶质瘤是常见的颅内肿瘤,流行病学调查结果显示,尽管世界各地胶质瘤发病率存在差异,但就整体而言,其发病率约占原发脑肿瘤的一半,且近年来有不断上升的趋势。目前以手术治疗为主,同时配合其他手段如放射治疗、化学治疗、免疫治疗等,因此对胶质瘤的围术期的观察与护理及术后并发症的护理显得尤为重要。研究结果显示对观察组 30 例脑胶质瘤患者进行中西医结合护理,包括鼓励患者饮用蜂蜜水,花生衣煮水,化疗次日饮用当归、何首乌、灵芝炖乌鸡汤,使用耳穴贴等,效果显著。有学者对 60 例脑胶质瘤患者间质内化疗的护理研究中提到化疗前要帮助患者增强战胜疾病的信心,并取得家属的配合,发挥社会支持系统的作用。在对免疫治疗脑胶质瘤患者的研究结果中显示,术后 4～5 天要警惕颅内感染的发生,护士需监测患者的体温变化;在疫苗稀释液回输时,可能发生过敏性休克,因此输注时要有10～15 分钟的观察期,同时要控制滴速,观察期的滴速应为每分钟 10～20 滴,观察期结束后如无不适可调至每分钟 30～40 滴,输注完毕后应观察 4～6 小时后方可离院;免疫治疗过程中要注意观察患者是否有肌无力及关节疼痛发生,如有则应及时停止治疗或调整治疗方案。

中枢神经系统损伤的患者基础营养需求原因如下:①代谢率增高。②蛋白质需要量增加。③脂肪需要量增加。

中枢神经系统损伤时,患者的代谢反应过度。多数研究者证明,昏迷患者在安静状态下的代谢消耗是正常基础代谢率的 120%～250%。此时的机体为满足高代谢的能量需求,葡萄糖异生和肝清蛋白的合成显著增加,蛋白、碳水化合物和脂肪的利用增加。增加蛋白质和脂肪的利用不仅导致营养供给困难,加速禁食患者的营养不良。对于神经系统受损的患者,需要营养成分的比例发生改变,对蛋白和脂肪热量的需要增多,而对碳水化合物的需要相对减少。

(王靓丹)

第四章　妇科护理

第一节　痛　　经

痛经是指在行经前、后或月经期出现下腹疼痛、坠胀伴腰酸及其他不适，严重影响生活和工作质量者。痛经分为原发性痛经与继发性痛经两类。前者指生殖器官无器质性病变的痛经，称功能性痛经；后者指盆腔器质性病变引起的痛经，如子宫内膜异位症等。本节仅叙述原发性痛经。

一、护理评估

（一）健康史

原发性痛经常见于青少年，多发生在有排卵的月经周期，精神紧张、恐惧、寒冷刺激及经期剧烈运动可加重疼痛。评估时需了解患者的年龄和月经史、疼痛特点及与月经的关系、伴随症状和缓解疼痛的方法等。

（二）身体状况

1.痛经

痛经是主要症状，多自月经来潮后开始，最早出现在月经来潮前 12 小时，月经第 1 天疼痛最剧烈，持续 2～3 天后逐渐缓解。疼痛呈痉挛性，多位于下腹正中，常放射至腰骶部、外阴与肛门，少数人的疼痛可放射至大脚内侧。可伴面色苍白、出冷汗、恶心、呕吐、腹泻、头晕、乏力等。痛经多于月经初潮后 1～2 年发病。

2.妇科检查

生殖器官无器质性病变。

（三）心理-社会状况

患者缺乏痛经的相关知识，担心痛经可能影响健康及婚后的生育能力，表现为情绪低落、烦躁、焦虑；伴随着月经的疼痛，常常使患者抱怨自己是女性。

(四)辅助检查

B超检查生殖器官有无器质性病变。

(五)处理要点

以解痉、镇痛等对症治疗为主,并注意对患者的心理治疗。

二、护理问题

(一)急性疼痛

与经期宫缩有关

(二)焦虑

与反复疼痛及缺乏相关知识有关。

三、护理措施

(一)一般护理

(1)下腹部局部可用热水袋热敷。

(2)鼓励患者多饮热茶、热汤。

(3)注意休息,避免紧张。

(二)病情观察

(1)观察疼痛的发生时间、性质、程度。

(2)观察疼痛时的伴随症状,如恶心、呕吐、腹泻。

(3)了解引起疼痛的精神因素。

(三)用药护理

遵医嘱给予解痉、镇痛药,常用药物有前列腺素合成酶抑制剂如吲哚美辛(消炎痛)、布洛芬等,亦可选用避孕药或中药治疗。

(四)心理护理

讲解有关痛经的知识及缓解疼痛的方法,使患者了解经期下腹坠胀、腰酸、头痛等轻度不适是生理反应。原发性痛经不影响生育,生育后痛经可缓解或消失,从而消除患者紧张、焦虑的情绪。

(五)健康指导

进行经期保健的教育,包括注意经期清洁卫生,保持精神愉快,加强经期保护,避免剧烈运动及过度劳累,防寒保暖等。疼痛难忍时一般选择非麻醉性镇痛药治疗。

(冯燕莉)

第二节　闭　　经

闭经是妇科常见症状,分为原发性闭经和继发性闭经两类。原发性闭经指年龄超过16岁,第二性征已发育,或年龄超过14岁,第二性征尚未发育,且无月经来潮者;继发性闭经指正常月经建立后,因病理性原因月经停止6个月,或按自身原来月经周期计算停经3个周期以上者。青春期以前、妊娠期、哺乳期以及绝经后的无月经均属生理现象。

一、护理评估

(一)健康史

原发性闭经较少见,常由于遗传性因素或先天性发育缺陷所致,评估时应注意患者生殖器官和第二性征发育情况及家族史。继发性闭经发病率高,病因复杂,评估时应详细询问患者月经史,已婚者应注意有无产后大出血、不孕及流产史。根据控制正常月经周期的4个环节,按病变部位将闭经分为下丘脑性闭经、垂体性闭经、卵巢性闭经及子宫性闭经等。

1.下丘脑性闭经

最常见,以功能性原因为主。

(1)精神因素:精神创伤、紧张忧虑、环境改变、过度劳累、盼子心切或畏惧妊娠等可使内分泌调节功能紊乱而发生闭经。闭经多为一时性,可自行恢复。

(2)剧烈运动、体重下降和神经性厌食:均可诱发闭经。因初潮发生和月经维持有赖于一定比例(17%～20%)的机体脂肪,中枢神经对体重下降极为敏感。

(3)药物:一般在停药后3～6个月月经恢复。

2.垂体性闭经

垂体器质性病变或功能失调可影响卵巢功能而引起闭经。

(1)垂体梗死:常见于产后出血使垂体缺血坏死,出现闭经、性欲减退、毛发脱落、第二性征衰退等希恩综合征。

(2)垂体肿瘤:可引起闭经溢乳综合征。

3.卵巢性闭经

因性激素水平低落,子宫内膜不发生周期性变化而导致闭经。

(1)卵巢功能早衰:40岁前绝经者称卵巢功能早衰,常伴有围绝经期综合征的表现。

(2)卵巢功能性肿瘤、卵巢切除或组织破坏。

(3)多囊卵巢综合征:表现为闭经、不孕、多毛、肥胖、双侧卵巢增大。

4.子宫性闭经

月经调节功能及第二性征发育正常,但子宫内膜受到破坏或对卵巢激素不能产生正常的反应而引起闭经。

(1)先天性子宫发育不良或子宫切除术后者。

(2)子宫内膜损伤:子宫腔放射治疗后、结核性子宫内膜炎、子宫腔粘连综合征,后者因人工流产刮宫过度,使子宫内膜损伤粘连而无月经产生。

5.其他内分泌功能异常

甲状腺功能减退或亢进、肾上腺皮质功能亢进、糖尿病等可引起闭经。

(二)身体状况

了解患者的闭经类型、时间及伴随症状。注意观察患者精神状态、智力发育、营养与健康状况;检查全身发育状况,测量身高、体重、四肢与躯干比例;第二性征如音调、毛发分布、乳房发育状况,挤压乳腺有无乳汁分泌;妇科检查生殖器官有无发育异常和肿瘤等。

(三)心理-社会状况

患者担心闭经对自己的健康、性生活及生育能力有影响,病程过长及治疗效果不佳会加重患者及其家属的心理压力，产生情绪低落、焦虑，反过来又加重闭经。

（四）辅助检查

1.子宫功能检查

(1)诊断性刮宫：适用于已婚妇女，必要时可在宫腔镜直视下检查。

(2)子宫输卵管碘油造影：了解子宫腔及输卵管情况。

(3)药物撤退试验：①孕激素试验可评估内源性雌激素水平；②雌、孕激素序贯疗法。

2.卵巢功能检查

通过 B 超检查、基础体温测定、宫颈黏液结晶检查、阴道脱落细胞检查、血清激素测定、诊断性刮宫，了解排卵情况及体内性激素水平。

3.垂体功能检查

如垂体兴奋试验等。

4.其他检查

B 超检查、染色体检查及内分泌检查等。

（五）处理要点

(1)全身治疗积极治疗全身性疾病，增强体质，加强营养，保持正常体重。

(2)心理治疗精神因素所致闭经，应行心理疏导。

(3)病因治疗子宫腔粘连、先天畸形、卵巢及垂体肿瘤等采取相应手术治疗。

(4)性激素替代疗法　根据病变部位及病因，给予相应激素治疗，常用雌激素替代疗法，雌、孕激素序贯疗法和雌、孕激素合并疗法。

(5)诱发排卵常用氯米芬、HCG。

二、护理问题

（一）焦虑

与担心闭经对健康、性生活及生育的影响有关。

（二）功能障碍性悲哀

与长期闭经及治疗效果不佳，担心丧失女性形象有关。

三、护理措施

（一）一般护理

1.鼓励患者增加营养

营养不良引起的闭经者，应供给足够的营养。

2.保证睡眠

工作紧张引起的闭经者，鼓励患者加强锻炼，增强体质，注意劳逸结合。如为肥胖引起的闭经，指导患者进低热量饮食，但需要富有维生素和矿物质，嘱咐患者适当增加运动量。

（二）病情观察

(1)观察患者情绪变化，有无引起闭经的精神因素，如工作、家庭、生活等情况。

(2)对有人工流产、剖宫产史的闭经患者，应监测阴道流血情况及月经变化。

(3)注意患者体重增加或减少的数据和时间，与闭经前、后的关系。

(4)观察患者甲状腺有无肿大、有无糖尿病症状。

(三)用药护理

指导患者合理使用性激素,说明性激素的作用、不良反应、用药方法及注意事项。

(四)心理护理

讲解月经的生理知识,使患者了解闭经与女性特征、生育及健康的关系,减轻心理压力,避免闭经加重。对原发性闭经者,特别是生殖器官畸形者进行心理疏导,保持心情舒畅,正确对待疾病,提高对自我形象的认识。

(五)健康指导

(1)告知患者要耐心坚持规范治疗,在医师的指导下接受全身系统检查。

(2)短期治疗效果可能不明显,要有心理准备,不要放弃治疗,树立战胜疾病的信心。

(许婷婷)

第三节　功能失调性子宫出血

功能失调性子宫出血(dysfunctional uterine bleeding,DUB)简称功血,为妇科常见病。它是由于调节生殖系统的神经内分泌机制失常引起的异常子宫出血,而全身及内、外生殖器官无器质性病变存在。常表现为月经周期长短不一、经期延长、经量过多或不规则阴道出血。功血可分为排卵性功血和无排卵性功血两类,约85%病例属无排卵性功血。功血可发生于月经初潮至绝经期间的任何年龄,约50%患者发生于绝经前期,育龄期约占30%,青春期约占20%。

一、护理评估

(一)健康史

1.无排卵性功血

(1)青春期:与下丘脑-垂体-卵巢轴调节功能未健全有关,过度劳累、精神紧张、恐惧、忧伤、环境及气候改变等应激刺激,及肥胖、营养不良等因素易导致下丘脑-垂体-卵巢轴调节功能紊乱,卵巢不能排卵。

(2)绝经过渡期:因卵巢功能衰退,卵巢对促性腺激素敏感性降低,卵泡在发育过程中因退行性变而不能排卵。

(3)生育期:可因内、外环境改变,如劳累、应激、流产、手术或疾病等引起短暂无排卵。亦可因肥胖、多囊卵巢综合征、高泌乳素血症等因素长期存在,引起持续无排卵。

2.排卵性功血

黄体功能不足原因在于神经内分泌调节功能紊乱,导致卵泡期尿促卵泡素(FSH)缺乏,卵泡发育缓慢,雌激素分泌减少,正反馈作用不足,黄体生成素(LH)峰值不高,使黄体发育不全、功能不足。子宫内膜不规则脱落者,由于下丘脑-垂体-卵巢轴调节功能紊乱或黄体机制异常引起萎缩过程延长。

评估时注意了解患者的发病年龄、月经史、婚育史及发病诱因,有无性激素治疗不当及全身性出血性疾病史。

(二)身体状况

1.月经紊乱

(1)无排卵性功血:最常见的症状是子宫不规则性出血,特点是月经周期紊乱,经期长短不一,经量多少不定。可先有数周或数月停经,然后阴道流血,量较多,持续2～3周或更长时间,不易自止,无腹痛或其他不适。

(2)排卵性功血:黄体功能不足者月经周期缩短,月经频发(月经周期短于21天),不易受孕或怀孕早期易流产;子宫内膜不规则脱落者月经周期正常,但经期延长,长达9～10天,多发生于产后或流产后。

2.贫血

因出血多或时间长,患者出现头晕、乏力、面色苍白等贫血征象。

3.体格检查

体格检查包括全身检查和妇科检查,排除全身性疾病及生殖器官器质性病变。

(三)心理-社会状况

青春期患者常因害羞而影响及时诊治,生育期患者担心影响生育而焦虑,围绝经期患者因治疗效果不佳或怀疑为恶性肿瘤而焦虑、紧张、恐惧。

(四)辅助检查

1.诊断性刮宫

诊断性刮宫可了解子宫内膜反应、子宫内膜病变,达到止血的目的。不规则流血者可随时刮宫,用以止血。确定有无排卵或黄体功能,于月经前一天或者月经来潮6小时内做诊断性刮宫,无排卵性功血的子宫内膜呈增生期改变,黄体功能不足显示子宫内膜分泌不良。子宫内膜不规则脱落,于月经周期第5～6天进行诊断性刮宫,增生期与分泌期子宫内膜共存。

2.B超检查

了解子宫内膜厚度及生殖器官有无器质性改变。

3.血常规及凝血功能检查

了解有无贫血、感染及凝血功能障碍。

4.宫腔镜检查

直接观察子宫内膜,选择病变区进行活组织检查。

5.卵巢功能检查

判断卵巢有无排卵或黄体功能。

(五)处理要点

1.无排卵性功血

青春期和生育期患者以止血、调整周期、促排卵为原则。围绝经期患者以止血、防止子宫内膜癌变为原则。

2.排卵性功血

黄体功能不足的治疗原则是促进卵泡发育,刺激黄体功能及黄体功能替代,分别应用氯米芬、人绒毛膜促性腺激素(HCG)和孕酮;子宫内膜不规则脱落的治疗原则是促使黄体及时萎缩,子宫内膜及时完整脱落,常用药物有孕激素和HCG。

二、护理问题

(一)潜在并发症

贫血。

(二)知识缺乏

缺乏性激素治疗的知识。

(三)有感染的危险

与经期延长、机体抵抗力下降有关。

(四)焦虑

与性激素使用及药物不良反应有关。

三、护理措施

(一)一般护理

患者体质往往较差,应加强营养,改善全身情况,可补充铁剂、维生素 C 和蛋白质。成人体内大约每 100 mL 血中含 50 mg 铁,行经期妇女,每天从食物中吸收铁 0.7～2.0 mg,经量多者应额外补充铁。向患者推荐含铁较多的食物如猪肝、胡萝卜、葡萄干等。按照患者的饮食习惯,为患者制订适合于个人的饮食计划,保证患者获得足够的营养。

(二)病情观察

观察并记录患者的生命体征、出量及入量,嘱患者保留出血期间使用的会阴垫及内裤,以便更准确地估计出血量,出血较名者,督促其卧床休息,避免过度疲劳和剧烈活动,贫血严重者,遵医嘱做好配血、输血、止血措施,执行治疗方案,维持患者正常血容量。

(三)对症护理

1.无排卵性功血

(1)止血:对大量出血患者,要求在性激素治疗 8 小时内见效,24～48 小时内出血基本停止,若 96 小时以上仍不止血者,应考虑有器质性病变存在。

性激素止血:①应用大剂量雌激素可迅速提高血内雌激素浓度,促使子宫内膜生长,短期内修复创面而止血,主要用于青春期功血。目前多选用妊马雌酮 2.5 mg 或已烯雌酚 1～2 mg。②孕激素适用于体内已有一定水平雌激素的患者。常用药物如甲羟孕酮或炔诺酮,用药原则同雌激素。③雄激素主要用于围绝经期功血患者的辅助治疗,可随时停用。④联合用药止血效果优于单一药物,可用三合激素或口服短效避孕药,血止后逐渐减量。

刮宫术:止血及排除子宫内膜癌变,适用于年龄大于 35 岁、药物治疗无效或存在子宫内膜癌高危因素的患者。

其他止血药:卡巴克洛和酚磺乙胺可减少微血管的通透性,氨基已酸、氨甲苯酸、氨甲环酸等可抑制纤维蛋白溶酶,有减少出血量的辅助作用,但不能赖以止血。

(2)调整月经周期:一般连续用药 3 个周期。在此过程中务必积极纠正贫血,加强营养,以改善体质。

雌、孕激素序贯疗法:人工周期,通过模拟自然月经周期中卵巢的内分泌变化,将雌、孕激素序贯应用,使子宫内膜发生相应变化,引起周期性脱落。适用于青春期功血或生育期功血者,可诱发卵巢自然排卵。雌激素自月经来潮第 5 天开始用药,妊马雌酮 1.25 mg 或已烯雌酚 1 mg,

每晚 1 次，连服 20 天，于服雌激素最后 10 天加用甲羟孕酮每天 10 mg，两药同时用完，停药后 3～7 天出血。于出血第 5 天重复用药，一般连续使用 3 个周期。用药 2～3 个周期后，患者常能自发排卵。

雌、孕激素联合疗法：可周期性口服短效避孕药，适用于生育期功血、内源性雌激素水平较高者或绝经过渡期功血者。

后半周期疗法：于月经周期的后半周期开始（撤药性出血的第 16 天）服用甲羟孕酮，每天 10 mg，连服 10 天为 1 个周期，共 3 个周期为 1 个疗程。适用于青春期或绝经过渡期功血者。

（3）促排卵：适用于育龄期功血者。常用药物如氯米芬、人绒毛膜促性腺激素（HCG）等。于月经第5 天开始每天口服氯米芬 50 mg，连续 5 天，以促进卵泡发育。B 超监测卵泡发育接近成熟时，可大剂量肌内注射 HCG 5 000 U 以诱发排卵。青春期不提倡使用。

（4）手术治疗：以刮宫术最常用，既能明确诊断，又能迅速止血。绝经过渡期出血患者激素治疗前宜常规刮宫，最好在子宫镜下行分段诊断性刮宫，以排除子宫内细微器质性病变。对青春期功血刮宫应持慎重态度。必要时行子宫次全切除或子宫切除术。

2.排卵性功血

（1）黄体功能不足：药物治疗如下。①黄体功能替代疗法：自排卵后开始每天肌内注射孕酮 10 mg，共 10～14 天，用以补充黄体分泌孕酮的不足。②黄体功能刺激疗法：通常应用 HCG 以促进及支持黄体功能。于基础体温上升后开始，隔天肌内注射 HCG 1 000～2 000 U，共 5 次，可使血浆孕酮明显上升，随之正常月经周期恢复。③促进卵泡发育：于月经第 5 天开始，每晚口服氯米芬 50 mg，共 5 天。

（2）子宫内膜不规则脱落：药物治疗如下。①孕激素：自排卵后第 1～2 天或下次月经前 10～14 天开始，每天口服甲羟孕酮 10 mg，连续 10 天，有生育要求可肌内注射孕酮。②HCG：用法同黄体功能不足。

3.性激素治疗的注意事项

（1）严格遵医嘱正确用药，不得随意停服或漏服，以免使用不当引起子宫出血。

（2）药物减量必须按规定在血止后开始，每 3 天减量 1 次，每次减量不超过原剂量的 1/3，直至维持量，持续用至血止后 20 天停药。

（3）雌激素口服可能引起恶心、呕吐等胃肠道反应，可饭后或睡前服用；对存在血液高凝倾向或血栓性疾病史者禁忌使用。

（4）雄激素用量过大可能出现男性化不良反应。

（四）预防感染

（1）测体温、脉搏。

（2）指导患者保持会阴部清洁，出血期间禁止盆浴及性生活。

（3）注意有无腹痛等生殖器官感染征象。

（4）按医嘱使用抗生素。

（五）心理护理

注意情绪调节，避免过度紧张与精神刺激。特别是青春期少女，父母们不仅要关注女孩的学习状况与膳食状况，还要重视女孩的情绪变化，与其多沟通，了解其内心世界的变化，帮助其释放不良情绪，以使其保持相对稳定的精神-心理状态，避免情绪上的大起大落。

(六)健康指导

(1)宜清淡饮食,多食富含维生素 C 的新鲜瓜果、蔬菜。注意休息,保持心情舒畅。

(2)强调严格掌握雌激素的适应证,并合理使用,对更年期及绝经后妇女更应慎用,应用时间不宜过长,量不宜大,并应严密观察反应。

(3)月经期避免剧烈运动,禁止盆浴及性生活,保持会阴部清洁。

(李科菀)

第四节　围绝经期综合征

绝经是每一个妇女生命过程中必然发生的生理过程。绝经提示卵巢功能衰退,生殖功能终止,绝经过渡期是指围绕绝经前、后的一段时期,包括从绝经前出现与绝经有关的内分泌、生理学和临床特征起,至最后一次月经后一年。

围绝经期综合征(menopausal syndrome,MPS)以往称为更年期综合征,是指妇女在绝经前、后由于卵巢功能衰退、雌激素水平波动或下降所致的以自主神经功能紊乱为主,伴有神经心理症状的一组综合征。多发生于 45～55 岁,约 2/3 的妇女出现不同程度的低雌激素血症引发的一系列症状。绝经分为自然绝经和人工绝经。自然绝经是指卵巢内卵泡生理性耗竭所致的绝经;人工绝经是指双侧卵巢经手术切除或受放射线损坏导致的绝经,后者更易发生围绝经期综合征。

一、护理评估

(一)健康史

了解患者的发病年龄、职业、文化水平及性格特征,询问月经情况及生育史,有无卵巢切除或盆腔肿瘤放疗,有无心血管疾病及其他疾病病史。

(二)身体状况

1.月经紊乱

半数以上妇女出现 2～8 年无排卵性月经,表现为月经频发、不规则子宫出血、月经稀发(月经周期超过 35 天)以至绝经,少数妇女可突然绝经。

2.雌激素下降相关征象

(1)血管舒缩症状:主要表现为潮热、出汗,是血管舒缩功能不稳定的表现,是围绝经期综合征最突出的特征性症状。潮热起自前胸,涌向头颈部,然后波及全身。在潮红的区域患者感到灼热,皮肤发红,紧接着大量出汗。持续数秒至数分钟不等。此种血管功能不稳定可历时 1 年,有时长达 5 年或更长。

(2)精神神经症状:常有焦虑、抑郁、激动、喜怒无常、脾气暴躁、记忆力下降、注意力不集中、失眠多梦等。

(3)泌尿生殖系统症状:出现阴道干燥、性交困难及老年性阴道炎,排尿困难、尿频、尿急、尿失禁及反复发作的尿路感染。

(4)心血管疾病:绝经后妇女冠状动脉粥样硬化性心脏病(简称冠心病)、高血压和脑出血的发病率及死亡率逐渐增加。

(5)骨质疏松症:绝经后妇女约有25%患骨质疏松症、腰酸背痛、腿抽搐、肌肉关节疼痛等。

3.体格检查

全身检查注意血压、精神状态、皮肤、毛发、乳房改变及心脏功能,妇科检查注意生殖器官有无萎缩、炎症及张力性尿失禁。

(三)心理-社会状况

因家庭和社会环境的变化或绝经前曾有精神状态不稳定等,更易引起患者心情不畅、忧虑、多疑、孤独等。

(四)辅助检查

根据患者的具体情况不同,可选择血常规、尿常规、心电图及血脂检查、B超、宫颈刮片及诊断性刮宫等。

(五)处理要点

1.一般治疗

加强心理治疗及体育锻炼,补充钙剂,必要时选用镇静剂、谷维素。

2.激素替代疗法

补充雌激素是关键,可改善症状、提高生活质量。

二、护理问题

(一)自我形象紊乱

与对疾病不正确认识及精神神经症状有关。

(二)知识缺乏

缺乏性激素治疗相关知识。

三、护理措施

(一)一般护理

改善饮食,摄入高蛋白质、高维生素、高钙饮食,必要时可补充钙剂,能延缓骨质疏松症的发生,达到抗衰老效果。

(二)病情观察

(1)观察月经改变情况,注意经量、周期、经期有无异常。

(2)观察面部潮红时间和程度。

(3)观察血压波动、心悸、胸闷及情绪变化。

(4)观察骨质疏松症的影响,如关节酸痛、行动不便等。

(5)观察情绪变化,如情绪不稳定、易怒、易激动、多言多语、记忆力降低。

(三)用药护理

指导应用性激素。

1.适应证

主要用于治疗雌激素缺乏所致的潮热多汗、精神症状、老年性阴道炎、尿路感染,预防存在高危因素的心血管疾病、骨质疏松症等。

2.药物选择及用法

在医师指导下使用，尽量选用天然性激素，剂量个体化，以最小有效量为佳。

3.禁忌证

原因不明的子宫出血、肝胆疾病、血栓性静脉炎及乳腺癌等。

4.注意事项

(1)雌激素剂量过大可引起乳房胀痛、白带多、头痛、水肿、色素沉着、体重增加等，可酌情减量或改用雌三醇。

(2)用药期间可能发生异常子宫出血，多为突破性出血，但应排除子宫内膜癌。

(3)较长时间的口服用药可能影响肝功能，应定期复查肝功能。

(4)单一雌激素长期应用，可使子宫内膜癌危险性增加，雌、孕激素联合用药能够降低风险。坚持体育锻炼，多参加社会活动；定期健康体检，积极防治围绝经期妇女常见病。

(四)心理护理

使患者及其家属了解围绝经期是必然的生理过程，介绍减轻压力的方法，改变患者的认知、情绪和行为，使其正确评价自己。

(五)健康指导

(1)向围绝经期妇女及其家属介绍绝经是一个生理过程，绝经发生的原因及绝经前、后身体将发生的变化，帮助患者消除因绝经变化产生的恐惧心理，并对将发生的变化做好心理准备。

(2)介绍绝经前、后减轻症状的方法，适当的摄取钙质和维生素 D；坚持锻炼如散步、骑自行车等。合理安排工作，注意劳逸结合。

(3)定期普查，更年期妇女最好半年至一年进行 1 次体格检查，包括妇科检查和防癌检查，有选择地做内分泌检查。

(4)绝经前行双侧卵巢切除术者，宜适时补充雌激素。

(刘秀敏)

第五节　经前紧张综合征

经前紧张综合征是指妇女在月经来潮前出现的一系列异常现象，如头痛、乳房胀痛、失眠、情绪不稳定、抑郁、焦虑、全身水肿等。严重时影响正常的生活和社会活动。

一、护理评估

(一)病史

经前紧张综合征常发生于 30～40 岁的妇女，年轻女性很少出现。症状在排卵后即开始，月经来潮前几天达高峰，经血出现后消失。

(二)身心状况

主要表现为紧张、烦躁易怒、抑郁、焦虑、失眠、注意力不集中、疲乏无力、头痛等。有些妇女出现手足及面部水肿、乳房胀痛，少数妇女因肠黏膜水肿而出现腹泻现象。

(三)检查

盆腔检查及实验室检查均属正常。

二、护理诊断

(一)焦虑
其与一系列精神症状及不被人理解有关。

(二)体液过多
其与水、钠潴留有关。

三、护理目标

让患者正确认识经前紧张综合征，以减轻症状。

四、护理措施

(1)进行关于经前紧张综合征的有关知识的教育和指导，避免经前过度紧张，注意休息和充足的睡眠。

(2)帮助患者适当控制食盐和水的摄入。

(3)给患者服用适当的镇静剂如安定，也可服用谷维素来控制神经和精神症状，还可服用适当的利尿剂减轻水肿，以改善头痛等不适。

(4)遵医嘱用孕激素或雄激素拮抗雌激素与醛固酮的作用。

五、评价

(1)患者能够了解经前紧张综合征的相关知识。

(2)患者症状减轻，自我控制能力增强。

(盛冬梅)

第六节　外阴及阴道损伤

外阴、阴道部位置虽较隐蔽，但损伤并不少见。此处组织薄弱、神经敏感、血管丰富，受伤后损害重，较疼痛。解剖上前为尿道口，后为肛门，易继发感染，使病情复杂化。

一、护理评估

(一)病因评估
(1)分娩：分娩是导致外阴、阴道损伤的主要原因。

(2)外伤：如骑跨在自行车架上或自高处跌落骑跨于硬物上，外阴骤然触于锐器上，损伤有时可伤及阴道，甚至穿过阴道损伤尿道、膀胱或直肠。

(3)幼女受到强暴所致软组织受损。

(4)初次性交可使处女膜破裂：绝大多数可自行愈合，偶可见裂口延至小阴唇、阴道或伤及穹隆，引起大量阴道流血。

(二)身心状况

1.症状

疼痛为主要症状,程度可轻可重,患者常坐卧不安,行走困难,随着局部肿块的逐渐增大,疼痛也越来越严重,甚至出现疼痛性休克;水肿或血肿导致局部肿胀,也是常见症状;少量或大量血液自阴道或外阴损伤处流出。

2.体征

患者出血多,可出现脉搏快、血压低等出血性休克或贫血的体征。妇科检查外阴肿胀出血,形成外阴血肿时,可见外阴部有紫蓝色肿块突起,有明显压痛。

(三)心理-社会状况

由于是意外事件,且创伤又涉及女性最隐蔽部位,患者及家属常表现出明显的忧虑和担心。

二、辅助检查

出血多者红细胞计数及血红蛋白值下降,合并感染者,可见白细胞增高。

三、护理诊断及合作性问题

(一)疼痛

与外阴、阴道的损伤有关。

(二)恐惧

与突发损伤事件,担心预后对自身的影响有关。

(三)感染

与伤口受到污染,未得到及时治疗有关。

四、护理目标

(1)患者疼痛缓解,舒适感增加。

(2)患者无感染发生或感染被及时发现和控制,体温、血常规正常。

五、护理措施

(一)一般护理

患者平卧、给氧。做好血常规检查,建立静脉通道,配血,必要时输血。

(二)心理护理

对患者及家属表示理解,护士应使用亲切温和的语言给予安慰,鼓励他们面对现实,积极配合治疗。

(三)病情监测

密切观察患者生命体征及尿量变化,并准确记录;严密观察患者血肿的大小及其变化,有无活动性出血;术后观察患者阴道及外阴伤口有无出血,有无进行性疼痛加剧或阴道、肛门坠胀等再次血肿的症状。

(四)治疗护理

1.治疗原则

根据不同情况,给予相应处理,原则是止痛、止血、抗休克和抗感染。

2.治疗配合

(1)预防和纠正休克:立即建立静脉通道,做好输血、输液准备,遵医嘱及时给予患者止血药、镇静药、镇痛药;做好手术准备。

(2)配合护理:对损伤程度轻,血肿小于 5 cm 的患者,采取正确的体位,避免血肿受压;及时给予患者止血、止痛药;24 小时内可冷敷,降低局部神经敏感性和血流速度,有利于减轻患者的疼痛和不适;还可以用丁字带、棉垫加压包扎,预防血肿扩散。24 小时后热敷或外阴部烤灯,促进血肿或水肿的吸收。保持外阴清洁,每天外阴冲洗 3 次,大小便后立即擦洗。血肿较大者,需手术切开血肿行血管结扎术后消炎抗感染。

(3)术前准备:需要急诊手术的应进行皮肤、肠道的准备。

(4)术后护理:术后常需外阴加压包扎或阴道填塞纱条,患者疼痛较重,应积极止痛。外阴包扎松解或阴道纱条取出后,注意观察患者阴道及外阴伤口有无再次血肿的症状。保持外阴清洁,遵医嘱给予抗生素预防感染。

(五)健康指导

减少会阴部剧烈活动,避免疼痛;合理膳食;保持心情平静。保持局部清洁、干燥;遵医嘱用药;发现异常,及时就诊。

(六)护理评价

评价护理目标是否达到,护理措施的实施情况,健康指导是否落实到位,有无新的护理问题出现。

(王会英)

第七节 外阴及阴道炎

一、外阴炎

外阴炎是妇科常见病,是外阴部的皮肤与黏膜的炎症,可发生于任何年龄,以生育期及绝经后妇女多见。

(一)护理评估

1.健康史

(1)病因评估:外阴炎主要指外阴部的皮肤与黏膜的炎症,以大、小阴唇为多见。由于外阴与尿道、肛门、阴道邻近且暴露,同时,阴道分泌物、月经血、产后的恶露、尿液、粪便的刺激、糖尿病患者的糖尿的长期浸渍,均可引起外阴不同程度的炎症,此外,穿化纤内裤、紧身内裤、使用卫生巾使局部透气性差等,均可诱发外阴部的炎症。

(2)病史评估:评估有无外阴炎的因素存在,有无糖尿病、阴道炎病史。

2.身心状况

(1)症状:外阴瘙痒、疼痛、红、肿、灼热,性交及排尿时加重。

(2)体征:局部充血、肿胀、糜烂,常有抓痕,严重者形成溃疡或湿疹。慢性炎症者,外阴局部皮肤或黏膜增厚、粗糙、皲裂等。

(3)心理-社会状况：了解病程，了解患者对症状的反应，有无烦躁、不安等心理。

(二)护理诊断及合作性问题

(1)皮肤或黏膜完整性受损：与皮肤黏膜炎症有关。

(2)舒适改变：与外阴瘙痒、疼痛、分泌物增多有关。

(3)焦虑：与性交障碍、行动不便有关。

(三)护理目标

(1)患者皮肤与黏膜完整。

(2)患者病情缓解或好转，舒适感增加。

(3)患者情绪稳定，积极配合治疗与护理。

(四)护理措施

1.一般护理

炎症期间宜进食清淡且富含营养的食物，禁食辛辣、刺激性食物。

2.心理护理

患者常出现烦躁不安、焦虑紧张，应帮助患者树立信心，减轻心理负担，坚持治疗，讲究患者常出现烦躁不安、焦虑紧张，应帮助患者树立信心，减轻心理负担，坚持治疗，讲究卫生。

3.病情监护

积极寻找病因，消除刺激原。

4.治疗护理

(1)治疗原则：去除病因，积极治疗原发病，如阴道炎、尿瘘、粪瘘、糖尿病等。

(2)治疗配合：保持外阴清洁干燥，局部使用约40℃的1∶5 000高锰酸钾溶液坐浴，每天2次，每次15～30分钟，5～10次为1个疗程。如有破溃，可涂抗生素软膏或紫草油，急性期可用物理治疗。

(五)健康指导

(1)卫生宣教，指导妇女穿棉质内裤，减少分泌物刺激，对公共场所，如游泳池、公共浴室等谨慎出入，注意经期、孕期、产期及流产后的生殖道清洁，防止感染。

(2)定期妇科检查，积极参与普查与普治。

(3)指导用药方法及注意事项。

(4)加强性道德教育，纠正不良性行为。

(六)护理评价

(1)患者诉说外阴瘙痒症状减轻，舒适感增加。

(2)患者焦虑缓解或消失，掌握了卫生保健常识，能养成良好卫生习惯。

二、前庭大腺炎

细菌侵入前庭大腺腺管内致腺管充血、水肿称为前庭大腺炎。

(一)护理评估

1.健康史

(1)病因评估：前庭大腺腺管开口位于小阴唇与处女膜之间，在性交、流产、分娩或其他情况污染外阴部时，病原体易侵入引起炎症，因此，以育龄妇女多见，主要病原体为葡萄球菌、链球菌、大肠埃希菌、淋病奈瑟菌及沙眼衣原体等。急性炎症发作时，细菌先侵犯腺管，腺管口因炎症肿胀阻塞，渗出物不能排出，积存而形成脓肿，称为前庭大腺脓肿(又称巴氏腺脓肿)，多发于一侧。如急性炎症消退，腺管口粘连阻塞，分泌物不能外流，脓液转清，则形成前庭大腺囊肿，多为单侧，大小不等，可持续数年不增大。患者往往无自觉症状。

(2)病史评估：了解患者有无反复的外阴感染史及卫生习惯。

2.身心状况

(1)症状：初起时局部肿胀、疼痛、烧灼感，行走不便，可伴有大小便困难等。有时可出现发热等全身症状(表 4-1)。

表 4-1　前庭大腺炎临床类型及身体状况

临床类型	身体状况
急性期	(1)大阴唇下 1/3 处疼痛、肿胀，严重时行走受限。检查局部可见皮肤红、肿、热、压痛。 (2)脓肿形成时，可触及波动感，脓肿直径可达 5～6 cm，可自行破溃。如破口大，引流通畅，脓液流出后炎症消退；如破口小，引流欠佳，炎症持续不退或反复发作。 (3)可出现全身不适、发热等全身症状
慢性期	慢性期囊肿形成，患者感到外阴部有坠胀感或性交不适。检查时局部可触及囊性肿物，大小不一，有时可反复急性发作

(2)体征：外阴部皮肤红肿、压痛明显。当脓肿形成时，疼痛加剧，并可触及波动感，脓肿直径可达 5～6 cm。

(3)心理-社会状况：了解病程，了解患者对症状的反应，有无烦躁、不安等心理，患者常有因害羞或怕痛而未及时诊治的心理障碍。

(二)辅助检查

取前庭大腺开口处分泌物作细菌培养，确定病原体。

(三)护理诊断及合作性问题

1.皮肤完整性受损

与脓肿自行破溃或手术切开引流有关。

2.疼痛

与局部炎症刺激有关。

(四)护理目标

(1)患者皮肤保持完整。

(2)疼痛缓解或好转。

(五)护理措施

1.一般护理

急性期患者应卧床休息，饮食易消化，富含营养。

2.心理护理

患者常常烦躁不安、焦虑紧张，应尊重患者，为患者保密，以解除其忧虑，使其积极治疗，帮助其建立治愈疾病的信心和生活的勇气。

3.病情监护

观察患者的生命体征，重点观察体温变化，观察伤口愈合情况。

4.治病护理

(1)治疗原则:急性期局部热敷或坐浴,抗生素消炎治疗;脓肿形成或囊肿较大时,切开引流或行囊肿造口术,保持腺体功能,防止复发。

(2)治疗配合:急性炎症发作时,取前庭大腺开口处分泌物作细菌培养,确定病原体。根据细菌培养结果和药物敏感试验选用抗生素口服或肌内注射。脓肿形成或囊肿较大时,切开引流或行囊肿造口术,并放置引流条。术后保持局部清洁,引流条每天更换1次,外阴用1∶5 000氯己定棉球擦拭,每天擦洗外阴2次,也可用清热解毒中药热敷或坐浴,每天2次。

(六)健康指导

(1)向患者及家属讲解此病的病因及预防措施,指导患者注意外阴清洁卫生。

(2)告知患者及家属月经期、产褥期禁止性交;月经期应使用消毒卫生巾预防感染;术后注意事项及正确用药。告知患者相关卫生保健常识,养成良好卫生习惯。

(七)护理评价

(1)患者诉说外阴不适症状减轻,舒适感增加。

(2)患者接受医护人员指导,焦虑缓解或消失。

阴道炎是阴道黏膜及黏膜下结缔组织的炎症,是妇科常见病。正常健康妇女由于解剖结构、组织特点,阴道对病原体的侵入有自然防御功能。当各种因素导致自然防御功能降低,阴道内生态平衡遭到破坏时,病原体侵入导致阴道炎症。幼女及绝经后妇女由于雌激素缺乏,阴道上皮薄,阴道抵抗力低,比青春期及育龄期妇女更易受感染。

三、滴虫性阴道炎

滴虫性阴道炎(trichomonal vaginitis)是由阴道毛滴虫引起的最常见的阴道炎。阴道毛滴虫主要寄生于女性阴道,也可存在于尿道、尿道旁腺及膀胱。男性可存在于包皮皱襞、尿道及前列腺内。滴虫适宜生长在温度为25～40 ℃,pH为5.2～6.6的潮湿环境。月经前后,阴道内酸性减弱,接近中性,隐藏在腺体及阴道皱襞中的滴虫常得以繁殖,而发生滴虫性阴道炎。此病的传播途径有经性交的直接传播及经游泳池、浴盆、厕所、衣物、器械等途径的间接传播。

(一)护理评估

1.健康史

(1)病因评估:阴道毛滴虫呈梨形,体积为多核白细胞的2～3倍。滴虫顶端有4根鞭毛,体部有波动膜,后端尖并有轴柱凸出。活的滴虫透明无色,如水滴,鞭毛随波动膜的波动而活动(图4-1)。阴道毛滴虫极易传播,pH在4.5以下时便受到抑制甚至致死。pH上升至7.5时,其繁殖可完全被抑制。在妊娠期和月经来潮前后,阴道pH升高,可使阴道毛滴虫的感染率和发病率升高。

(2)病史评估:评估发作与月经周期的关系,既往阴道炎病史,个人卫生情况;分析感染经过;了解治疗经过。

2.身心状况

(1)症状:主要症状为白带呈稀薄泡沫状,量多及伴有外阴、阴道口瘙痒。如有其他细菌混合感染,白带可呈黄绿色、血性、脓性且有臭味。局部可有灼热、疼痛、性交痛。合并尿路感染,可有尿频、尿痛、血尿。阴道毛滴虫能吞噬精子,阻碍乳酸生成,影响精子在阴道内存活,可致不孕。

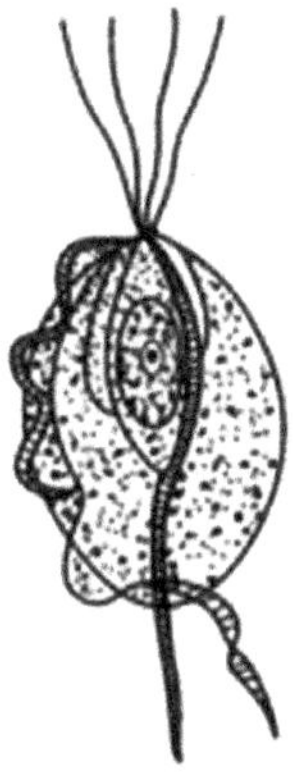

图 4-1　滴虫模式图

(2)体征:妇科检查时可见阴道黏膜充血,严重时有散在的出血点。有时可见阴道后穹隆处有液性或脓性泡沫状分泌物。

(3)心理-社会状况:患者常因炎症反复发作而烦恼,出现无助感。

(二)辅助检查

1.悬滴法

在玻片上加 1 滴温生理盐水,自阴道后窟隆处取少许分泌物混于生理盐水中,用低倍镜检查,如有滴虫,可见其活动。阳性率可达 80%～90%。取分泌物检查前 24～48 小时,避免性交、阴道灌洗及阴道上药。

2.培养法

适用于症状典型而悬滴法未见滴虫者,可用培养基培养,其准确率可达 98%。

(三)护理诊断及合作性问题

1.知识缺乏

缺乏对疾病传染途径的认识及缺乏阴道炎治疗的知识。

2.舒适改变

与外阴瘙痒、分泌物增多有关。

3.组织完整性受损

与分泌物增多、外阴瘙痒、搔抓有关。

(四)护理目标

(1)患者能说出疾病传染的途径、阴道炎的治疗与日常防护知识。

(2)患者分泌物减少.舒适度提高。保持组织完整性,无破损。

(五)护理措施

1.一般护理

注意个人卫生,保持外阴部清洁、干燥,避免搔抓外阴导致皮肤破损。

2.心理护理

解除患者因疾病带来的烦恼,减轻其对确诊后的心理压力,增强治疗疾病的信心。告知患者夫妇滴虫性阴道炎的传播途径、临床表现、治疗方法和注意事项,减轻他们的焦虑心理,同时鼓励他们积极配合治疗。

3.病情观察

观察患者的外阴瘙痒症状、阴道分泌物的量及颜色等。

4.治疗护理

(1)治疗原则:杀灭阴道毛滴虫,保持阴道的自净作用,防止复发,夫妻双方要同时治疗,切断直接传染途径。

(2)治疗配合:①局部治疗,增强阴道酸性环境,用1%乳酸溶液、0.5%醋酸溶液或1∶5 000高锰酸钾溶液冲洗阴道后,每晚睡前用甲硝唑200 mg,置于阴道后穹隆,每天1次,10天为1个疗程。②全身治疗,甲硝唑(灭滴灵)每次200~400 mg,每天3次口服,10天为1个疗程。③指导患者正确用药,按疗程坚持用药,注意冲洗液的浓度、温度。④观察用药后反应,甲硝唑口服后偶见胃肠道反应,如食欲缺乏、恶心、呕吐及白细胞减少、皮疹等,一旦发现,应报告医师并停药。妊娠期、哺乳期妇女应慎用,因为药能通过胎盘进入胎儿体内,并可由乳汁排泄。

(六)健康指导

(1)做好卫生宣教,积极开展普查普治,消灭传染源,严格禁止滴虫阴道炎或带虫者进入游泳池。医疗单位做好消毒隔离,防止交叉感染。治疗期间勤换内裤,内裤、坐浴及洗涤用物应煮沸消毒5~10分钟以消灭病原体,禁止性生活,避免交叉或重复感染的机会。哺乳期妇女在用药期间或用药后24小时内不宜哺乳。经期暂停坐浴、阴道冲洗及阴道用药。

(2)夫妻应双双检查,男方若查出毛滴虫,夫妻应同治,有助于提高疗效,治疗期间应禁止性生活。

(3)治愈标准:治疗后应在每次月经干净后复查1次,连续3次均为阴性,方为治愈。

(七)护理评价

(1)患者自诉外阴不适症状减轻,舒适感增加,悬滴法试验连续3个周期复查为阴性。

(2)患者正确复述预防及治疗此疾病的相关知识。

四、外阴阴道假丝酵母菌病

外阴阴道假丝酵母菌病(vulvovaginal candidiasis,VVC)也称外阴阴道念珠菌病,是一种常见的外阴、阴道炎,80%~90%的病原体为白假丝酵母菌,其发病率仅次于滴虫阴道炎。白假丝酵母菌是真菌,不耐热,加热至60 ℃,持续1小时,即可死亡;但对干燥、日光、紫外线及化学制剂的抵抗力较强。

(一)护理评估

1.健康史

(1)病因评估:念珠菌为条件致病菌,可存在口腔、肠道和阴道而不引起症状。当阴道内糖原增多、酸度增加、局部细胞免疫力下降时,念珠菌可繁殖并引起炎症,故外阴阴道假丝酵母菌病多见于孕妇、糖尿病患者及接受大量雌激素治疗者。此外,长期应用抗生素、服用类固醇皮质激素等,可以改变阴道内微生物之间的相互制约关系,易发此症;紧身化纤内裤、肥胖可使会阴局部的温度及湿度增加,也易使念珠菌得以繁殖而引起感染。

(2)传播途径评估:①内源性感染为主要感染,假丝酵母菌除寄生阴道外,还可寄生于人的口腔、肠道,这些部位的假丝酵母菌可互相传染。②通过性交直接传染。③通过接触感染的衣物等间接传染。

(3)病史评估:了解有无糖尿病及长期使用抗生素、雌激素、类固醇皮质激素病史,了解个人卫生习惯及有无不洁性生活史。

2.身心状况

(1)症状:外阴、阴道奇痒,坐卧不安,痛苦异常,可伴有尿痛、尿频、性交痛。阴道分泌物为干酪样或豆渣样。

(2)体征:妇科检查见小阴唇内侧、阴道黏膜红肿并附着白色块状薄膜,容易剥离,下面为糜烂及溃疡。

(3)心理-社会状况:患者常因外阴瘙痒痛苦不堪,由于影响休息与睡眠,产生忧虑与烦躁,评估患者心理障碍及影响疾病治疗的原因。

3.辅助检查

(1)悬滴法:在玻片上加1滴温生理盐水,自阴道后穹隆处取少许分泌物混于生理盐水中,用低倍镜检查,若找到白假丝酵母菌的芽孢和假菌丝即可确诊。

(2)培养法:适用于症状典型而悬滴法未见白假丝酵母菌者,可用培养基培养。

(二)护理诊断及合作性问题

1.焦虑

与易复发,影响休息与睡眠有关。

2.组织完整性受损

与分泌物增多、外阴瘙痒、搔抓有关。

(三)护理目标

(1)患者情绪稳定,积极配合治疗与护理。

(2)患者病情改善,舒适度提高。

(3)保持组织完整性,组织无破损。

(四)护理措施

1.一般护理

注意个人卫生,保持外阴部清洁、干燥,避免搔抓外阴以免皮肤破损。

2.心理护理

向患者讲解外阴阴道假丝酵母菌病的病因、治疗方法和注意事项等,消除患者的顾虑和焦虑心理,使其积极配合治疗。

3.病情观察

观察患者的外阴瘙痒症状、阴道分泌物的量及颜色等。

4.治疗护理

(1)治疗原则:消除诱因,改变阴道酸碱度,根据患者情况选择局部或全身应用抗真菌药杀灭致病菌。

(2)用药护理:①局部治疗,用2%～4%碳酸氢钠溶液冲洗阴道或坐浴,再选用制霉菌素栓剂、克霉唑栓剂、咪康唑栓剂等置于阴道内,一般7～10天为1个疗程。②全身用药,若局部用药效果较差或病情顽固者,可选用伊曲康唑、氟康唑、酮康唑等口服。③用药注意,孕妇要积极治疗,否则阴道分娩时新生儿易感染发生鹅口疮。妊娠期坚持局部治疗,禁用口服唑类药物。勤换内裤,内裤、坐浴及洗涤用物应煮沸消毒5～10分钟以消灭病原体,避免交叉和重复感染的机会。④用药护理,嘱阴道灌洗或坐浴应注意药液浓度和治疗时间,灌洗药物要充分溶化,温度一般为40 ℃,切忌过烫,以免烫伤皮肤。

(五)健康指导

(1)做好卫生宣教,养成良好的卫生习惯,每天洗外阴、换内裤。切忌搔抓。

(2)约15%男性与女性患者接触后患有龟头炎,对有症状男性也应进行检查与治疗。

(3)鼓励患者坚持用药,不随意中断疗程。

(4)嘱积极治疗糖尿病等疾病,正确使用抗生素、雌激素,以免诱发外阴阴道假丝酵母菌病。

(六)护理评价

(1)患者分泌物减少,性状转为正常,舒适感增加。

(2)患者正确复述预防及治疗此疾病的相关知识,做到积极配合并坚持治疗。

五、萎缩性阴道炎

萎缩性阴道炎属非特异性阴道炎,常见于绝经后及卵巢切除后或盆腔放射治疗者。绝经后的萎缩性阴道炎又称老年性阴道炎。

(一)护理评估

1.健康史

(1)病因评估:①妇女绝经后;②手术切除卵巢;③产后闭经;④药物假绝经治疗;⑤盆腔放射治疗后等。由于雌激素水平降低,阴道上皮萎缩变薄,上皮细胞内糖原减少,阴道内 pH 增高,阴道自净作用减弱,局部抵抗力降低,致病菌入侵后易繁殖引起炎症。

(2)病史评估:了解有无糖尿病及长期使用抗生素、雌激素、类固醇皮质激素病史;了解个人卫生习惯及有无不洁性生活史;了解有无进行盆腔放疗等。

2.身心状况

(1)症状:白带增多,多为黄水状,严重感染时可呈脓性,有臭味。黏膜有浅表溃疡时,分泌物可为血性,有的患者可有点滴出血,可伴有外阴瘙痒、灼热、尿频、尿痛、尿失禁等症状。

(2)体征:妇科检查可见阴道皱襞消失,上皮菲薄,黏膜出血,表面可有小出血点或片状出血点;严重时可形成浅表溃疡,阴道弹性消失、狭窄,慢性炎症、溃疡还可引起阴道粘连,导致阴道闭锁。

(3)心理-社会状况:老年人常因思想比较保守,不愿就医而出现无助感。其他患者常因知识缺乏而病急乱投医,因此,应注意评估影响患者不愿就医的因素及家庭支持系统。

3.辅助检查

取分泌物检查,悬滴法排除滴虫性阴道炎和外阴阴道假丝酵母菌病;有血性分泌物时,常需做宫颈刮片或分段诊刮排除宫颈癌和子宫内膜癌。

(二)护理诊断及合作性问题

1.舒适改变

与外阴瘙痒、疼痛、分泌物增多有关。

2.知识缺乏

与缺乏绝经后妇女预防保健知识有关。

3.有感染的危险

与局部分泌物增多、破溃有关。

(三)护理目标

(1)患者分泌物减少,性状转为正常,舒适感增加。

(2)患者正确复述预防及治疗此疾病的相关知识,做到积极配合并坚持治疗。

(3)患者无感染发生或感染被及时发现和控制,体温、血常规正常。

(4)患者无感染发生或感染被及时发现和控制,体温、血常规正常。

(四)护理措施

1.一般护理

嘱患者保持外阴清洁,勤换内裤。穿棉织内裤,减少刺激等。

2.心理护理

使患者了解老年性阴道炎的病因和治疗方法,减轻其焦虑;对卵巢切除、放疗者给予心理安慰与相关医学知识解释,增强其治疗疾病的信心;解释雌激素替代疗法可缓解症状,帮助其建立治愈疾病的信心。

3.病情观察

观察白带性状、量、气味,有无外阴瘙痒、灼热及膀胱刺激症状等。

4.治疗护理

(1)治疗原则:增强阴道黏膜的抵抗力,抑制细菌生长繁殖。

(2)治疗配合:①增加阴道酸度,用0.5%醋酸或1%乳酸溶液冲洗阴道,每天1次。阴道冲洗后,将甲硝唑200 mg或氧氟沙星200 mg,放入阴道深部,每天1次,7～10天为1个疗程。②增加阴道抵抗力,针对病因给予雌激素制剂,可局部用药,也可全身用药。将己烯雌酚0.125～0.25 mg,每晚放入阴道深部,7天为1个疗程。③全身用药,可口服尼尔雌醇,首次4 mg,以后每2～4周1次,每晚2 mg,维持2～3个月。

(五)健康指导

(1)对围绝经期、老年妇女进行健康教育,使其掌握预防老年性阴道炎的措施及技巧。

(2)指导患者及其家属阴道灌洗、上药的方法和注意事项。用药前洗净双手及会阴,减少感染的机会。自己用药有困难者,指导其家属协助用药或由医务人员帮助使用。

(3)告知使用雌激素治疗可出现的症状,嘱乳癌或子宫内膜癌患者慎用雌激素制剂。

(六)护理评价

(1)患者分泌物减少,性状转为正常,舒适感增加。

(2)患者正确复述预防及治疗此疾病的相关知识,做到积极配合并坚持治疗。

(平　安)

第五章 产科护理

第一节 妊娠剧吐

妊娠剧吐是指妊娠期恶心，频繁呕吐，不能进食，导致脱水，酸、碱平衡失调以及水、电解质紊乱，甚至肝肾功能损害，严重可危及孕妇生命。其发生率为0.3%～1%。

一、病因

尚未明确，可能与下列因素有关。

（一）绒毛膜促性腺激素（HCG）水平增高

因早孕反应的出现和消失的时间与孕妇血清HCG值上升、下降的时间一致；另外多胎妊娠、葡萄胎患者HCG值，显著增高，发生妊娠剧吐的比例也增高；而终止妊娠后，呕吐消失。但症状的轻重与血HCG水平并不一定呈正相关。

（二）精神及社会因素

恐惧妊娠、精神紧张、情绪不稳、经济条件差的孕妇易患妊娠剧吐。

（三）幽门螺旋杆菌感染

近年研究发现妊娠剧吐的患者与同孕周无症状孕妇相比，血清抗幽门螺旋杆菌的IgG浓度升高。

（四）其他因素

维生素缺乏，尤其是维生素B_6缺乏可导致妊娠剧吐；变态反应；研究发现几种组织胺受体亚型与呕吐有关，临床上抗组胺治疗呕吐有效。

二、病理生理

（1）频繁呕吐导致失水、血容量不足、血液浓缩、细胞外液减少，钾、钠等离子丢失使电解质平衡失调。

（2）不能进食，热量摄入不足，发生负氮平衡，使血浆尿素氮及尿酸升高；由于机体动用脂肪组织供给热量，脂肪氧化不全，导致丙酮、乙酰乙酸及β-羟丁酸聚集，产生代谢性酸中毒。

(3)由于脱水、缺氧血转氨酶值升高，严重时血胆红素升高。机体血液浓缩及血管通透性增加，另外，钠盐丢失，不仅尿量减少，尿中可出现蛋白及管型。肾脏继发性损害，肾小管有退行性变，部分细胞坏死，肾小管的正常排泌功能减退，终致血浆中非蛋白氮、肌酐、尿酸的浓度迅速增加。肾功能受损和酸中毒使细胞内钾离子较多地移到细胞外，出现高钾血症，严重时心脏停搏。

(4)病程长达数周者，可致严重营养缺乏，由于维生素C缺乏，血管脆性增加，可致视网膜出血。

三、临床表现

(一)恶心、呕吐

多见于年轻初孕妇，一般停经6周左右出现恶心、呕吐，逐渐加重直至频繁呕吐不能进食。

(二)水电解质紊乱

严重呕吐、不能进食导致失水、电解质紊乱，使氢、钠、钾离子大量丢失，出现低钾血症。营养摄入不足可致负氮平衡，使血浆尿素氮及尿素增高。

(三)酸碱平衡失调

机体动用脂肪组织供给能量，使脂肪代谢中间产物酮体增多，引起代谢性酸中毒。病情发展，可出现意识模糊。

(四)维生素缺乏

频繁呕吐、不能进食可引起维生素 B_1 缺乏，导致 Wernicke-Korsakoff 综合征。维生素K缺乏，可致凝血功能障碍，常伴血浆蛋白及纤维蛋白原减少，增加孕妇出血倾向。

四、辅助检查

(一)尿液检查

患者尿比重增加，尿酮体阳性，肾功能受损时，尿中可出现蛋白和管型。

(二)血液检查

血液浓缩，红细胞计数增多，血细胞比容上升，血红蛋白值增高；血酮体可为阳性，二氧化碳结合力降低；肝、肾功能受损害时胆红素、转氨酶、肌酐和尿素氮升高。

(三)眼底检查

严重者出现眼底出血。

五、诊断及鉴别诊断

根据病史、临床表现及妇科检查，诊断并不困难。可用B超检查排除滋养叶细胞疾病，此外尚需与可引起呕吐的疾病，如急性病毒性肝炎、胃肠炎、胰腺炎、胆管疾病、脑膜炎、脑血管意外及脑肿瘤等鉴别。

六、并发症

(一)Wernicke-Korsakoff 综合征

发病率为妊娠剧吐患者的10%，是由于妊娠剧吐长期不能进食，导致维生素 B_1 缺乏引起的中枢系统疾病，Wernicke 脑病和 Korsakoff 综合征是一个病程中的先后阶段。

维生素 B_1 是糖代谢的重要辅酶，参与糖代谢的氧化脱羧代谢，维生素 B_1 缺乏时，体内丙酮酸及乳酸堆积，发生糖代谢的三羧酸循环障碍，使得主要靠糖代谢供给能量的神经组织、骨骼肌和心肌代谢出现严重障碍。病理变化主要发生在丘脑、下丘脑的脑室旁区域、中脑导水管的周围区灰质、乳头体、第四脑室底部，迷走神经运动背核，可出现不同程度的神经细胞和神经纤维轴索或髓鞘的丧失，伴有星形细胞和小胶质细胞的增生。毛细血管扩张，血管的外膜和内皮细胞明显增生，有散在小出血灶。

Wernicke 脑病表现为眼球震颤、眼肌麻痹等眼部症状，躯干性共济失调及精神障碍，可同时出现，但大多数患者精神症状迟发。Korsakoff 综合征表现为严重的近事记忆障碍，表情呆滞、缺乏主动性，产生虚构与错构。部分伴有周围神经病变。严重时发展为永久性的精神、神经功能障碍，出现神经错乱、昏迷甚至死亡。

(二)Mallory-Weis 综合征

胃-食管连接处的纵向黏膜撕裂出血，引起呕血和黑粪。严重时，可使食管穿孔，表现为胸痛、剧吐、呕血，需急症手术治疗。

七、治疗与护理

治疗原则：休息，适当禁食，计出入量，纠正脱水、酸中毒及电解质紊乱，补充营养，并需要良好的心理支持。

(一)补液治疗

每天应补充葡萄糖液、生理盐水、平衡液，总量 3 000 mL 左右，加维生素 B_6 100 mg。维生素 C 2～3 g，维持每天尿量大于等于 1 000 mL，肌内注射维生素 B_1，每天 100 mg。为了更好地利用输入的葡萄糖，可适当加用胰岛素。根据血钾、血钠情况决定补充剂量。根据二氧化碳结合力值或血气分析结果，予以静脉滴注碳酸氢钠溶液。

一般经上述治疗 2～3 天后，病情大多迅速好转，症状缓解。待呕吐停止后，可试进少量流食，以后逐渐增加进食量，调整静脉输液量。

(二)终止妊娠

经上述治疗后，若病情不见好转，反而出现下列情况，应迅速终止妊娠：①持续黄疸。②持续尿蛋白；③体温升高，持续在 38 ℃以上。④心率大于 120 次/分。⑤多发性神经炎及神经性体征。⑥出现Wernicke-Korsakoff 综合征。

(三)妊娠剧吐并发 Wernicke-Korsakoff 综合征的治疗

如不紧急治疗，该综合征的死亡率高达 50%，即使积极处理，死亡率约 17%。在未补给足量维生素 B_1 前，静脉滴注葡萄糖会进一步加重三羧酸循环障碍，使病情加重，导致患者昏迷甚至死亡。对长期不能进食的患者应给维生素 B_1，400～600 mg 分次肌内注射，以后每天 100 mg 肌内注射至能正常进食为止，然后改口服，并给予多种维生素。同时应对其内分泌及神经状态进行评价，对病情严重者及时终止妊娠。早期大量维生素 B_1 治疗，上述症状可在数天至数周内有不同程度的恢复，但仍有 60%患者不能得到完全恢复，特别是记忆恢复往往需要 1 年左右的时间。

八、预后

绝大多数妊娠剧吐患者预后良好，仅少数病例因病情严重而需终止妊娠。然而对胎儿方面，曾有报道妊娠剧吐发生酮症者，所生后代的智商较低。

(孟凡梅)

第二节　胎膜早破

胎膜早破(premature rupture of membranes,PROM)是指在临产前胎膜自然破裂。它是常见的分娩期并发症,妊娠满37周的发生率为10%,妊娠不满37周的发生率为2%～3.5%。胎膜早破可引起早产及围生儿死亡率增加,亦可导致孕产妇宫内感染率和产褥期感染率增加。

一、病因

一般认为胎膜早破与以下因素有关,常为多因素所致。

(一)上行感染

可由生殖道病原微生物上行感染,引起胎膜炎,使胎膜局部张力下降而破裂。

(二)羊膜腔压力增高

常见于多胎妊娠、羊水过多等。

(三)胎膜受力不均

胎先露高浮、头盆不称、胎位异常可使胎膜受压不均导致破裂。

(四)营养因素

缺乏维生素C、锌及铜,可使胎膜张力下降而破裂。

(五)宫颈内口松弛

常因手术创伤或先天性宫颈组织薄弱,宫颈内口松弛,胎膜进入扩张的宫颈或阴道内,导致感染或受力不均,而使胎膜破裂。

(六)细胞因子

IL-1、IL-6、IL-8、TNF-α升高,可激活溶酶体酶,破坏羊膜组织,导致胎膜早破。

(七)机械性刺激

创伤或妊娠后期性交也可导致胎膜早破。

二、临床表现

(一)症状

孕妇突感有较多液体自阴道流出,有时可混有胎脂及胎粪,无腹痛等其他产兆,当咳嗽、打喷嚏等腹压增加时,羊水可少量间断性排出。

(二)体征

肛诊或阴检时,触不到羊膜囊,上推胎儿先露部可见到羊水流出。如伴羊膜腔感染时,可有臭味,并伴有发热、母儿心率增快、子宫压痛,以及白细胞计数增多、C反应蛋白升高。

三、对母儿的影响

(一)对母亲的影响

胎膜早破后,生殖道病原微生物易上行感染,通常感染程度与破膜时间有关。羊膜腔感染易发生产后出血。

(二)对胎儿的影响

胎膜早破经常诱发早产，早产儿易发生呼吸窘迫综合征。羊膜腔感染时，可引起新生儿吸入性肺炎，严重者发生败血症、颅内感染等。脐带受压、脐带脱垂时可致胎儿窘迫。胎膜早破发生的孕周越小，胎肺发育不良发生率越高，围生儿死亡率越高。

四、处理原则

预防感染和脐带脱垂，如有感染、胎窘征象，及时行剖宫产终止妊娠。

五、护理

(一)护理评估

1.病史

询问病史，了解是否有发生胎膜早破的病因，确定具体的胎膜早破的时间、妊娠周数，是否有宫缩、见红等产兆，是否出现感染征象，是否出现胎窘现象。

2.身心状况

观察孕妇阴道流液的色、质、量，是否有气味。孕妇常可能因为不了解胎膜早破的原因，而对不可自控的阴道流液形成恐慌，可能担心自身与胎儿的安危。

3.辅助检查

(1)阴道流液的 pH 测定：正常阴道液 pH 为 4.5～5.5，羊水 pH 为 7.0～7.5。若 pH>6.5，提示胎膜早破，准确率 90%。

(2)肛查或阴道窥阴器检查：肛查时未触到羊膜囊，上推胎儿先露部，有羊水流出。阴道窥阴器检查时见液体自宫口流出或可见阴道后窟隆有较多混有胎脂和胎粪的液体。

(3)阴道液涂片检查：阴道液置于载玻片上，干燥后镜检可见羊齿植物叶状结晶为羊水，准确率 95%。

(4)羊膜镜检查：可直视胎先露部，看不到前羊膜囊，即可诊断。

(5)胎儿纤维结合蛋白(fetal fibronectin，fFN)测定：fFN 是胎膜分泌的细胞外基质蛋白。当宫颈及阴道分泌物内 fFN 含量>0.05 mg/L 时，胎膜抗张能力下降，易发生胎膜早破。

(6)超声检查：羊水量减少可协助诊断，但不可确诊。

(二)护理诊断

1.有感染的危险

与胎膜破裂后，生殖道病原微生物上行感染有关。

2.知识缺乏

缺乏预防和处理胎膜早破的知识。

3.有胎儿受伤的危险

与脐带脱垂、早产儿肺部发育不成熟有关。

(三)护理目标

(1)孕妇无感染征象发生。

(2)孕妇了解胎膜早破的知识如突然发生胎膜早破，能够及时进行初步应对。

(3)胎儿无并发症发生。

(四)护理措施

1.预防脐带脱垂的护理

胎膜早破并胎先露未衔接的孕妇绝对卧床休息,多采用左侧卧位,注意抬高臀部防止脐带脱垂造成胎儿宫内窘迫。注意监测胎心变化,进行肛查或阴检时,确定有无隐性脐带脱垂,一旦发生,立即通知医师,并于数分钟内结束分娩。

2.预防感染

保持床单位清洁。使用无菌的会阴垫于外阴处,勤于更换,保持清洁干燥,防止上行感染。更换会阴垫时观察羊水的色、质、量、气味等。嘱孕妇保持外阴清洁,每天对其会阴擦洗 2 次。同时观察产妇的生命体征,血生化指标,了解是否存在感染征象。按医嘱一般破膜,大于 12 小时给了抗生素防止感染。

3.监测胎儿宫内情况

密切观察胎心率的变化,嘱孕妇自测胎动。如有混有胎粪的羊水流出,即为胎儿宫内缺氧的表现,应及时予以吸氧,左侧卧位,并根据医嘱做好相应的护理。

若胎膜早破孕周小于 35 周者。根据医嘱予地塞米松促进胎肺成熟。若孕周小于 37 周并已临产,或孕周大于 37 周。胎膜早破大于 12～18 小时后仍未临产者,可根据医嘱尽快结束分娩。

4.健康教育

孕期时为孕妇讲解胎膜早破的定义与原因,并强调孕期卫生保健的重要性。指导孕妇,如出现胎膜早破现象,无须恐慌,应立即平卧,及时就诊。孕晚期禁止性交,避免腹部碰撞或增加腹压。指导孕期补充足量的维生素和锌、铜等微量元素。如宫颈内口松弛者,应多卧床休息,并遵医嘱根据需要于孕 14～16 周时行宫颈环扎术。

(孟凡梅)

第三节 早 产

早产是指妊娠满 28 周至不足 37 周(196～258 天)间分娩者。此时娩出的新生儿称为早产儿,体重为 1 000～2 499 g。各器官发育尚不够健全,出生孕周越小,体重越轻,预后越差。国内早产占分娩总数的 5%～15%。约 15%早产儿于新生儿期死亡。近年由于早产儿治疗学及监护手段的进步,其生存率明显提高,伤残率下降,国外学者建议将早产定义时间上限提前到妊娠 20 周。

一、病因

诱发早产的常见原因有:①胎膜早破、绒毛膜羊膜炎最常见,30%～40%早产与此有关;②下生殖道及泌尿道感染,如 B 族溶血性链球菌、沙眼衣原体、支原体感染、急性肾盂肾炎等;③妊娠并发症与并发症,如妊娠期高血压疾病、妊娠期肝内胆汁淤积症,妊娠合并心脏病、慢性肾炎、病毒性肝炎、急性肾盂肾炎、急性阑尾炎、严重贫血、重度营养不良等;④子宫过度膨胀及胎盘因素,如羊水过多、多胎妊娠、前置胎盘、胎盘早剥、胎盘功能减退等;⑤子宫畸形,如纵隔子宫、双角子宫等;⑥宫颈内口松弛;⑦每天吸烟>10 支,酗酒。

二、临床表现

早产的主要临床表现是子宫收缩，最初为不规则宫缩，常伴有少许阴道流血或血性分泌物，以后可发展为规则宫缩，其过程与足月临产相似，胎膜早破较足月临产多见。宫颈管先逐渐消退，然后扩张。妊娠满28周至不足37周出现至少10分钟一次的规则宫缩，伴宫颈管缩短，可诊断先兆早产。妊娠满28周至不足37周出现规则宫缩（20分钟≥4次，或60分钟≥8次，持续>30秒），伴宫颈缩短≥80%，宫颈扩张1 cm以上。诊断为早产临产。部分患者可伴有少量阴道流血或阴道流液。以往有晚期流产、早产史及产伤史的孕妇容易发生早产。诊断早产一般并不困难，但应与妊娠晚期出现的生理性子宫收缩相区别。生理性子宫收缩一般不规则、无痛感，且不伴有宫颈管消退和宫口扩张等改变。

三、处理原则

若胎膜未破，胎儿存活、无胎儿窘迫，无严重妊娠并发症及并发症时，应设法抑制宫缩，尽可能延长孕周；若胎膜已破，早产不可避免时，应设法提高早产儿存活率。

四、护理

（一）护理评估

1.病史

详细评估可致早产的高危因素，如孕妇以往有流产、早产史或本次妊娠期有阴道流血史，则发生早产的可能性大，应详细询问并记录患者既往出现的症状及接受治疗的情况。

2.身心诊断

妊娠晚期者子宫收缩规律（20分钟≥4次），伴以宫颈管消退≥75%，以及进行性宫颈扩张2 cm以上时，可诊断为早产者临产。

早产已不可避免时，孕妇常会不自觉地把一些相关的事情与早产联系起来而产生自责感；由于孕妇对结果的不可预知，恐惧、焦虑、猜测也是早产孕妇常见的情绪反应。

3.辅助检查

通过全身检查及产科检查，结合阴道分泌物的生化指标检测，核实孕周，评估胎儿成熟度、胎方位等；观察产程进展，确定早产的进程。

（二）可能的护理诊断

1.有新生儿受伤的危险

与早产儿发育不成熟有关。

2.焦虑

与担心早产儿预后有关。

（三）预期目标

（1）新生儿不存在因护理不当而产生的并发症。

（2）患者能平静地面对事实，接受治疗及护理。

（四）护理措施

1.预防早产

孕妇良好的身心状况可减少早产的发生，突发的精神创伤亦可诱发早产。因此，应做好孕期保健工作，指导孕妇加强营养，保持平静心情。避免诱发宫缩的活动，如抬举重物、性生活等。高危孕妇必须多卧床休息，以左侧卧位为宜，以增加子宫血循环，改善胎儿供氧，慎做肛查和引导检查等，积极治疗并发症。宫颈内口松弛者应于孕 14～18 周或更早些时间做预防性宫颈环扎术，防止早产的产生。

2.药物治疗的护理

先兆早产的主要治疗为抑制宫缩，与此同时，还要积极控制感染治疗并发症和并发症。护理人员应能明确具体药物的作用和用法，并能识别药物的不良反应，以避免毒性作用的发生，同时，应对患者做相应的健康教育。常用抑制宫缩的药物有以下几类。

(1)β 肾上腺素受体激动素：其作用为激动子宫平滑肌 β 受体，从而抑制宫缩。此类药物的不良反应为心跳加快、血压下降、血糖增高、血钾降低、恶心、出汗、头痛等。常用药物有利托君、沙丁胺醇等。

(2)硫酸镁：镁离子直接作用于肌细胞，使平滑肌松弛，抑制子宫收缩。一般采用 25%硫酸镁 20 mL 加于 5%葡萄糖液 100～250 mL 中，在 30～60 分钟内缓慢静脉滴注，然后用 25%硫酸镁 20～10 mL 加于 5%葡萄糖液 100～250 mL 中，以每小时 1～2 g 的速度缓慢静脉滴注，直至宫缩停止。

(3)钙通道阻滞剂：阻滞钙离子进入细胞而抑制宫缩。常刚硝苯地平 5～10 mg，舌下含服，每天 3 次。用药时必须密切注意孕妇及血压的变化，若合并使用硫酸镁时更应慎重。

(4)前列腺素合成酶抑制剂：前列腺素有刺激子宫收缩和软化宫颈的作用，其抑制剂则有减少前列腺素合成的作用，从而抑制宫缩。常用药物有吲哚美辛及阿司匹林等。但此类药物可抑制胎儿前列腺素的合成和释放，使胎儿体内前列腺素减少，而前列腺素有药物可通过胎盘抑制胎儿前列腺素的合成和释放，使胎儿体内前列腺素减少，而前列腺素有维持胎儿动脉导管开放的作用，缺乏时导管可能过早关闭而致胎儿血循环障碍。因此，临床已较少应用，必要时仅能短期(不超过 1 周)服用。

3.预防新生儿并发症的发生

在保胎过程中，应每天行胎心监护，教会患者自数胎动，有异常时及时采用应对措施。在分娩前按医嘱给孕妇糖皮质激素如地塞米松、倍他米松等，可促胎肺成熟，是避免发生新生儿呼吸窘迫综合征的有效步骤。

4.为分娩做准备

如早产已不可避免，应尽早决定合理分娩的方式，如臀位、横位，估计胎儿成熟度低：而产程又需较长时间者，可选用剖宫产术结束分娩；经阴道分娩者，应考虑使用产钳和会阴切开术以缩短产程，从而减少分娩过程中对胎头的压迫。同时，充分做好早产儿保暖和复苏的准备，临产后慎用镇静剂，避免发生新生儿呼吸抑制的情况；产程中应给孕妇吸氧；新生儿出生后，立即结扎脐带，防止过多母血进入胎儿循环，造成循环系统负荷过载。

5.为孕妇提供心理支持

安排时间与孕妇进行开放式的讨论，让患者了解早产的发生并非她的过错，有时甚至是无缘由的。也要避免为减轻孕妇的负疚感而给予过于乐观的保证。由于早产是出乎意料的，孕妇多没有精神和物质准备，对产程的孤独无助感尤为敏感，因此，丈夫、家人和护士在身旁提供支持较足月分娩更显重要，并能帮助孕妇重建自尊，以良好的心态承担早产儿母亲的角色。

(五)护理评价

(1)患者能积极配合医护措施。

(2)母婴顺利经历全过程。

(孟凡梅)

第四节 过期妊娠

平时月经周期规则,妊娠达到或超过42周(>294天)尚未分娩者,称为过期妊娠。其发生率占妊娠总数的3%～15%。过期妊娠使胎儿窘迫、胎粪吸入综合征、过熟综合征、新生儿窒息、围生儿死亡、巨大儿,以及难产等不良结局发生率增高,并随妊娠期延长而增加。

一、病因

过期妊娠可能与下列因素有关。

(一)雌、孕激素比例失调

内源性前列腺素和雌二醇分泌不足而孕酮水平增高,导致孕激素优势.抑制前列腺素和缩宫素的作用,延迟分娩发动。导致过期妊娠。

(二)头盆不称

部分过期妊娠胎儿较大,导致头盆不称和胎位异常,使胎先露部不能紧贴子宫下段及宫颈内口,反射性子宫收缩减少,容易发生过期妊娠。

(三)胎儿畸形

如无脑儿,由于无下丘脑,垂体肾上腺轴发育不良或缺如,促肾上腺皮质激素产生不足,胎儿肾上腺皮质萎缩,使雌激素的前身物质16α-羟基硫酸脱氢表雄酮不足,从而雌激素分泌减少;小而不规则的胎儿不能紧贴子宫下段及宫颈内口诱发宫缩,导致过期妊娠。

(四)遗传因素

某家族、某个体常反复发生过期妊娠,提示过期妊娠可能与遗传因素有关。胎盘硫酸酯酶缺乏症是一种罕见的伴性隐性遗传病,可导致过期妊娠。其发生机制是因胎盘缺乏硫酸酯酶,胎儿肾上腺与肝脏产生的16α-羟基硫酸脱氢表雄酮不能脱去硫酸根转变为雌二醇及雌三醇,从而使血雌二醇及雌三醇明显减少,降低子宫对缩宫素的敏感性,使分娩难以启动。

二、临床表现

(一)胎盘

过期妊娠的胎盘病理有两种类型:一种是胎盘功能正常,除重量略有增加外。胎盘外观和镜检均与妊娠足月胎盘相似;另一种是胎盘功能减退,肉眼观察胎盘母体面呈片状或多灶性梗死及钙化,胎儿面及胎膜常被胎粪污染,呈黄绿色。

(二)羊水

正常妊娠38周后,羊水量随妊娠推延逐渐减少,妊娠42周后羊水减少迅速,约30%减至300 mL以下;羊水粪染率明显增高,是足月妊娠的2～3倍,若同时伴有羊水过少,羊水粪染率达71%。

(三)胎儿

过期妊娠胎儿生长模式与胎盘功能有关,可分以下3种。

1.正常生长及巨大儿

胎盘功能正常者,能维持胎儿继续生长,约25%成为巨大儿,其中1.4%胎儿出生体重>4 500 g。

2.胎儿成熟障碍

10%~20%过期妊娠并发胎儿成熟障碍。胎盘功能减退与胎盘血流灌注不足、胎儿缺氧及营养缺乏等有关。由于胎盘合成、代谢、运输及交换等功能障碍,胎儿不易再继续生长发育。临床分为3期:第Ⅰ期为过度成熟期,表现为胎脂消失、皮下脂肪减少、皮肤干燥松弛多皱褶,头发浓密,指(趾)甲长,身体瘦长,容貌似"小老人"。第Ⅱ期为胎儿缺氧期,肛门括约肌松弛,有胎粪排出,羊水及胎儿皮肤黄染,羊膜和脐带绿染,同胎儿患病率及围生儿死亡率最高。第Ⅲ期为胎儿全身因粪染历时较长广泛黄染,指(趾)甲和皮肤呈黄色,脐带和胎膜呈黄绿色,此期胎儿已经历和渡过第Ⅱ期危险阶段,其预后反较第Ⅱ期好。

3.胎儿生长受限

小样儿可与过期妊娠共存,后者更增加胎儿的危险性,约1/3过期妊娠死产儿为生长受限小样儿。

三、处理原则

应根据胎盘功能、胎儿大小、宫颈成熟度综合分析,以确诊过期妊娠,并选择恰当的分娩方式终止妊娠,在产程中密切观察羊水情况、胎心监护,出现胎儿窘迫征象,行剖宫产尽快结束分娩。

四、护理

(一)护理评估

1.病史

准确核实孕周,确定胎盘功能是否正常是关键。诊断过期妊娠之前必须准确核实孕周。

2.身心诊断

平时月经周期规则,妊娠达到或超过42周(>294天)未分娩者,可诊断为过期妊娠。由于孕妇结果的不可预知、恐惧、焦虑、猜测是过期妊娠孕妇常见的情绪反应。

3.诊断检查

实验室检查:①根据B超检查确定孕周,妊娠20周内,B超检查对确定孕周有重要意义。妊娠5~12周内以胎儿顶臀径推算孕周较准确,妊娠12~20周以内以胎儿双顶径、股骨长度推算预产期较好。②根据妊娠初期血、尿HCG增高的时间推算孕周。

(二)可能的护理诊断

1.有新生儿受伤的危险

与过期胎儿生长受限有关。

2.焦虑

与担心分娩方式、过期胎儿预后有关。

(三)预期目标

(1)新生儿不存在因护理不当而产生的并发症。

(2)患者能平静地面对事实,接受治疗和护理。

(四)护理措施

1.预防过期妊娠

(1)加强孕期宣教,使孕妇及家属认识过期妊娠的危害性。

(2)定期进行产前检查,适时结束妊娠。

2.加强监测,判断胎儿在宫内情况

(1)教会孕妇进行胎动计数:妊娠超过40周的孕妇,通过计数胎动进行自我监测尤为重要。胎动计数>30次/12小时为正常,<10次/12小时或逐日下降,超过50%,应视为胎盘功能减退,提示胎儿宫内缺氧。

(2)胎儿电子监护仪检测:无应激试验(NST)每周2次,胎动减少时应增加检测次数;住院后需每天1次监测胎心变化。NST无反应型需进一步做缩宫素激惹试验(OCT),若多次反复相互现胎心晚期减速,提示胎盘功能减退、胎儿明显缺氧。因NST存在较高假阳性率,需结合B超检查,估计胎儿安危。

3.终止妊娠应根据胎盘功能、胎儿大小、宫颈成熟度综合分析,选择恰当的分娩方式

(1)终止妊娠的指征:已确诊过期妊娠,严格掌握终止妊娠的指征有:①宫颈条件成熟;②胎儿体重>4 000 g或胎儿生长受限;③12小时内胎动<10次或NST为无反应型,OCT可疑;④尿E/C比值持续低值;⑤羊水过少(羊水暗区<3 cm)和/或羊水粪染;⑥并发重度子痫前期或子痫。终止妊娠的方法应酌情而定。

(2)引产:宫颈条件成熟、Bishop评分>7分者,应予引产;胎头已衔接者,通常采用人工破膜,破膜时羊水多而清者,可静脉滴注缩宫素。在严密监视下经阴道分娩。对羊水Ⅱ度污染者,若阴道分娩,要求在胎肩娩出前用负压吸管或吸痰管吸净胎儿鼻咽部黏液。

(3)剖宫产:出现胎盘功能减退或胎儿窘迫征象,不论宫颈条件成熟与否,均应行剖宫产尽快结束分娩。过期妊娠时,胎儿虽有足够储备力,但临产后宫缩应激力的显著增加超过其储备力,出现隐性胎儿窘迫,对此应有足够认识。最好应用胎儿监护仪,及时发现问题,采取应急措施,适时选择剖宫产挽救胎儿。进入产程后。应鼓励产妇左侧卧位、吸氧。产程中最好连续监测胎心,注意羊水性状,必要时取胎儿头皮血测pH,及早发现胎儿窘迫,并及时处理。过期妊娠时,常伴有胎儿窘迫、羊水粪染,分娩时应做相应准备。胎儿娩出后立即在直接喉镜指引下行气管插管吸出气管内容物,以减少胎粪吸入综合征的发生。过期儿患病率和死亡率均增高,应及时发现和处理新生儿窒息、脱水、低血容量及代谢性酸中毒等并发症。

(五)护理评价

(1)患者能积极配合医护措施。

(2)新生儿未发生窒息。

(孟凡梅)

第五节　前置胎盘

妊娠 28 周后，胎盘附着于子宫下段，甚至胎盘下缘达到或覆盖宫颈内口，其位置低于胎先露部，称为前置胎盘。前置胎盘是妊娠晚期严重并发症，也是妊娠晚期阴道流血最常见的原因。其发病率国外报道 0.5%，国内报道 0.24%～1.57%。

一、病因

目前尚不清楚，高龄初产妇(年龄＞35 岁)、经产妇及多产妇、吸烟或吸毒妇女为高危人群。其病因可能与下述因素有关。

(一)子宫内膜病变或损伤

多次刮宫、分娩、子宫手术史等是前置胎盘的高危因素。上述情况可损伤子宫内膜，引起子宫内膜炎或萎缩性病变，再次受孕时子宫蜕膜血管形成不良、胎盘血供不足，刺激胎盘面积增大延伸到子宫下段。前次剖宫产手术瘢痕可妨碍胎盘在妊娠晚期向上迁移。增加前置胎盘的可能性。据统计发生前置胎盘的孕妇，85%～95%为经产妇。

(二)胎盘异常

双胎妊娠时胎盘面积过大，前置胎盘发生率较单胎妊娠高 1 倍；胎盘位置正常而副胎盘位于子宫下段接近宫颈内口；膜状胎盘大而薄，扩展到子宫下段，均可发生前置胎盘。

(三)受精卵滋养层发育迟缓

受精卵到达子宫腔后，滋养层尚未发育到可以着床的阶段，继续向下游走到达子宫下段，并在该处着床而发育成前置胎盘。

二、分类

根据胎盘下缘与宫颈内口的关系，将前置胎盘分为 3 类(图 5-1)。

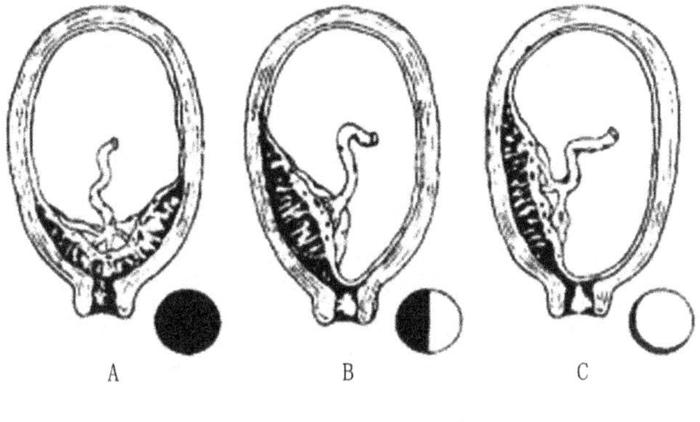

图 5-1　前置胎盘的类型

A.完全性前置胎盘；B.部分性前置胎盘；C.边缘性前置胎盘

(1)完全性前置胎盘又称中央性前置胎盘，胎盘组织完全覆盖宫颈内口。

(2)部分性前置胎盘宫颈内口部分为胎盘组织所覆盖。

(3)边缘性前置胎盘胎盘附着于子宫下段,胎盘边缘到达宫颈内口,未覆盖宫颈内口。

胎盘位于子宫下段,与胎盘边缘极为接近,但未达到宫颈内口,称为低置胎盘。胎盘下缘与宫颈内口的关系可因宫颈管消失、宫口扩张而改变。前置胎盘类型可因诊断时期不同而改变,如临产前为完全性前置胎盘,临产后因口扩张而成为部分性前置胎盘。目前临床上均依据处理前最后一次检查结果来决定其分类。

三、临床表现

(一)症状

前置胎盘的典型症状是妊娠晚期或临产时,发生无诱因、无痛性反复阴道流血。妊娠晚期子宫下段逐渐伸展,牵拉宫颈内口,宫颈管缩短;临产后规律宫缩使宫颈管消失成为软产道的一部分。宫颈外口扩张,附着于子宫下段及宫颈内口的胎盘前置部分不能相应伸展而与其附着处分离,血窦破裂出血。前置胎盘出血前无明显诱因,初次出血量一般不多,剥离处血液凝固后,出血自然停止;也有初次即发生致命性大出血而导致休克的。由于子宫下段不断伸展,前置胎盘出血常反复发生,出血量也越来越多。阴道流血发生的迟早、反复发生次数、出血量多少与前置胎盘类型有关。完全性前置胎盘初次出血时间早,多在妊娠28周左右,称为"警戒性出血"。边缘性前置胎盘出血多发生于妊娠晚期或临产后,出血量较少。部分性前置胎盘的初次出血时间、出血量及反复出血次数,介于两者之间。

(二)体征

患者一般情况与出血量有关,大量出血呈现面色苍白、脉搏增快微弱、血压下降等休克表现。腹部检查:子宫软,无压痛,大小与妊娠周数相符。由于子宫下段有胎盘占据,影响胎先露部入盆,故胎先露高浮,易并发胎位异常。反复出血或一次出血量过多,使胎儿宫内缺氧,严重者胎死宫内。当前置胎盘附着于子宫前壁时,可在耻骨联合上方听到胎盘杂音。临产时检查见宫缩为阵发性,间歇期子宫完全松弛。

四、处理原则

处理原则是抑制宫缩、止血、纠正贫血和预防感染。根据阴道流血量、有无休克、妊娠周数、胎位、胎儿是否存活、是否临产及前置胎盘类型等综合作出决定。

(一)期待疗法

应在保证孕妇安全的前提下尽可能延长孕周,以提高围生儿存活率。适用于妊娠<34周、胎儿体重<2 000 g、胎儿存活、阴道流血量不多、一般情况良好的孕妇。

尽管国外有资料证明,前置胎盘孕妇的妊娠结局住院与门诊治疗并无明显差异,但我国仍应强调住院治疗。住院期间密切观察病情变化,为孕妇提供全面优质护理是期待疗法的关键措施。

(二)终止妊娠

1.终止妊娠指征

孕妇反复发生多量出血甚至休克者,无论胎儿成熟与否,为了母亲安全应终止妊娠;期待疗法中发生大出血或出血量虽少,但胎龄达孕36周以上,胎儿成熟度检查提示胎儿肺成熟者;胎龄未达孕36周,出现胎儿窘迫征象,或胎儿电子监护发现胎心异常者;出血量多。危及胎儿;胎儿已死亡或出现难以存活的畸形,如无脑儿。

2.剖宫产

剖宫产可在短时间内娩出胎儿,迅速结束分娩,对母儿相对安全,是处理前置胎盘的主要手段。剖宫产指征应包括完全性前置胎盘,持续大量阴道流血;部分性和边缘性前置胎盘出血量较多,先露高浮,短时间内不能结束分娩;胎心异常。术前应积极纠正贫血、预防感染等,备血,做好处理产后出血和抢救新生的准备。

3.阴道分娩

边缘性前置胎盘、枕先露、阴道流血不多、无头盆不称和胎位异常,估计在短时间内能结束分娩者,可予试产。

五、护理

(一)护理评估

1.病史

除个人健康史外,在孕产史中尤其注意识别有无剖宫产术、人工流产术及子宫内膜炎等前置胎盘的易发因素。此外妊娠中特别是孕28周后,是否出现无痛性、无诱因、反复阴道流血症状,并详细记录具体经过及医疗处理情况。

2.身心状况

患者的一般情况与出血量的多少密切相关。大量出血时可见面色苍白、脉搏细速、血压下降等休克症状。孕妇及其家属可因突然阴道流血而感到恐惧或焦虑,既担心孕妇的健康,更担心胎儿的安危,可能显得恐慌、紧张、手足无措。

3.诊断检查

(1)产科检查:子宫大小与停经月份一致,胎儿方位清楚,先露高浮,胎心可以正常,也可因孕妇失血过多致胎心异常或消失。前置胎盘位于子宫下段前壁时,可于耻骨联合上方听见胎盘山管杂音。临产后检查,宫缩为阵发性,间歇期子宫肌肉可以完全放松。

(2)超声波检查:B超断层相可清楚看到子宫壁、胎头、宫颈和胎盘的位置,胎盘定位准确率达95%以上,可反复检查,是目前最安全、有效的首选检查方法。

(3)阴道检查:目前一般不主张应用。只有在近临产期出血不多时,终止妊娠前为除外其他出血原因或明确诊断决定分娩方式前考虑采用。要求阴道检查操作必须在输血、输液和做好手术准备的情况下方可进行。怀疑前置胎盘的个案,切忌肛查。

(4)术后检查胎盘及胎膜:胎盘的前置部分可见陈旧血块附着呈黑紫色或暗红色,如这些改变位于胎盘的边缘,而且胎膜破口处距胎盘边缘<7 cm,则为部分性前置胎盘。如行剖宫产术,术中可直接了解胎盘附着的部分并确立诊断。

(二)护理诊断

1.潜在并发症

出血性休克。

2.有感染的危险

与前置胎盘剥离面靠近子宫颈口、细菌易经阴道上行感染有关。

(三)预期目标

(1)接受期待疗法的孕妇血红蛋白不再继续下降,胎龄可达或更接近足月。

(2)产妇产后未发生产后出血或产后感染。

(四)护理措施

根据病情须立即接受终止妊娠的孕妇,立即安排孕妇去枕侧卧位,开放静脉,配血,做好输血准备。在抢救休克的同时,按腹部手术患者的护理进行术前准备,并做好母儿生命体征监护及抢救准备工作。接受期待疗法的孕妇的护理措施如下。

1.保证休息

减少刺激孕妇需住院观察,绝对卧床休息,尤以左侧卧位为佳,并定时间断吸氧,每天3次,每次1小时,以提高胎儿血氧供应。此外,还需避免各种刺激,以减少出血可能。医护人员进行腹部检查时动作要轻柔,禁做阴道检查和肛查。

2.纠正贫血

除采取口服硫酸亚铁、输血等措施外,还应加强饮食营养指导,建议孕妇多食高蛋白及含铁丰富的食物,如动物肝脏、绿叶蔬菜和豆类等,一方面有助于纠正贫血,另一方面还可以增强机体抵抗力,同时也促进胎儿发育。

3.监测生命体征

及时发现病情变化严密观察并记录孕妇生命体征,阴道流血的量、色,流血事件及一般状况,检测胎儿宫内状态。按医嘱及时完成实验室检查项目,并交叉配血备用。发现异常及时报告医师并配合处理。

4.预防产后出血和感染

(1)产妇回病房休息时严密观察产妇的生命体征及阴道流血情况,发现异常及时报告医师处理,以防止或减少产后出血。

(2)及时更换会阴垫,以保持会阴部清洁、干燥。

(3)胎儿分娩后,及早使用宫缩剂,以预防产后大出血;对新生儿严格按照高危儿处理。

5.健康教育

护士应加强对孕妇的管理和宣教。指导围孕期妇女避免吸烟、酗酒等不良行为,避免多次刮宫、引产或宫内感染,防止多产,减少子宫内膜损伤或子宫内膜炎。对妊娠期出血,无论量多少均应就医,做到及时诊断、正确处理。

(五)护理评价

(1)接受期待疗法的孕妇胎龄接近(或达到)足月时终止妊娠。

(2)产妇产后未出现产后出血和感染。

(孟凡梅)

第六章　儿科护理

第一节　小儿急性上呼吸道感染

急性上呼吸道感染是小儿最常见的疾病，主要侵犯鼻、鼻咽和咽部，常诊断为“急性鼻咽炎(普通感冒)”“急性咽炎”“急性扁桃体炎”等，也可统称为上呼吸道感染，或简称“上感”。

一、病因

各种病毒和细菌都可引起上呼吸道感染，尤以病毒为多见，约占“上感”发病病原体的60%甚至90%以上，常见有鼻病毒、腺病毒、副流感病毒、流感病毒、呼吸道合胞病毒等，其他病毒如冠状病毒、肠道病毒、单纯疱疹病毒、EB病毒等也可引起。细菌感染常继发于病毒感染之后，其中溶血性链球菌占重要地位，其次为肺炎链球菌、葡萄球菌、嗜血流感杆菌，偶尔也有革兰阴性杆菌。亦有报告肺炎支原体菌亦可引起上呼吸道感染。

二、病理改变

病变部位早期表现为毛细血管和淋巴管扩张，黏膜充血水肿、腺体及杯状细胞分泌增加及单核细胞和吞噬细胞浸润、以后转为中性粒细胞浸润，上皮细胞和纤毛上细胞坏死脱落。恢复期上皮细胞新生、黏膜修复、恢复正常。

三、临床表现

本病多为散发，偶然亦见流行。婴幼儿患病症状较重，年长儿较轻。婴幼儿患病时可有或无流涕、鼻塞、喷嚏等呼吸道症状，常突发高热、呕吐、腹泻，甚至因高热而引起惊厥。年长儿患者常有流涕、鼻塞、喷嚏、咽部不适、发热等症状，可伴有轻度咳嗽与声嘶。部分患儿发病早期可出现脐周围阵痛、咽炎、咽痛等症状，咽黏膜充血，若咽侧索也受累，则在咽两外侧壁上各见一纵行条索状肿块突出。疱疹性咽峡炎，在咽弓、软腭、悬雍垂黏膜上可见数个或数十个灰白色小疱疹，直径1～3 mm，周围有红晕，1～2天破溃成溃疡。咽结合膜热患者，临床特点为发热39 ℃左右，咽炎及结膜炎同时存在，而有别于其他类型的上呼吸道感染。急性扁桃体炎除了发热咽痛外，扁桃体可见明显红肿，表面有黄白色脓点，可融合成假膜状。

四、实验室检查

病毒感染时白细胞计数多偏低或正常，粒细胞不增高。病因诊断除病毒分离与血清反应外，近年来广泛利用免疫荧光、酶联免疫等方法开展病毒学的早期诊断，对初步鉴别诊断有一定帮助。细菌感染时白细胞计数及中性粒细胞可增高；由链球菌引起者血清抗链球菌溶血素“O”滴度增高，咽拭子培养可有致病菌生长。

五、诊断

急性上呼吸道感染具有典型症状，如发热、鼻塞、咽痛、扁桃体肿大等全身和局部症状，结合季节、流行病学特点等，临床诊断并不困难，但对病原学的诊断则需依靠病毒学和细菌学检查。

六、鉴别诊断

(1)症状中以高热惊厥和腹痛严重者，须与中枢神经系统感染和急腹症等疾病相鉴别。

(2)很多急性传染病早期，也有上呼吸道感染的症状，虽然现在预防接种比较普遍及传染病发病率明显下降，但在传染病流行季节要仔细询问麻疹、猩红热、腮腺炎、百日咳、流感以及脊髓灰质炎的流行接触史。当夏季时尤要注意和中毒性疾病的早期相鉴别。

(3)如有高热、流涎、拒食、咽后壁及扁桃体周围有小疱疹及小溃疡者，可诊断为疱疹性咽峡炎；如高热、咽红伴眼结膜充血，可诊为咽结膜热；扁桃体红肿且有渗出者为急性扁桃体炎或化脓性扁桃体炎；如有明显流行史、高热、四肢酸痛、头痛等全身症状而较鼻咽部症状更重时，要考虑为流行性感冒。

七、治疗

(一)一般治疗

充分休息，多饮水，注意隔离，预防并发症。WHO 在急性呼吸道感染的防治纲要中指出，关于感冒的治疗主要是家庭护理和对症处理。

(二)对症治疗

1.高热

高热时口服阿司匹林类，剂量为 10 mg/(kg·次)，持续高热可每 4 小时口服 1 次；亦可用对乙酰氨基酚，剂量为 5～10 mg/(kg·次)，市场上多为糖浆剂，便于小儿服用。高热时还可用赖氨酸阿司匹林或阿尼利定等肌内注射，同时亦可用冷敷、温湿敷、乙醇擦浴等物理方法降温。

2.高热惊厥

出现高热惊厥可针刺人中、十宣等穴位或肌内注射苯巴比妥钠每次 4～6 mg/kg，有高热惊厥史的小儿可在服退热剂同时服用苯巴比妥等镇静剂。

3.鼻塞

乳儿鼻塞妨碍喂奶时，可在喂奶前用 0.5%麻黄碱 1～2 滴滴鼻，年长儿亦可加用氯苯那敏等脱敏剂。

4.咽痛

疱疹性咽峡炎时可用冰硼酸、锡类散、金霉素鱼肝油或碘甘油涂抹口腔内疱疹或溃疡处；年长儿可口含碘喉片及其他中药利咽喉片，如华素片、度美芬、四季润喉片、草珊瑚、西瓜霜润喉片等。

（三）病因治疗

如诊断为病毒感染，目前常用1%利巴韦林滴鼻，每2～3小时双鼻孔各滴2～3滴，或口服利巴韦林口服液（威乐星），或用利巴韦林口含片。亦有用口服金刚烷胶、吗啉胍，但疗效不肯定。如明确腺病毒或单纯性溃疡病毒感染亦有用碘苷（疱疹净）、阿糖胞苷。近年来有报道用干扰素治疗重症病毒性感染取得较好疗效。如诊断为细菌感染，大多合并有中耳炎、鼻窦炎、化脓性扁桃体炎、淋巴结炎以及下呼吸道炎症时，可选用复方新诺明、氨苄西林、阿莫西林或其他抗生素。但多数上呼吸道感染病例不应滥用抗生素。

（四）风热两型

风热两型治法以清热解表为主，常用中成药有银翘解毒片、桑菊感冒片、感冒退热冲剂、板蓝根冲剂以及双黄连口服液等。

八、预防

减少上呼吸道感染的根本办法在于预防。平时要多户外活动，增强体质，要避免交叉感染，特别是在感冒流行季节要少去公共场所或串门；注意气候骤变，及时添减衣服；对体弱儿及反复呼吸道感染儿可服玉屏风散或左旋咪唑，0.25～3 mg/(kg·d)，每周服2天停5天，3个月为1个疗程，亦可口服卡慢舒。这些治疗目的多是增强机体抵抗力，预防呼吸道感染复发。

九、并发症

正常5岁以下小儿平均每年患急性呼吸道感染4～6次。但有的患儿患呼吸道感染的次数过于频繁，可称为反复呼吸道感染，简称复感儿。

（一）影响因素

由于小儿正处在生长发育之中，身体的免疫系统还未发育完善，缺乏抵御微生物侵入的能力，故很容易患急性呼吸道感染，但有的患儿由于环境或机体本身条件比一般小儿更易患急性呼吸道感染，影响因素有以下几点。

1.机体条件

如患儿长期营养不良，婴儿母乳不足又未及时添加辅食，体内缺乏必需的蛋白质、脂肪及热量不足，影响器官组织的正常发育致抵抗力低下；也有的家庭经济条件并不差，但父母缺乏科学育儿知识，偏食或喂养不合理，特别是只喝牛奶、巧克力，缺乏多种维生素和微量元素如铁、锌等，也会对免疫系统造成损害，抗病能力下降而易患病。

2.环境因素

环境因素特别是大气污染或被动吸烟。如冬天屋内生炉子，空气中大量烟雾、粉尘以及有害物质进入小儿呼吸道；同样被动吸烟也是。这些有害物质不但损伤呼吸道正常黏膜，而且还可降低抵抗力，诱发呼吸道感染。有报道在吸烟家庭中生长的婴儿比无吸烟家庭的小儿患急性呼吸道感染的机会大数倍至近10倍。

3.先天因素

小儿患有先天的免疫缺陷病或暂时性免疫低下也可造成反复呼吸道感染。

(二)诊断

根据1987年全国小儿呼吸道疾病学术会议讨论标准做出诊断(表6-1)。

表6-1 小儿反复呼吸道疾病诊断标准

年龄(岁)	上呼吸道感染(次/年)	下呼吸道感染(次/年)
0～2	7	3
3～5	5	2
6～12	5	2

(三)治疗

急性感染可参照上述方法外,还要针对引起反复上感的原因,如增加营养、改善环境因素。应该指出患先天性免疫缺陷的小儿是极少数,大部分还是护理问题,因此,增强患儿体质是治疗及预防之根本。加强体育锻炼及注意户外活动,使患儿增强适应外界环境及气候变化的能力;同时注意对反复呼吸道感染患儿的生活护理,随气候变化增减衣服,切忌过捂过饱,这些都是治疗反复呼吸道感染的关键。

十、护理评估

(一)健康史

询问发病情况,注意有无受凉史,或当地有无类似疾病的流行,患儿发热开始时间、程度,伴随症状及用药情况;了解患儿有无营养不良、贫血等病史。

(二)身体状况

观察患儿精神状态,注意有无鼻塞、呼吸困难,测量体温,检查咽部有无充血和疱疹,扁桃体及颈部淋巴结是否肿大,结合咽喉膜有无充血,皮肤有无皮疹,腹痛及支气管、肺受累的表现。了解血常规等实验室检查结果。

(三)心理-社会状况

了解患儿及家长的心理状态和对该病因、预防及护理知识的认识程度;评估患儿家庭环境及经济情况,注意疾病流行趋势。

十一、常见护理诊断与合作性问题

(一)体温过高

体温过高与上呼吸道感染有关。

(二)潜在并发症(惊厥)

其与高热有关。

(三)有外伤的危险

发生外伤与发生高热惊厥时抽搐有关。

(四)有窒息的危险

窒息与发生高热惊厥时胃内容物反流或痰液阻塞有关。

(五)有体液不足的危险

其与高热大汗及摄入减少有关。

(六)低效性呼吸形态

这与呼吸道炎症有关。

(七)舒适的改变

此与咽痛、鼻塞等有关。

十二、护理目标

(1)患儿体温降至正常范围(36～37.5 ℃)。

(2)患儿不发生惊厥或惊厥时能被及时发现。

(3)患儿维持于舒适状态无自伤及外伤发生。

(4)患儿呼吸道通畅无误吸及窒息发生。

(5)患儿体温正常,能接受该年龄组的液体入量。

(6)患儿呼吸在正常范围,呼吸道通畅。

(7)患儿感到舒适,不再哭闹。

十三、护理措施

(1)保持室内空气新鲜,每天通风换气 2～4 次,保持室温 18～22 ℃,湿度 50%～60%,空气每天用过氧乙酸或含氯制剂喷雾消毒 2 次。有患儿居住的房间最好用空气消毒机,消毒净化空气。

(2)密切观察体温变化,体温超过 38.5 ℃时给予物理降温,如头部冷敷、腋下及腹股沟处置冰袋,温水或乙醇擦浴。冷盐水灌肠,必要时给予药物降温:对乙酰氨基酚、安乃近、柴胡、肌内注射阿尼利定。

(3)发热者卧床休息直到退热 1 天以上可适当活动,做好心理护理,提供玩具、画册等有利于减轻焦虑,不安情绪。

(4)防止发生交叉感染,患儿与正常小儿分开,接触者戴口罩,防止继发细菌感染。

(5)保持口腔清洁,每天用生理盐水漱口 1～2 次,婴幼儿可经常喂少量温开水以清洗口腔,防止口腔炎的发生。

(6)保持鼻咽部通畅,鼻腔分泌物和干痂及时清除,鼻孔周围应保持清洁,避免增加鼻腔压力,使炎症经咽管向中耳发展引起中耳炎。鼻腔严重时于清洁鼻腔分泌部后用 0.5%麻黄碱液滴鼻,每次 1～2 滴;对鼻塞而妨碍吸吮的婴幼儿,宜在哺乳前 10～15 分钟滴鼻,使鼻腔通畅,保持吸吮。

(7)多饮温开水,以加速毒物排泄和降低体温,患儿衣着、被子不宜过多,出汗后及时给患儿用温水擦干汗液,更换衣服。

(8)每 4 小时测体温 1 次,体温骤升或骤降时要随时测量并记录,如患儿病情加重,体温持续不退,应考虑并发症的可能,需要及时报告医师并及时处理,如病程中出现皮疹,应区别是否为某种传染病的早期征象,以便及时采取措施。

(9)注意观察咽部充血、水肿等情况,咽部不适时给予润喉含片或雾化吸入(雾化吸入药物可用利巴韦林、糜蛋白酶、地塞米松加 20～40 mL 注射用水 2 次/天)。

(10)室内安静减少刺激,发生高热惊厥时按惊厥护理常规。

(11)给予易消化和富含维生素的清淡饮食,必要时静脉补充营养和水分。

(12)病儿安置在有氧气、吸痰器的病室内。

(13)平卧、头偏向一侧,注意防止舌咬伤。防止呕吐物误吸,防止舌后倒引起窒息,应托起病儿下颌同时解开衣物及松开腰带，以减轻呼吸道阻力。

(14)密切观察病情变化，防止发生意外，如坠床或摔伤等。

(15)抽搐时上、下牙之间放牙垫，防止舌及口唇咬伤，病儿持续发作时，可按照医嘱给予对症处理。

(16)按医嘱用止惊药物，如地西泮、苯巴比妥等，观察患儿用药后的反应，并记录。

(17)治疗、护理等集中进行，保持安静，减少刺激。

(18)保持呼吸道通畅，及时吸痰，发绀者给予吸氧，窒息者给人工呼吸，注射呼吸兴奋剂。

(19)高热者给予物理降温或退热剂降温，在严重感染并伴有循环衰竭，抽搐、高热者，可行冬眠疗法，冬眠期间不能搬动病儿或突然竖起，防止直立性休克。

(20)详细记录发作时间，抽动的姿势、次数及特点，因有的病儿抽搐时间相当短暂，虽有几秒钟，抽搐姿势也不同，有的像眨眼一样，有的口角微动，有的肢体像无意乱动一样等，因此需仔细注视才能发现。

(21)密切观察血压、呼吸、脉搏、瞳孔的变化，并做好记录。

十四、健康教育

(1)指导家庭护理：因上呼吸道感染患儿多不住院，要帮助患儿家长掌握上呼吸道感染的护理要点。让患儿多饮水，促进代谢及体内毒素的排泄；饮食要清淡，少食多餐，给高蛋白、高热量、高维生素的流质或半流质饮食；要注意休息，避免剧烈活动，防止咳嗽加重。患儿鼻塞时呼吸不畅可在哺乳及临睡前用0.5%的麻黄碱溶液滴鼻，每次 1～2 滴，可使鼻腔通畅。但不能用药过频，以免引起心悸等表现。

(2)指导预防并发症的方法，以免引起中耳炎、鼻窦炎，介绍如何观察并发症的早期表现，如高热持续不退而复升，淋巴结肿大，耳痛或外耳道流脓，咳嗽加重、呼吸困难等，应及时与医护人员联系并及时处理。

(3)介绍上呼吸道感染的预防重点，增加营养和体格锻炼，避免受凉；在上呼吸道感染流行季节避免到人多的公共场所；有流行趋势时给易感儿服用板蓝根、金银花、连翘等中药汤剂预防，对反复发生上呼吸道感染的小儿应积极治疗原发病，改善机体健康状况。鼓励母乳喂养，积极防治各种慢性病，如维生素 D 缺乏性佝偻病、营养不良及贫血等，在集体儿童机构中，有如上感流行趋势，应早期隔离患儿，室内用食醋熏蒸法消毒。

(4)用药指导：指导患儿家长不要给患儿滥服感冒药，如成人速效伤风胶囊以及其他市场流行各种感冒药、消炎药、抗病毒药，必须在医师指导下服药，服药时不要与奶粉、糖水同服，两种药物必须间隔半小时以上再服用。

（杨肖燕）

第二节　小儿急性感染性喉炎

小儿急性感染性喉炎(acute infectious laryngitis)是由病毒或细菌等引起的喉部黏膜的急性炎症，多见于 5 岁以下的儿童，冬、春季发病较多。由于小儿喉腔狭小、黏膜下血管淋巴组织丰富，声门下组织疏松等解剖特点，患儿易出现犬吠样咳嗽、声音嘶哑、吸气性喉鸣伴呼吸困难，严重时出现喉梗阻症状，若处理不及时，可危及生命。

一、临床特点

（一）症状

1.发热

患儿可有不同程度的发热，严重时体温可高达 40 ℃以上并伴有中毒症状。

2.咳嗽

轻者为刺激性咳嗽，伴有声音嘶哑，较重的有犬吠样咳嗽。

3.喉梗阻症状

呈吸气性喉鸣、三凹症，重者迅速出现烦躁不安、吸气性呼吸困难、青紫、心率加快等缺氧症状。临床将喉梗阻分为 4 度。

（1）Ⅰ度喉梗阻：安静时如常人，但活动（或受刺激）后可出现喉鸣及吸气性呼吸困难。胸部听诊呼吸音清晰，心率无改变。

（2）Ⅱ度喉梗阻：即使在安静状态下也有喉鸣和吸气性呼吸困难。听诊可闻喉鸣传导或气管呼吸音，呼吸音强度大致正常。心率稍快，一般状况尚好。

（3）Ⅲ度喉梗阻：吸气性呼吸困难严重，除上述表现外，还因缺氧严重而出现明显发绀，患儿常极度不安、躁动、恐惧、大汗，胸廓塌陷，呼吸音明显减低。心率增快，常＞140 次/分，心音低钝。

（4）Ⅳ度喉梗阻：由于呼吸衰竭以及逐渐体力耗竭，患儿极度衰竭，呈昏睡状或进入昏迷，三凹征反而不明显，呼吸微弱，呼吸音几乎消失，胸廓塌陷明显，心率或慢或快，心律不齐，心音微弱，面色由发绀变成苍白或灰白。

（二）体征

咽部充血，肺部无湿性啰音。直达喉镜检查可见黏膜充血肿胀，声门下黏膜呈梭状肿胀，黏膜表面有时附有黏稠性分泌物。

二、护理评估

（一）健康史

询问发病情况，病前有无上呼吸道感染现象。

（二）症状、体征

检查患儿有无发热、声音嘶哑、咳嗽、气促、三凹征。

（三）社会-心理

评估患儿及家长的心理状态，对疾病的了解程度，家庭环境及经济情况，了解患儿有无住院的经历。

（四）辅助检查

了解病原学及血常规检查结果。

三、常见护理问题

（一）低效性呼吸形态

与喉头水肿有关。

(二)舒适的改变

与咳嗽、呼吸困难有关。

(三)有窒息的危险

与喉梗阻有关。

(四)体温过高

与感染有关。

四、护理措施

(一)改善呼吸功能,保持呼吸道通畅

(1)保持室内空气清新,每天定时通风2次,保持室内湿度在60%左右,以缓解喉肌痉挛,湿化气道。

(2)适当抬高患儿颈肩部,怀抱小儿使头部稍后仰以保持气道通畅,体位舒适。

(3)Ⅱ度以上喉梗阻患儿应给予吸氧。

(4)吸入用布地奈德混悬液+肾上腺素用生理盐水稀释后雾化吸入,每天3～4次。以消除喉水肿,恢复气道通畅。

(5)指导较大患儿进行有效的咳嗽,当患儿剧烈咳嗽时,可嘱患儿深呼吸以抑制咳嗽。

(二)密切观察病情变化

根据患儿三凹征、喉鸣、青紫及烦躁的表现来判断缺氧的程度,及时发现喉梗阻,积极处理,避免窒息。如有喉梗阻先兆,立即通知医师,备好抢救物品,积极配合抢救。

(三)发热护理

监测体温变化,发热时给温水擦浴,解热贴敷前额,必要时按医嘱给予药物降温。

(四)提高患儿的舒适度

卧床休息,减少活动,各种护理操作尽量集中进行,避免哭闹。一般情况下不用镇静剂,若患儿过度烦躁不安,可遵医嘱用地西泮、苯巴比妥肌内注射或10%水合氯醛灌肠。因氯丙嗪及吗啡有抑制呼吸的作用,不宜应用。

五、健康教育

(1)向患儿家长讲解疾病的有关知识和护理要点,指导家长耐心细致地喂养,进食易消化的流质或半流质,多饮水,不吃有刺激性的食物,避免患儿进食时发生呛咳。

(2)向家长说明雾化吸入的重要性,鼓励患儿配合治疗。

(3)避免哭闹时间过长,吸入有害气体或进食辛辣食物,刺激损伤喉部。

六、出院指导

(1)注意锻炼身体,合理喂养,增强机体抵抗力。

(2)养成良好卫生生活习惯,饭后漱口,多饮水,保持口腔清洁。

(3)一旦发生痉挛性喉炎(出现呼吸紧促如犬吠,喉鸣,吸气困难,胸廓塌陷,唇色青紫)应立即送医院治疗,并保持气道通畅(患儿头向后仰,解开衣领)。

(杨肖燕)

第三节　小儿急性支气管炎

急性支气管炎是小儿常见的一种呼吸道疾病。本病常继发于上呼吸道感染之后，也常为肺炎的早期表现。也有的是小儿急性传染病如麻疹、百日咳、伤寒、猩红热等疾病的早期症状或并发症。

急性支气管炎，由各种病毒和细菌或二者混合感染所引起。另外，小儿年龄小，体格弱，气温变化冷热不均，公共场所或居室空气污浊，都可诱发本病。

疾病开始时表现为上呼吸道感染症状，发热、流鼻涕、咳嗽，咳嗽逐渐加重并且有痰，起初是白色黏痰，几天后变为黄色脓痰。有的小儿嗓子呼噜呼噜作响，早晚咳嗽较重，经常因咳嗽将食物吐出。还常伴有头痛、食欲缺乏、疲乏无力、睡眠不安、腹泻等症状。

另外，有一种特殊型的支气管炎，称为急性毛细支气管炎也叫哮喘性支气管炎。主要表现为下呼吸道梗阻症状，似支气管哮喘样发作，患儿鼻翼翕动。呈喘憋状呼吸，很快出现呼吸困难，缺氧发绀。这种类型多见于2岁以内虚胖小儿，往往有湿疹或其他过敏史。

一、护理要点

(1)发热时要注意卧床休息，选用物理降温或药物降温。

(2)室内保持空气新鲜，适当通风换气，但避免对流风，以免患儿再次受凉。

(3)须经常协助患儿变换体位，轻轻拍打背部，使痰液易于排出。

二、注意事项

(1)急性支气管炎一般1周左右可治愈。有部分患儿咳嗽的时间要长些，逐渐会减轻、消失，适当的服些止咳剂即可。不过在患病的早期，对于痰多的患儿，不主张用止咳剂，以免影响排痰。痰稠咳重者可服用祛痰药。

(2)也有部分患儿发展为肺炎，就按护理肺炎患儿的方法精心护理。如果急性支气管炎发作时缺氧、发绀，必须住院治疗，若缺氧得不到及时纠正，会发生脑缺氧等并发症。其他最常见的并发症就是心力衰竭。

(3)对于哮喘重的患儿，在使用氨茶碱等缓解支气管痉挛的药物时，应在医师指导下用药，家长不可乱用。中药麻杏石甘汤或小青龙汤加减治疗急性支气管炎有一定效果，也可采取中西医结合治疗。

(杨肖燕)

第四节　小 儿 肺 炎

肺炎系指不同病原体或其他因素所致的肺部炎症，以发热、咳嗽、气促、呼吸困难和肺部固定湿啰音为共同临床表现，该病是儿科常见疾病中能威胁生命的疾病之一。据联合国儿童基金会统计，全世界每年有350万左右<5岁儿童死于肺炎，占<5岁儿童总病死率的28%；我国每年<5岁儿童因肺炎死亡者约35万，占全世界儿童肺炎死亡数的10%。因此积极采取措施，降低小儿肺炎的病死率，是21世纪世界儿童生存、保护和发展纲要规定的重要任务。

目前，小儿肺炎的分类尚未统一，常用方法有四种，各种肺炎可单独存在，也可两种同时存在。①病理分类：可分为支气管肺炎、大叶性肺炎、间质性肺炎等。②病因分类：感染性肺炎，如病毒性肺炎、细菌性肺炎、支原体肺炎、衣原体肺炎、真菌性肺炎、原虫性肺炎；非感染性肺炎，如吸入性肺炎、坠积性肺炎等。③病程分类：急性肺炎（病程<1个月），迁延性肺炎（病程1～3个月），慢性肺炎（病程>3个月）。④病情分类：轻症肺炎（主要为呼吸系统表现）、重症肺炎（除呼吸系统受累外，其他系统也受累，且全身中毒症状明显）。

临床上若病因明确，则按病因分类，否则按病理分类。

一、病因与发病机制

引起肺炎的主要病原体为病毒和细菌，病毒中最常见的为呼吸道合胞病毒，其次为腺病毒、流感病毒等；细菌中以肺炎链球菌多见，其他有葡萄球菌、链球菌、革兰阴性杆菌等。低出生体重、营养不良、维生素D缺乏性佝偻病、先天性心脏病等患儿易患本病，且病情严重，容易迁延不愈，病死率也较高。

病原体多由呼吸道入侵，也可经血行入肺，引起支气管、肺泡、肺间质炎症，支气管因黏膜水肿而管腔变窄，肺泡壁因充血水肿而增厚，肺泡腔内充满炎症渗出物，影响了通气和气体交换；同时由于小儿呼吸系统的特点，当炎症进一步加重时，可使支气管管腔更加狭窄，甚至阻塞，造成通气和换气功能障碍，导致低氧血症及高碳酸血症。为代偿缺氧，患儿呼吸与心率加快，出现鼻翼翕动和三凹征，严重时可产生呼吸衰竭。由于病原体作用，重症常伴有毒血症，引起不同程度的感染中毒症状。缺氧、二氧化碳潴留及毒血症可导致循环系统、消化系统、神经系统的一系列症状以及水、电解质和酸碱平衡紊乱。

（一）循环系统

缺氧使肺小动脉反射性收缩，肺循环压力增高，形成肺动脉高压；同时病原体和毒素侵袭心肌，引起中毒性心肌炎。肺动脉高压和中毒性心肌炎均可诱发心力衰竭。重症患儿常出现微循环障碍、休克甚至弥散性血管内凝血。

（二）中枢神经系统

缺氧和高碳酸血症使脑血管扩张、血流减慢，血管通透性增加，致使颅内压增高。严重缺氧和脑供氧不足使脑细胞无氧代谢增加，造成乳酸堆积、ATP生成减少和Na-K离子泵转运功能障碍，引起脑细胞内水、钠潴留，形成脑水肿。病原体毒素作用亦可引起脑水肿。

（三）消化系统

低氧血症和毒血症可引起胃黏膜糜烂、出血、上皮细胞坏死脱落等应激性反应，导致黏膜屏障功能破坏，使胃肠功能紊乱，严重者可引起中毒性肠麻痹和消化道出血。

（四）水、电解质和酸碱平衡紊乱

重症肺炎可出现混合性酸中毒，因为严重缺氧时体内需氧代谢障碍、酸性代谢产物增加，常可引起代谢性酸中毒；而二氧化碳潴留、H_2CO_3增加又可导致呼吸性酸中毒。缺氧和二氧化碳潴留还可导致肾小动脉痉挛而引起水、钠潴留，重症者可造成稀释性低钠血症。

二、临床表现

(一)支气管肺炎

支气管肺炎为小儿最常见的肺炎。多见于3岁以下婴幼儿。

1.轻症

以呼吸系统症状为主,大多起病较急。主要表现为发热、咳嗽和气促。

(1)发热:热型不定,多为不规则热,新生儿或重度营养不良儿可不发热,甚至体温不升。

(2)咳嗽:较频,早期为刺激性干咳,以后有痰,新生儿则表现为口吐白沫。

(3)气促:多发生在发热、咳嗽之后,呼吸频率加快,每分钟可达40~80次,可有鼻翼翕动、点头呼吸、三凹征、唇周发绀。肺部可听到较固定的中、细湿啰音,病灶较大者可出现肺实变体征。

2.重症

重症肺炎常有全身中毒症状及循环、神经、消化系统受累的临床表现。

(1)循环系统:常见心肌炎、心力衰竭及微循环障碍。心肌炎表现为面色苍白、心动过速、心音低钝、心律不齐,心电图显示ST段下移和T波低平、倒置;心力衰竭表现为呼吸突然加快,>60次/分;极度烦躁不安,明显发绀,面色发灰;心率增快,>180次/分,心音低钝有奔马率;颈静脉怒张,肝脏迅速增大,尿少或无尿,颜面或下肢水肿等。

(2)神经系统:表现为烦躁或嗜睡,脑水肿时出现意识障碍、反复惊厥、前囟膨隆、脑膜刺激征等。

(3)消化系统:常有食欲缺乏、腹胀、呕吐、腹泻等;重症可引起中毒性肠麻痹和消化道出血,表现为严重腹胀、肠鸣音消失、便血等。

若延误诊断或病原体致病力强,可引起脓胸、脓气胸、肺大泡等并发症,多表现为体温持续不退,或退而复升,中毒症状或呼吸困难突然加重。

(二)几种不同病原体所致肺炎的特点

1.呼吸道合胞病毒性肺炎

其由呼吸道合胞病毒感染所致,多见于2岁以内婴幼儿,尤以2~6个月婴儿多见。常于上呼吸道感染后2~3天出现干咳、低至中度发热,喘憋为突出表现,2~3天后病情逐渐加重,出现呼吸困难和缺氧症状。肺部听诊可闻及多量哮鸣音、呼气性喘鸣,肺基底部可听到细湿啰音。喘憋严重时可合并心力衰竭、呼吸衰竭。临床上有两种类型。

(1)毛细支气管炎:有上述临床表现,但中毒症状不严重,当毛细支气管接近完全阻塞时,呼吸音可明显减低,胸部X线常显示不同程度的梗阻性肺气肿和支气管周围炎,有时可见小点片状阴影或肺不张。

(2)间质性肺炎:全身中毒症状较重,呼吸困难明显,肺部体征出现较早,胸部X线呈线条状或单条状阴影增深,或互相交叉成网状阴影,多伴有小点状致密阴影。

2.腺病毒性肺炎

此为腺病毒引起,在我国以3、7两型为主,11、12型次之。本病多见于6个月至2岁的婴幼儿。起病急骤,呈稽留高热,全身中毒症状明显,咳嗽较剧,可出现喘憋、呼吸困难、发绀等。肺部体征出现较晚,常在发热4~5天后出现湿啰音,以后病变融合而呈现肺实变体征,少数患儿可并发渗出性胸膜炎。胸部X线改变的出现较肺部体征为早,可见大小不等的片状阴影或融合成大病灶,并多见肺气肿,病灶吸收较缓慢,需数周至数月。

3.葡萄球菌肺炎

这主要包括金黄色葡萄球菌及白色葡萄球菌所致的肺炎，多见于新生儿及婴幼儿。临床起病急，病情重，进展迅速；多呈弛张高热，婴儿可呈稽留热；中毒症状明显，面色苍白、咳嗽、呻吟、呼吸困难，皮肤常见一过性猩红热样或荨麻疹样皮疹，有时可找到化脓灶，如疖肿等。肺部体征出现较早，双肺可闻及中、细湿啰音，易并发脓胸、脓气胸等，可合并循环、神经及胃肠功能障碍。胸部X线常见浸润阴影，易变性是其特征。

4.流感嗜血杆菌肺炎

此类肺炎由流感嗜血杆菌引起。近年来，由于广泛使用广谱抗生素和免疫抑制剂，加上院内感染等因素，流感嗜血杆菌感染有上升趋势，多见于＜4岁的小儿，常并发于流感病毒或葡萄球菌感染者。临床起病较缓，病情较重，全身中毒症状明显，有发热、痉挛性咳嗽、呼吸困难、鼻翼翕动、三凹征、发绀等。体检肺部有湿啰音或肺实变体征，易并发脓胸、脑膜炎、败血症、心包炎、中耳炎等。胸部X线表现多种多样。

5.肺炎支原体肺炎

本型肺炎由肺炎支原体引起，多见于年长儿，婴幼儿发病率也较高。以刺激性咳嗽为突出表现，有的酷似百日咳样咳嗽，咯出黏稠痰，甚至带血丝；常有发热，热程1～3周。年长儿可伴有咽痛、胸闷、胸痛等症状，肺部体征不明显，常仅有呼吸音粗糙，少数闻及干湿啰音。婴幼儿起病急，呼吸困难、喘憋和双肺哮鸣音较突出。部分患儿出现全身多系统的临床表现，如心肌炎、心包炎、溶血性贫血、脑膜炎等。胸部X线检查可分为4种改变：①肺门阴影增浓。②支气管肺炎改变。③间质性肺炎改变。④均一的实变影。

6.衣原体肺炎

沙眼衣原体肺炎多见于6个月以下的婴儿，可于产时或产后感染，起病缓，先有鼻塞、流涕，后出现气促、频繁咳嗽，有的酷似百日咳样阵咳，但无回声，偶有呼吸暂停或呼气喘鸣，一般无发热。可同时患有结膜炎或有结膜炎病史。胸部X线呈弥漫性间质性改变和过度充气。肺炎衣原体肺炎多见于5岁以上小儿，发病隐匿，体温不高，咳嗽逐渐加重，两肺可闻及干湿啰音。X线显示单侧肺下叶浸润，少数呈广泛单侧或双侧浸润。

三、治疗要点

采取综合措施，积极控制感染，改善肺的通气功能，防止并发症。

(一)控制感染

根据不同病原体选用敏感抗生素积极控制感染，使用原则为：早期、联合、足量、足疗程，重症宜静脉给药。

WHO推荐的4种第1线抗生素为复方磺胺甲基异噁唑、青霉素、氨苄西林、阿莫西林，其中青霉素为首选药，复方磺胺甲基异噁唑不能用于新生儿。怀疑有金葡菌肺炎者，推荐用氨苄西林、氯霉素、苯唑西林或氯唑西林和庆大霉素。我国卫健委对轻症肺炎推荐使用头孢氨苄(头孢菌素Ⅳ)。大环内酯类抗生素如红霉素、交沙霉素、罗红霉、阿奇霉素素等对支原体肺炎、衣原体肺炎等均有效；除阿奇霉素外，用药时间应持续至体温正常后5～7天，临床症状基本消失后3天。支原体肺炎至少用药2周。应用阿奇霉素3～5天1个疗程，根据病情可再重复1个疗程，以免复发。葡萄球菌肺炎比较顽固，疗程宜长，一般于体温正常后继续用药2周，总疗程6周。

病毒感染尚无特效药物，可用利巴韦林、干扰素、聚肌胞、乳清液等，中药治疗有一定疗效。

(二)对症治疗

止咳、止喘、保持呼吸道通畅；纠正低氧血症、水电解质与酸碱平衡紊乱；对于中毒性肠麻痹者，应禁食、胃肠减压，皮下注射新斯的明。对有心力衰竭、感染性休克、脑水肿、呼吸衰竭者，采取相应的治疗措施。

(三)肾上腺皮质激素的应用

若中毒症状明显，或严重喘憋，或伴有脑水肿、中毒性脑病、感染性休克、呼吸衰竭等以及胸膜有渗出者，可应用肾上腺皮质激素，常用地塞米松，每天2～3次，每次2～5 mg，疗程3～5天。

(四)防治并发症

对并发脓胸、脓气胸者及时抽脓、抽气；对年龄小、中毒症状明显、脓液黏稠经反复穿刺抽脓不畅者，以及有张力气胸者进行胸腔闭式引流。

四、护理措施

(一)改善呼吸功能

(1)保持病室环境舒适，空气流通，温湿度适宜，尽量使患儿安静，以减少氧的消耗。不同病原体肺炎患儿应分室居住，以防交叉感染。

(2)置患儿于有利于肺扩张的体位并经常更换，或抱起患儿，以减少肺部瘀血和防止肺不张。

(3)给氧。凡有低氧血症，有呼吸困难、喘憋、口唇发绀、面色灰白等情况立即给氧；婴幼儿可用面罩法给氧，年长儿可用鼻导管法；若出现呼吸衰竭，则使用人工呼吸器。

(4)正确留取标本，以指导临床用药；遵医嘱使用抗生素治疗，以消除肺部炎症，促进气体交换；注意观察治疗效果。

(二)保持呼吸道通畅

(1)及时清除患儿口鼻分泌物，经常协助患儿转换体位，同时轻拍背部，边拍边鼓励患儿咳嗽，以促使肺泡及呼吸道的分泌物借助重力和震动易于排出；病情许可的情况下可进行体位引流。

(2)给予超声雾化吸入，以稀释痰液，利于咳出，必要时予以吸痰。

(3)遵医嘱给予祛痰剂，如复方甘草合剂等；对严重喘憋者，遵医嘱给予支气管解痉剂。

(4)给予易消化、营养丰富的流质、半流质饮食，少食多餐，避免过饱影响呼吸；哺喂时应耐心，防止呛咳引起窒息；重症不能进食者，给予静脉营养。保证液体的摄入量，以湿润呼吸道黏膜，防止分泌物干结，利于痰液排出；同时可以防止发热导致的脱水。

(三)加强体温监测

观察体温变化并警惕高热惊厥的发生，对高热者给予降温措施，保持口腔及皮肤清洁。

(四)密切观察病情

(1)如患儿出现烦躁不安、面色苍白、气喘加剧、心率加速(＞160次/分)、肝脏在短时间内急剧增大等心力衰竭的表现，及时报告医师，给予氧气吸入并减慢输液速度，遵医嘱给予强心、利尿药物，以增强心肌收缩力，减慢心率，增加心搏出量，减轻体内水、钠潴留，从而减轻心脏负荷。

(2)若患儿出现烦躁或嗜睡、惊厥、昏迷、呼吸不规则等，提示颅内压增高，立即报告医师并共同抢救。

(3)患儿腹胀明显伴低钾血症时，及时补钾；若有中毒性肠麻痹，应禁食，予以胃肠减压，遵医嘱皮下注射新斯的明，以促进肠蠕动，消除腹胀，缓解呼吸困难。

(4)如患儿病情突然加重，出现剧烈咳嗽、烦躁不安、呼吸困难、胸痛、面色发绀、患侧呼吸运动受限等，提示并发脓胸或脓气胸，应及时配合进行胸穿或胸腔闭式引流。

(五)健康教育

向患儿家长讲解疾病的有关知识和护理要点，指导家长合理喂养，加强体格锻炼，以改善小儿呼吸功能；对易患呼吸道感染的患儿，在寒冷季节或气候骤变外出时，应注意保暖，避免着凉；定期健康检查，按时预防接种；对年长儿说明住院和注射等对疾病痊愈的重要性，鼓励患儿克服暂时的痛苦，与医护人员合作；教育患儿咳嗽时用手帕或纸捂嘴，不随地吐痰，防止病原菌污染空气而传染给他人。

(杨肖燕)

第五节　小儿心包炎

小儿心包炎可分感染和非感染性两类，且多为其他疾病(婴儿常见于败血症、肺炎、脓胸，学龄儿童多见于结核病、风湿病)的一种表现。

一、临床特点

(一)症状

较大儿童常有心前区刺痛，平卧时加重，坐位或前倾位可减轻，疼痛可向肩背及腹部放射；婴儿则表现为烦躁不安。同时有原发病的症状表现，常有呼吸困难、咳嗽、发热等。

(二)体征

早期可听到心包摩擦音，多在胸骨左缘第3～4肋间最清晰，但多为一过性。有心包积液时心音遥远、低钝，出现奇脉。当心包积液达一定量时，心包舒张受限，出现颈静脉怒张、肝脏增大、肝颈反流征阳性、下肢水肿、心动过速、脉压变小。

(三)辅助检查

1.X线检查

心影呈烧瓶样增大而肺血大多正常。

2.心电图

窦性心动过速，低电压，广泛ST段、T波改变。

3.超声心动图

能提示心包积液的部位、量。

4.实验室检查

血沉增快，CRP增高，血常规白细胞、中性粒细胞增高。

二、护理评估

(一)病史

了解患儿近期有无感染性疾病以及有无结核、风湿热病史。

(二)症状、体征

评估患儿有无发热、胸痛,胸痛与体位的关系,评估有无心包填塞症状,如呼吸困难、心率加快、颈静脉怒张、肝大、水肿、心音遥远及奇脉。听诊心脏,注意有无心包摩擦音。

(三)社会-心理

评估家长对疾病的了解程度和态度。

(四)辅助检查

了解并分析胸片、心电图、超声心动图等检查结果。

三、常见护理问题

(一)疼痛

与心包炎性渗出有关。

(二)体温异常

与炎症有关。

(三)气体交换受损

与心包积液、心脏受压有关。

(四)合作性问题

急性心包填塞。

四、护理措施

(一)休息与卧位

患儿应卧床休息,宜取半卧位。

(二)饮食

给予高热量、高蛋白、高维生素、易消化的半流质或软食,限制钠盐摄入,少食易产气的食物,如薯类,多食芹菜、海带等富含纤维素的食物,以防止肠内产气过多引起腹胀及便秘而导致膈肌上抬。

(三)高热护理

及时做好降温处理,测定并及时记录体温。

(四)吸氧

胸闷、气急严重者给予氧气吸入。

(五)对症护理

有心包积液者,护理人员应做好患儿的解释工作,协助医师进行心包穿刺,操作过程中仔细观察生命体征的变化,记录抽出液体性质和量,穿刺完毕后局部加压数分钟后无菌包扎,送回病床后继续观察有无渗液、渗血,必要时局部沙袋加压。

(六)病情观察

(1)呼吸困难为急性心包炎和慢性缩窄性心包炎最主要突出症状,应密切观察呼吸频率和节律。

(2)当患儿出现静脉压升高,面色苍白、发绀,烦躁不安,肝脏在短期内增大,应及时报告医师并做好心包穿刺准备。

(七)心理护理

对患儿疼痛的描述予以肯定,并设法分散和减轻其不适感觉。

(八)健康教育

(1)向家长讲解舒适的体位、安静休息和充足的营养供给是治疗本病的良好措施。

(2)若需要进行心包穿刺时,应向家长说明必须配合和注意的事宜。

五、出院指导

(1)遵医嘱及时、准确使用药物并定期随访。

(2)由于心包炎患儿机体抵抗力减弱,出院后仍应坚持休息半年左右,并加强营养,以利心功能的恢复。

(杨肖燕)

第六节　小儿病毒性心肌炎

一、概述

小儿病毒性心肌炎是由多种病毒侵犯小儿心脏,引起局灶性或弥漫性心肌间质炎性渗出和心肌纤维变性、坏死或溶解的疾病,有的可伴有心包或心内膜炎症改变。可导致心肌损伤、心功能障碍、心律失常和周身症状。可发生于任何年龄,近年来发生率有增多的趋势,是儿科常见的心脏疾病之一。

(一)病因

近年来由于病毒学及免疫病理学的迅速发展,通过大量动物实验及临床观察,证明多种病毒皆可引起心肌炎。其中柯萨奇病毒 B6(1～6 型)最常见,其他如柯萨奇病毒 A、ECHO 病毒、脊髓灰质炎病毒、流感及副流感病毒、腮腺炎病毒、水痘病毒、单纯疱疹病毒、带状疱疹病毒及肝炎病毒等也可能致病。由于柯萨奇病毒具有高度亲心肌性和流行性,据报道在很多原因不明的心肌炎和心包炎中,约 39％系由柯萨奇病毒 B 所致。

尽管罹患病毒感染的机会很多,而多数不发生心肌炎,在一定条件下才发病。例如当机体由于继发细菌感染(特别是链球菌感染)、发热、缺氧、营养不良、接受类固醇或放射治疗等,而抵抗力低下时,可诱发发病。

病毒性心肌炎的发病原理至今未完全了解,目前提出病毒学说、免疫学说、生化机制等几种学说。

(二)病理

病毒性心肌炎病理改变轻重不等。轻者常以局灶性病变为主,而重者则多呈弥漫性病变。局灶性病变的心肌外观正常,而弥漫性者则心肌苍白、松软,心脏呈不同程度的扩大、增重。镜检可见病变部位的心肌纤维变性或断裂,心肌细胞溶解、水肿、坏死。间质有不同程度水肿以及淋巴细胞、单核细胞和少数多核细胞浸润。病变以左室及室间隔最显著,可波及心包、心内膜及传导系统。

慢性病例心脏扩大，心肌间质炎症浸润及心肌纤维化并有瘢痕组织形成，心内膜呈弥漫性或局限性增厚，血管内皮肿胀等变化。

二、临床表现

病情轻重悬殊。轻症可无明显自觉症状，仅有心电图改变。重型可出现严重的心律失常、充血性心力衰竭、心源性休克，甚至个别患者因此而死亡。大约有1/3以上病例在发病前1～3周或发病同时呼吸道或消化道病毒感染，同时伴有发热、咳嗽、咽痛、周身不适、腹泻、皮疹等症状，继而出现心脏症状如年长儿常诉心悸、气短、胸部及心前区不适或疼痛、疲乏感等。发病初期常有腹痛、食欲缺乏、恶心、呕吐、头晕、头痛等表现。3个月以内婴儿有拒乳、苍白、发绀、四肢凉、两眼凝视等症状。心力衰竭者，呼吸急促、突然腹痛、发绀、水肿等；心源性休克者，烦躁不安，面色苍白、皮肤发花、四肢厥冷或末梢发绀等；发生窦性停搏或心室纤颤时可突然死亡；高度房室传导阻滞在心室自身节律未建立前，由于脑缺氧而引起抽搐、昏迷称心脑综合征。如病情拖延至慢性期。常表现为进行性充血心力衰竭、全心扩大，可伴有各种心律失常。

体格检查：多数心尖区第一音低钝。一般无器质性杂音，仅在胸前或心尖区闻及Ⅰ～Ⅱ级吹风样收缩期杂音。有时可闻及奔马律或心包摩擦音。心律失常多见如阵发性心动过速、异位搏动、心房纤颤、心室扑动、停搏等。严重者心脏扩大，脉细数，颈静脉怒张，肝大和压痛，肺部啰音等；或面色苍白、四肢厥冷、皮肤发花、指(趾)发绀、血压下降等。

三、辅助检查

(一)实验室检查

(1)白细胞计数(10.0～20.0)$\times 10^9$/L，中性粒细胞偏高。血沉、抗链“O”大多数正常。

(2)血清肌酸磷酸激酶、乳酸脱氢酶及其同工酶、谷草转氨酶在病程早期可增高。超氧化歧化酶急性期降低。

(3)若从心包、心肌或心内膜分离到病毒，或用免疫荧光抗体检查找到心肌中有特异的病毒抗原，电镜检查心肌发现有病毒颗粒，可以确定诊断；咽洗液、粪便、血液、心包液中分离出病毒，同时结合恢复期血清中同型病毒中和抗体滴度较第1份血清升高或下降4倍以上，则有助于病原诊断。

(4)补体结合抗体的测定以及用分子杂交法或聚合酶链反应检测心肌细胞内的病毒核酸也有助于病原诊断。部分病毒性心肌炎患者可有抗心肌抗体出现，一般于短期内恢复，如持续提高，表示心肌炎病变处于活动期。

(二)心电图检查

心电图在急性期有多变与易变的特点，对可疑病例应反复检查，以助诊断。其主要变化为ST-T改变，各种心律失常和传导阻滞。恢复期以各种类型的期前收缩为多见。少数为慢性期病儿可有房室肥厚的改变。

(三)X线检查

心影正常或不同程度的增大，多数为轻度增大。若反复迁延不愈或合并心力衰竭，心脏扩大明显。后者可见心搏动减弱，伴肺瘀血、肺水肿或胸腔少量积液。有心包炎时，有积液征。

(四)心内膜心肌活检

心导管法心内膜心肌活检，在成人患者中早已开展，小儿患者仅是近年才有报道，为心肌炎诊断提供了病理学依据。据报道:原因不明的心律失常、充血性心力衰竭患者,经心内膜心肌活检证明约40%为心肌炎;临床表现和组织学相关性较差。原因是EMB取材很小且局限,以及取材时不一定是最佳机会;心内膜心肌活检本身可导致心肌细胞收缩,而出现一些病理性伪迹。因此,对于心内膜心肌活检病理无心肌炎表现者不一定代表心脏无心肌炎,此时临床医师不能忽视临床诊断。此项检查一般医院尚难开展,不作为常规检查项目。

四、诊断要点

(一)病原学诊断依据

1.确诊指标

自患儿心内膜、心肌、心包(活检、病理)或心包穿刺液检查,发现以下之一者可确诊心肌炎由病毒引起:①分离到病毒。②用病毒核酸探针查到病毒核酸。③特异性病毒抗体阳性。

2.参考依据

有以下之一者结合临床表现可考虑心肌炎系病毒引起:①自患儿粪便、咽拭子或血液中分离到病毒,且恢复期血清同抗体滴度较第一份血清升高或降低4倍以上。②病程早期患儿血中特异性IgM抗体阳性。③用病毒核酸探针自患儿血中查到病毒核酸。

(二)临床诊断依据

(1)心功能不全、心源性休克或心脑综合征。

(2)心脏扩大(X线、超声心动图检查具有表现之一)。

(3)心电图改变以R波为主的2个或2个以上主要导联(Ⅰ、Ⅱ、aVF、V_5)的ST-T改变持续4天以上伴动态变化,窦房传导阻滞,房室传导阻滞,完全性右或左束支阻滞,成联律、多形、多源、成对或并行性期前收缩,非房室结及房室折返引起的异位性心动过速,低电压(新生儿除外)及异常Q波。

(4)CK-MB升高或心肌肌钙蛋白(cTnI或cTnT)阳性。

(三)确诊依据

(1)具备临床诊断依据2项,可临床诊断为心肌炎。发病同时或发病前1～3周有病毒感染的证据支持诊断者。

(2)同时具备病原学确诊依据之一,可确诊为病毒性心肌炎,具备病原学参考依据之一,可临床诊断为病毒性心肌炎。

(3)凡不具备确诊依据,应给予必要的治疗或随诊,根据病情变化,确诊或除外心肌炎。

(4)应除外风湿性心肌炎、中毒性心肌炎、先天性心脏病、结缔组织病以及代谢性疾病的心肌损害、甲状腺功能亢进症、原发性心肌病、原发性心内膜弹力纤维增生症、先天性房室传导阻滞、心脏自主神经功能异常、β受体功能亢进及药物引起的心电图改变。

(四)临床分期

1.急性期

新发病,症状及检查阳性发现明显且多变,一般病程在半年以内。

2.迁延期

临床症状反复出现,客观检查指标迁延不愈,病程多在半年以上。

3.慢性期

进行性心脏增大,反复心力衰竭或心律失常,病情时轻时重,病程在1年以上。

五、治疗

本症尚无特殊治疗。应结合患儿病情采取有效的综合措施，可使大部分患儿痊愈或好转。

(一)一般治疗

1.休息

急性期至少应卧床休息至热退3～4周，有心功能不全或心脏扩大者，更应强调绝对卧床休息，以减轻心脏负荷及减少心肌耗氧量。

2.抗生素

虽对引起心肌炎的病毒无直接作用，但因细菌感染是病毒性心肌炎的重要条件因子，故在开始治疗时，均主张适当使用抗生素。一般应用青霉素肌内注射1～2周，以清除链球菌和其他敏感细菌。

3.保护心肌

大剂量维生素C，具有增加冠状血管血流量、心肌糖原、心肌收缩力、改善心功能、清除自由基、修复心肌损伤的作用。剂量为100～200 mg/(kg·d)，溶于10%～25%葡萄糖液10～30 mL内静脉注射，每天1次，15～30天为1个疗程；抢救心源性休克时，第一天可用3～4次。

至于极化液、能量合剂及ATP等均因难进入心肌细胞内，故疗效差，近年来多推荐：①辅酶Q_{10} 1 mg/(kg·d)，口服，可连用1～3个月。②1,6-二磷酸果糖0.7～1.6 mL/kg静脉注射，最大量不超过2.5 mL/kg(75 mg/mL)，静脉注射速度10 mL/min，每天1次，10～15天为1个疗程。

(二)激素治疗

肾上腺皮质激素可用于抢救危重病例及其他治疗无效的病例。口服泼尼松1～1.5 mg/(kg·d)，用3～4周，症状缓解后逐渐减量停药。对反复发作或病情迁延者，依据近年来对本病发病机制研究的进展，可考虑较长期的激素治疗，疗程不少于半年，对于急重抢救病例可采用大剂量，如地塞米松0.3～0.6 mg/(kg·d)，或氢化可的松15～20 mg/(kg·d)，静脉滴注。

(三)免疫治疗

动物及临床研究均发现丙种球蛋白对心肌有保护作用。从1990年开始，在美国波士顿及洛杉矶儿童医院已将静脉注射丙种球蛋白作为病毒性心肌炎治疗的常规用药。

(四)抗病毒治疗

动物试验中联合应用利巴韦林和干扰素可提高生存率，目前欧洲正在进行干扰素治疗心肌炎的临床试验，其疗效尚待确定。环孢霉素A、环磷酰胺目前尚无肯定疗效。

(五)控制心力衰竭

心肌炎患者对洋地黄耐受性差，易出现中毒而发生心律失常，故应选用快速作用的洋地黄制剂如毛花苷C(西地兰)或地高辛。病重者用地高辛静脉滴注，一般病例用地高辛口服，饱和量用常规的1/2～2/3量，心力衰竭不重，发展不快者，可用每天口服维持量法。利尿剂应早用和少用，同时注意补钾，否则易导致心律失常。注意供氧，保持安静。若烦躁不安，可给镇静剂。发生急性左心功能不全时，除短期内并用毛花苷C(西地兰)、利尿剂、镇静剂、氧气吸入外，应给予血管扩张剂如酚妥拉明0.5～1 mg/kg加入10%葡萄糖液50～100 mL内快速静脉滴注。紧急情况下，可先用半量以10%葡萄糖液稀释静脉缓慢注射，然后将其余半量静脉滴注。

(六)抢救心源性休克

镇静、吸氧、大剂量维生素C、扩容、激素、升压药、改善心功能及心肌代谢等。

近年来,应用血管扩张剂硝普钠取得良好疗效,常用剂量5～10 mg,溶于5%葡萄糖100 mL中,开始0.2 μg/(kg·min)滴注,以后每隔5分钟增加0.1 μg/kg,直到获得疗效或血压降低,最大剂量每分钟不超过5 μg/kg。

(七)纠正严重心律失常

心律失常的纠正在于心肌病变的吸收或修复。一般轻度心律失常如期前收缩、一度房室传导阻滞等,多不用药物纠正,而主要是针对心肌炎本身进行综合治疗。若发生严重心律失常如快速心律失常、严重传导阻滞都应迅速及时纠正,否则威胁生命。

六、护理

(一)护理诊断

1.活动无耐力

与心肌功能受损,组织器官供血不足有关。

2.舒适的改变:胸闷

与心肌炎症有关。

3.潜在并发症

心力衰竭、心律失常、心源性休克。

(二)护理目标

(1)患儿活动量得到适当控制休息得到保证。

(2)患儿胸闷缓解或消失。

(3)患儿无并发症发生或有并发症时能被及时发现和适当处理。

(三)护理措施

1.休息

(1)急性期卧床休息至热退后3～4周,以后根据心功能恢复情况逐渐增加活动量。

(2)有心功能不全者或心脏扩大者应绝对卧床休息。

(3)总的休息时间不少于3～6个月。

(4)创造良好的休息环境,合理安排患儿的休息时间。保证患儿的睡眠时间。

(5)主动提供服务,满足患儿的生活需要。

2.胸闷的观察与护理

(1)观察患儿的胸闷情况,注意诱发和缓解因素,必要时给予吸氧。

(2)遵医嘱给予心肌营养药,促进心肌恢复正常。

(3)保证休息,减少活动。

(4)控制输液速度和输液总量,减轻心肌负担。

3.并发症的观察与护理

(1)密切注意心率、心律、呼吸、血压和面色改变,有心力衰竭时给予吸氧、镇静、强心等处理,应用洋地黄制剂时要密切观察患儿有无洋地黄中毒表现,如出现新的心律失常、心动过缓等。

(2)注意有无心律失常的发生,警惕危险性心律失常的发生,如频发室早、多源室早、二度以上房室传导阻滞房颤、室颤等。一旦发生,需及时通知医师并给予相应处理。如高度房室传导阻滞者给异丙肾上腺素和阿托品提升心率。

(3)警惕心源性休克,注意血压、脉搏、尿量、面色等变化,一旦出现心源性休克,立即取平卧位,配合医师给予大剂量维生素C或肾上腺皮质激素治疗。

(四)康复与健康指导

(1)讲解病毒性心肌炎的病因、病理、发病机制、临床特点及诊断、治疗措施。

(2)强调休息的重要性,指导患儿控制活动量,建立合理的休息制度。

(3)讲解本病的预防知识,如预防上呼吸道感染和肠道感染等。

(4)有高度房室传导阻滞者讲解安装心脏起搏器的必要性。

七、展望

近年来,由于对心肌炎的病原学进一步了解和诊断方法的改进,心肌炎已成为常见心脏病之一,对人类健康构成了不同程度的威胁,因而对此病的诊治研究也正日益受到重视。其中,胸闷、心悸常可提示心脏波及,心脏扩大、心律失常或心力衰竭为心脏明显受损的表现,心电图ST-T改变与异位心律或传导阻滞反映心肌病变的存在。但对于怀疑为病毒性心肌炎的患者,提倡进行心脏活检以行病理学检查。

但分离病毒检查或特异性荧光抗体检查存在以下几个问题。

(1)患者不宜接受。

(2)炎性组织在心肌中呈灶状分布,由于活检标本小而致病灶标本不一定取到。

(3)提取RNA的质量和检测方法的敏感性不同。

(4)心脏上有病毒存在,而血液中不一定有抗原或抗体检出;心脏上无病毒存在,而心脏中有抗原或抗体检出;即使二者构成阳性反应也不足以证实有病毒性心肌炎存在;只有当感染某种病毒并引起相应的心脏损害时,心脏和血液检查呈阳性反应才有意义。在检查血液中抗原或抗体时,也会因检测试剂、检查方法、操作技术的不同而使结果迥异。

因此,病毒性心肌炎的确诊相当困难。由于抗病毒药物的疗效不显著,目前建议采用中西医结合疗法。有人用黄芪、牛磺酸及一般抗心律失常等药物为主的中西医结合方法治疗病毒感染性心肌炎,取得了比较满意的效果,如中药黄芪除具有抗病毒、调节免疫、保护心肌的作用,还可拮抗病毒感染心肌细胞对L型钙通道的增加,抑制内向钠钙交换电流,改善部分心电活动,清除氧自由基,而广泛应用于临床。牛磺酸是心肌游离氨基酸的重要成分,也可通过抑制病毒复制,抑制病毒感染心肌细胞引起的钙电流增加,使受感染而降低的最大钙电流膜电压及外向钾电流趋于正常,使心肌细胞钙内流减少,在病毒性心肌炎动物模型及临床病毒性心肌炎患者中,具有保护心肌、改善临床症状等作用。

(杨肖燕)

第七节 小儿原发性心肌病

小儿原发性心肌病(primary cardiomyopathy)是指病因不明,病变局限于心肌的一组疾病。依据临床和病理改变可分为扩张性心肌病、肥厚型心肌病、限制性心肌病,以前两类常见。临床上以缓慢进展的心脏增大、心律失常及心功能不全为主要表现，病因尚不清楚，可能与遗传因素、免疫因素及感染因素有关，个别柯萨奇病毒所致心肌炎可转化为心肌病。本病预后不良，常并发心力衰竭而死亡。

一、临床特点

（一）扩张性心肌病

扩张性心肌病（dilated cardiomyopathy，DCM）又称充血型心肌病（congestive cardio myopathy，CCM），主要表现为慢性充血性心力衰竭。

1.症状与体征

较大儿童表现为乏力、食欲缺乏、不爱活动、腹痛，活动后呼吸困难及心动过速，尿少、水肿。婴儿出现喂养困难、体重不增、吮奶时呼吸困难、多汗、烦躁不安、食量减少。约10％患儿会发生晕厥。体检时心率、呼吸加快，脉搏细弱，血压正常或偏低，有的可有奔马律，可闻及Ⅱ～Ⅲ/6级收缩期杂音，肝脏增大，下肢水肿。

2.辅助检查

（1）X线检查：心脏增大，并以左心室为主或普遍性增大，呈球形。心搏减弱，肺淤血明显。

（2）心电图：左心肥厚，各种心律失常以及非特异性ST-T改变。

（3）超声心电图：左心房、左心室明显扩大，左心室流出道增宽，心室壁活动减弱。

（二）肥厚型心肌病

肥厚型心肌病（hypertrophic cardiomyopathy，HCM）是一种遗传性疾病，其特征为心室肥厚，心腔无扩大。临床表现具有多变性。

1.症状与体征

婴儿常见症状有呼吸困难，心动过速，喂养困难。较重者发生心力衰竭，伴随青紫。儿童多无明显症状，常因心脏杂音而首次就诊。少数儿童有呼吸加快、乏力、心绞痛、晕厥，并可于活动后发生猝死。体检有的可听到奔马律，有的在胸骨左缘下端及心尖部可听到Ⅰ～Ⅲ/6级收缩期杂音。

2.辅助检查

（1）X线检查：左室轻到中度增大。

（2）心电图：左室肥厚伴劳损，可有ST-T改变及病理性Q波及各种心律失常。

（3）超声心动图：室间隔非对称性肥厚，室间隔厚度与左心室后壁厚度之比大于或等于1.3。左心室流出道狭窄。

（三）限制性心肌病

限制性心肌病（restrictive cardiomyopathy，RCM）又称闭塞性心肌病，常见于儿童及青少年，预后不良。

1.症状与体征

起病缓慢，表现为原因不明的心力衰竭。右心病变主要表现为静脉压升高、颈静脉怒张、肝大、腹水及下肢水肿，很像缩窄性心包炎。左心病变有呼吸困难、咳嗽、咯血、胸痛，有时伴有肺动脉高压的表现。

2.辅助检查

（1）X线检查：心影扩大，肺血减少。

(2)心电图:心房肥大、房性期前收缩、心房颤动、ST-T改变、P-R间期延长及低电压。

(3)超声心动图:左右心房明显扩大(左房尤为明显)、左右心室腔正常或变小。

二、护理评估

(一)健康史

询问患儿发病前有无感染的病史及其家族史。

(二)症状、体征

测量生命体征,评估心率、心律、呼吸、血压、心功能。

(三)社会-心理

了解患儿及其家长对疾病的性质、预后的认识程度和心理需求。

(四)辅助检查

了解分析X线、心电图、超声等各种检查结果。

三、常见护理问题

(一)心排血量减少

与心室扩大、肥厚致心肌收缩力减弱有关。

(二)体液过多

与肾灌注量减少、水和钠潴留、尿量排出减少有关。

(三)有感染的危险

与机体抵抗力降低有关。

(四)合作性问题

猝死。

四、护理措施

(一)限制活动

卧床休息,让患儿保持稳定、愉悦的心情。

(二)饮食护理

低盐饮食,增加维生素、蛋白质、微量元素的摄入,对服用利尿剂者应鼓励多进食含钾丰富的食物,如香蕉、橘子等。

(三)供氧

根据缺氧程度可给予鼻导管或面罩吸氧。

(四)密切观察病情

监测患儿血压、脉搏、呼吸、心律、尿量及意识状态。注意观察心力衰竭的早期表现,有无心律失常及栓塞症状。

(五)用药护理

应用强心药、利尿剂、扩血管药物时要观察其疗效及不良反应,尤其是扩张性心肌病因其对洋地黄耐受性差,故尤应警惕发生中毒。

(六)预防诱因

心力衰竭者应避免过度劳累。饮食清淡,忌暴饮暴食,预防便秘,以免用力大便诱发心力衰竭。控制输液速度，保持病室安静、整洁、舒适，保证充足睡眠，保持室内空气新鲜和温度适宜，防止呼吸道感染。

（七）健康教育

（1）向家长解释该病病程长及本病预后等情况，需要长期调整生活及精神状况。

（2）合理安排活动与休息时间。

（3）当患儿出现心悸、呼吸困难时应立即停止活动，并取平卧位，必要时予以吸氧。

五、出院指导

（1）调整情绪，促进身心健康。

（2）饮食要易消化、低盐、高维生素、少量多餐。

（3）扩张性心肌病患儿应避免劳累，宜长期卧床休息，减轻与延缓心脏扩大，促进心功能的恢复；肥厚型心肌病患儿要避免剧烈运动，情绪激动，突然用力或提取重物致猝死。

（4）本病进展缓慢，应定期复查及指导合理用药。

（5）避免感染居室空气清新，经常通风，不去人群集中的公共场所，注意气候变化，及时增减衣服，避免受凉而引发感冒。

（杨肖燕）

第八节　小儿心源性休克

小儿心源性休克是小儿心排血量减少所致的全身微循环障碍，是由于某些原因使小儿心排血量过少、血压下降，导致各重要器官和外周组织灌注不足而产生的休克综合征。儿科多见于急性重症病毒性心肌炎，严重的心律失常如室上性或室性心动过速和急性克山病等心肌病。

一、临床特点

（一）原发病症状

症状因原发病不同而异，如病毒性心肌炎往往在感染的急性期发病，重症者可突然发生心源性休克，表现为烦躁不安、面色灰白、四肢湿冷和末梢发绀；如因室上性阵发性心动过速，可有阵发性发作病史并诉心前区不适、胸闷、心悸、头晕、乏力，听诊时心律绝对规则，心音低钝，有奔马律，并有典型的心电图改变。

（二）休克症状

症状因病期早晚而不同。

1.休克早期（代偿期）

患儿的血压及重要器官的血液灌注尚能维持，患儿神志清楚，但烦躁不安、面色苍白、四肢湿冷、脉搏细弱、心动过速、血压正常或出现直立性低血压、脉压缩小、尿量正常或稍减少。

2.休克期（失代偿期）

出现间断平卧位低血压，收缩压降至10.7 kPa（80 mmHg）以下，脉压在2.7 kPa（20 mmHg）以下，神志尚清楚，但反应迟钝、意识模糊，皮肤湿冷、出现花纹、心率更快、脉搏细速、呼吸稍快、尿量减少或无尿，婴儿<2 mL/(kg·h)，儿童<1 mL/(kg·h)。

3.休克晚期

重要生命器官严重受累，血液灌注不足、血压降低且固定不变或测不到，患儿出现昏迷、肢冷发绀、脉搏弱或触不到，呼吸急促或缓慢，尿量明显减少[<1 mL/(kg·h)]，甚至无尿，出现弥散性血管内凝血和多脏器功能损伤。

二、护理评估

(一)健康史

了解患儿发病前有无病毒或细菌感染史，有无心律失常、先天性心脏病等基础疾病。

(二)症状、体征

测量心率、心律、呼吸、血压，评估患儿神志、周围循环及尿量。评估疾病的严重程度。

(三)社会-心理

了解患儿及其家长对疾病的严重性、预后的认识程度和家庭、社会支持系统的状况。

(四)辅助检查

了解心肺功能各参数的动态变化。

三、常见护理问题

(一)组织灌注改变

与肾、脑、心肺、胃肠及外周血管灌注减少有关。

(二)恐惧

与休克所致的濒死感及对疾病预后的担心有关。

四、护理措施

(一)卧床休息

患儿采取平卧位或中凹位，头偏向一侧，保持安静，注意保暖、避免受凉而加重病情。一切治疗、护理集中进行，避免过多搬动。烦躁不安者遵医嘱给镇静剂。

(二)吸氧

根据病情选择适当的吸氧方式，保持呼吸道通畅，使氧分压维持在9.3 kPa(70 mmHg)以上。

(三)建立静脉通路

建立两条以上静脉通路，保证扩容有效进行。遵医嘱补生理盐水、平衡盐液等晶体溶液和血浆、右旋糖酐等胶体溶液。

(四)详细记录出入液量

注意保持出入液量平衡，有少尿或无尿者应立即报告医师。

(五)皮肤护理

根据病情适时翻身，骨骼突出部位可采用气圈。翻身活动后要观察血压、心率及中心静脉压的变化。

(六)病情观察

(1)监测生命体征变化，注意患儿神志状态、皮肤色泽及末梢循环状况。

(2)观察输液反应,因输液过快、过量可加重心脏负担,一般输液速度控制<5 mL/(kg·h)。

(3)观察药物的疗效及不良反应,应用血管活性药物时避免药液外渗引起组织坏死。

(4)观察周围血管灌注:由于血管收缩,首先表现在皮肤和皮下组织,良好的周围灌注表示周围血管阻力正常。皮肤红润且温暖时表示小动脉阻力降低;皮肤湿冷、苍白表示血管收缩,小动脉阻力增高。

(七)维持正常的体温

注意保暖,但不宜体外加温,因为加温可使末梢血管扩张而影响到休克最初的代偿机制——末梢血管收缩,影响重要器官的血流灌注。同时还会加速新陈代谢,增加氧耗,加重心脏负担。

(八)保护患儿的安全

休克时患儿往往烦躁不安、意识模糊,应给予适当的约束,以防患儿坠床或牵拉、拔脱仪器和各治疗管道。

(九)心理护理

(1)医务人员在抢救过程中做到有条不紊,为患儿树立信任感,从而减少恐惧。

(2)经常巡视病房,给予关心鼓励,让患儿最亲近的人陪伴,增加患儿的安全感。

(3)及时跟患儿及家长进行沟通,使其对疾病有正确的认识,增加战胜疾病的信心。

(4)适时给予听音乐、讲故事,以分散患儿注意力。

(十)健康教育

(1)向家长说明疾病的严重性,并要求配合抢救,不要在床旁大声哭泣和喧哗。

(2)要求家长协助做好保暖和安全护理,在患儿神志模糊时适当做好肢体约束和各种管道的固定。

(3)不要随意给患儿喂水喂食,以免窒息。

(4)教会家长给患儿肢体做些被动按摩,以保证肢体功能。

五、出院指导

(1)根据原发疾病,注意休息,如重症病毒性心肌炎总休息时间不能少于3个月。

(2)加强营养,提高机体免疫能力。

(3)告知预防呼吸道疾病的方法,冬春季节及时增、减衣服,少去人多拥挤的公共场所。

(4)对带药回家的患儿应让家长了解药物的名称、剂量、用药方法和不良反应。

(5)定期门诊随访。

(杨肖燕)

第九节 小儿惊厥

小儿惊厥的病理生理基础是脑神经元的异常放电和过度兴奋,是由多种原因所致的大脑神经元暂时性功能紊乱的一种表现。发作时全身或局部肌群突然发生阵挛或强直性收缩,多伴有不同程度的意识障碍。惊厥是小儿最常见的急症,有5%~6%的小儿曾发生过高热惊厥。

一、病因

小儿惊厥可由众多因素引起，凡能造成脑神经元兴奋性功能紊乱的因素，如脑缺氧、缺血、低血糖、脑炎症、水肿、中毒变性、坏死等，均可导致惊厥的发生。将其病因归纳为以下几类。

(一)感染性疾病

1.颅内感染性疾病

(1)细菌性脑膜炎、脑血管炎、颅内静脉窦炎。

(2)病毒性脑炎、脑膜脑炎。

(3)脑寄生虫病，如脑型肺吸虫病、脑型血吸虫病、脑囊虫病、脑棘球蚴病、脑型疟疾等。

(4)各种真菌性脑膜炎。

2.颅外感染性疾病

(1)呼吸系统感染性疾病。

(2)消化系统感染性疾病。

(3)泌尿系统感染性疾病。

(4)全身性感染性疾病以及某些传染病。

(5)感染性病毒性脑病，脑病合并内脏脂肪变性综合征。

(二)非感染性疾病

1.颅内非感染性疾病

(1)癫痫。

(2)颅内创伤，出血。

(3)颅内占位性病变。

(4)中枢神经系统畸形。

(5)脑血管病。

(6)神经皮肤综合征。

(7)中枢神经系统脱髓鞘病和变性疾病。

2.颅外非感染性疾病

(1)中毒：如有毒动植物，氰化钠、铅、汞中毒，急性酒精中毒及各种药物中毒等。

(2)缺氧：如新生儿窒息，溺水，麻醉意外，一氧化碳中毒，心源性脑缺血综合征等。

(3)先天性代谢异常疾病：如苯酮尿症、黏多糖病、半乳糖血症、肝豆状核变性、尼曼-匹克病等。

(4)水电解质紊乱及酸碱失衡：如低血钙、低血钠、高血钠及严重代谢性酸中毒等。

(5)全身及其他系统疾病并发症：如系统性红斑狼疮、风湿病、肾性高血压脑病、尿毒症、肝昏迷、糖尿病、低血糖、胆红素脑病等。

(6)维生素缺乏症：如维生素 B_6 缺乏症、维生素 B_6 依赖症、维生素 B_1 缺乏性脑型脚气病等。

二、临床表现

(一)惊厥发作形式

1.强直-阵挛发作

其发作时突然意识丧失，摔倒，全身强直，呼吸暂停，角弓反张，牙关紧闭，面色青紫，持续

10～20秒，转入阵挛期；不同肌群交替收缩，致肢体及躯干有节律地抽动，口吐白沫（若咬破舌头可吐血沫）；呼吸恢复，但不规则，数分钟后肌肉松弛而缓解，可有尿失禁，然后入睡，醒后可有头痛、疲乏，对发作不能回忆。

2.肌阵挛发作

这是由肢体或躯干的某些肌群突然收缩（或称电击样抽动），表现为头、颈、躯干或某个肢体快速抽搐。

3.强直发作

强直发作表现为肌肉突然强直性收缩，肢体可固定在某种不自然的位置持续数秒钟，躯干四肢姿势可不对称，面部强直表情，眼及头偏向一侧，睁眼或闭眼，瞳孔散大，可伴呼吸暂停，意识丧失，发作后意识较快恢复，不出现发作后嗜睡。

4.阵挛性发作

其发作时全身性肌肉抽动，左右可不对称，肌张力可增高或减低，有短暂意识丧失。

5.局限性运动性发作

此发作时无意识丧失，常表现为下列形式。

(1)某个肢体或面部抽搐：由于口、眼、手指在脑皮层运动区所代表的面积最大，因而这些部位最易受累。

(2)杰克逊(Jackson)癫痫发作：发作时大脑皮质运动区异常放电灶逐渐扩展到相邻的皮层区。抽搐也按皮层运动区对躯干支配的顺序扩展，如从面部抽搐开始→手→前臂→上肢→躯干→下肢；若进一步发展，可成为全身性抽搐，此时可有意识丧失；常提示颅内有器质性病变。

(3)旋转性发作：发作时头和眼转向一侧，躯干也随之强直性旋转，或一侧上肢上举，另一侧上肢伸直，躯干扭转等。

6.新生儿轻微惊厥

这是新生儿期常见的一种惊厥形式，发作时呼吸暂停，两眼斜视，眼睑抽搐，频频的眨眼动作，伴流涎，吸吮或咀嚼样动作，有时还出现上下肢类似游泳或蹬自行车样的动作。

(二)惊厥的伴随症状及体征

1.发热

发热为小儿惊厥最常见的伴随症状，如系单纯性或复杂性高热惊厥病儿，于惊厥发作前均有38.5 ℃，甚至40 ℃以上高热。由上呼吸道感染引起者，还可有咳嗽、流涕、咽痛、咽部出血、扁桃体肿大等表现。如为其他器官或系统感染所致惊厥，绝大多数均有发热及其相关的症状和体征。

2.头痛及呕吐

此为小儿惊厥常见的伴随症状之一，年长儿能正确叙述头痛的部位、性质和程度，婴儿常表现为烦躁、哭闹、摇头、抓耳或拍打头部。多伴有频繁喷射状呕吐，常见于颅内疾病及全身性疾病，如各种脑膜炎、脑炎、中毒性脑病、瑞氏综合征、颅内占位性病变等。同时还可出现程度不等的意识障碍，颈项抵抗，前囟饱满，颅神经麻痹，肌张力增高或减弱，克氏征、布鲁津斯基征及巴宾斯基征阳性等体征。

3.腹泻

如遇重度腹泻病，可致水电解质紊乱及酸碱失衡，出现严重低钠或高钠血症，低钙、低镁血症，以及由于补液不当，造成水中毒也可出现惊厥。

4.黄疸

新生儿溶血症，当出现胆红素脑病时，不仅皮肤巩膜高度黄染，还可有频繁性惊厥；重症肝炎病儿，当肝衰竭，出现惊厥前即可见到明显黄疸；在瑞氏综合征、肝豆状核变性等病程中，均可出现不等的黄疸，此类疾病初期或中末期均能出现惊厥。

5.水肿、少尿

水肿、少尿是各类肾炎或肾病为儿童时期常见多发病，水肿、少尿为该类疾病的首起表现，当其中部分病儿出现急、慢性肾衰竭，或肾性高血压脑病时，均可有惊厥。

6.智力低下

智力低下常见于新生儿窒息所致缺氧、缺血性脑病，颅内出血病儿，病初即有频繁惊厥，其后有不同程度的智力低下。智力低下亦见于先天性代谢异常疾病，如苯酮尿症、糖尿症等氨基酸代谢异常病。

三、诊断依据

（一）病史

了解惊厥的发作形式，持续时间，有无意识丧失，伴随症状，诱发因素及有关的家族史。

（二）体检

全面的体格检查，尤其神经系统的检查，如神志、头颅、头围、囟门、颅缝、脑神经、瞳孔、眼底、颈抵抗、病理反射、肌力、肌张力、四肢活动等。

（三）实验室及其他检查

1.血尿粪常规

血白细胞显著增高，通常提示细菌感染。红细胞血色素很低，网织红细胞增高，提示急性溶血。尿蛋白及细胞数增高，提示肾炎或肾盂肾炎。粪镜检，除外痢疾。

2.血生化等检验

除常规查肝肾功能、电解质外，应根据病情选择有关检验。

3.脑脊液检查

凡疑有颅内病变惊厥病儿，尤其是颅内感染时，均应做脑脊液常规、生化、培养或有关的特殊化验。

4.脑电图

脑电图阳性率可达80％～90％，小儿惊厥，尤其无热惊厥，其中不少系小儿癫痫。脑电图上可表现为阵发性棘波、尖波、棘慢波、多棘慢波等多种波型。

5.CT 检查

疑有颅内器质性病变惊厥病儿，应做脑 CT 扫描，高密度影见于钙化、出血、血肿及某些肿瘤；低密度影常见于水肿，脑软化，脑脓肿，脱髓鞘病变及某些肿瘤。

6.MRI 检查

MRI 对脑、脊髓结构异常反映较 CT 更敏捷，能更准确反映脑内病灶。

7.单光子反射计算机体层成像（SPECT）

其可显示脑内不同断面的核素分布图像，对癫痫病灶、肿瘤定位及脑血管疾病提供诊断依据。

四、治疗

(一)止惊治疗

1.地西泮

每次 0.25～0.5 mg/kg,最大剂量不大于 10 mg,缓慢静脉注射,1 分钟不大于 1 mg。必要时可在15～30 分钟后重复静脉注射 1 次,以后可口服维持。

2.苯巴比妥钠

新生儿首次剂量 15～20 mg 静脉注射,维持量 3～5 mg/(kg·d),婴儿、儿童首次剂量为 5～10 mg/kg,静脉注射或肌内注射,维持量 5～8 mg/(kg·d)。

3.水合氯醛

每次 50 mg/kg,加水稀释成 5%～10%溶液,保留灌肠。惊厥停止后改用其他镇静剂止惊药维持。

4.氯丙嗪

剂量为每次 1～2 mg/kg,静脉注射或肌内注射,2～3 小时后可重复 1 次。

5.苯妥英钠

每次 5～10 mg/kg,肌内注射或静脉注射。遇有“癫痫持续状态”时可给予 15～20 mg/kg,速度不超过 1 mg/(kg·min)。

6.硫苯妥钠

催眠,大剂量有麻醉作用。每次 10～20 mg/kg,稀释成 2.5%溶液肌内注射;也可缓慢静脉注射,边注射边观察,惊止即停止注射。

(二)降温处理

1.物理降温

物理降温可用 30%～50%乙醇擦浴,头部、颈、腋下、腹股沟等处可放置冰袋,亦可用冷盐水灌肠,或用低于体温 3～4 ℃的温水擦浴。

2.药物降温

一般用安乃近 5～10 mg/(kg·次),肌内注射;亦可用其滴鼻,大于 3 岁病儿,每次 2～4 滴。

(三)降低颅内压

惊厥持续发作时,引起脑缺氧、缺血,易致脑水肿;如惊厥系颅内感染炎症引起,疾病本身即有脑组织充血水肿,颅内压增高,因而及时应用脱水降颅内压治疗。常用 20%甘露醇溶液每次 5～10 mL/kg,静脉注射或快速静脉滴注(10 mL/min),6～8 小时重复使用。

(四)纠正酸中毒

惊厥频繁,或持续发作过久,可致代谢性酸中毒,如血气分析发现血 pH＜7.2,BE 为 15 mmol/L时,可用 5%碳酸氢钠 3～5 mL/kg,稀释成 1.4%的等张液静脉滴注。

(五)病因治疗

对惊厥病儿应通过病史了解,全面体检及必要的化验检查,争取尽快地明确病因,给予相应治疗。对可能反复发作的病例,还应制订预防复发的防治措施。

五、护理

(一)护理诊断

(1)有窒息的危险。

(2)有受伤的危险。

(3)潜在并发症:脑水肿。

(4)潜在并发症:酸中毒。

(5)潜在并发症:呼吸、循环衰竭。

(6)知识缺乏。

(二)护理目标

(1)不发生误吸或窒息,适当加以保护防止受伤。

(2)保护呼吸功能,预防并发症。

(3)患儿家长情绪稳定,能掌握止痉、降温等应急措施。

(三)护理措施

1.一般护理

(1)将患儿平放于床上,取头侧位。保持安静,治疗操作应尽量集中进行,动作轻柔敏捷,禁止一切不必要的刺激。

(2)保持呼吸道通畅:头侧向一边,及时清除呼吸道分泌物。有发绀者供给氧气,窒息时施行人工呼吸。

(3)控制高热:物理降温可用温水或冷水毛巾湿敷额头部,每 5～10 分钟更换 1 次,必要时用冰袋放在额部或枕部。

(4)注意安全,预防损伤,清理好周围物品,防止坠床和碰伤。

(5)协助做好各项检查,及时明确病因。根据病情需要,于惊厥停止后,配合医师作血糖、血钙或腰椎穿刺、血气分析及血电解质等针对性检查。

(6)加强皮肤护理:保持皮肤清洁干燥,衣、被、床单清洁、干燥、平整,以防皮肤感染及压疮的发生。

(7)心理护理:关心体贴患儿,处置操作熟练、准确,以取得患儿信任,消除其恐惧心理。说服患儿及家长主动配合各项检查及治疗,使诊疗工作顺利进行。

2.临床观察内容

(1)惊厥发作时,观察惊厥患儿抽搐的时间和部位,有无其他伴随症状。

(2)观察病情变化,尤其随时观察呼吸、面色、脉搏、血压、心音、心率、瞳孔大小、对光反射等重要的生命体征,发现异常及时通报医师,以便采取紧急抢救措施。

(3)观察体温变化,如有高热,及时做好物理降温及药物降温;如体温正常,应注意保暖。

3.药物观察内容

(1)观察止惊药物的疗效。

(2)使用地西泮、苯巴比妥钠等止惊药物时,注意观察患儿呼吸及血压的变化。

4.预见性观察

若惊厥持续时间长、频繁发作,应警惕有无脑水肿、颅内压增高的表现,如收缩压升高、脉率减慢、呼吸节律慢而不规则,则提示颅内压增高。如未及时处理,可进一步发生脑疝,表现为瞳孔不等大、对光反射消失、昏迷加重、呼吸节律不整甚至骤停。

六、康复与健康指导

(1)做好患儿的病情观察准备好急救物品,教会家属正确的退热方法,提高家长的急救知识和技能。

(2)加强患儿营养与体育锻炼,做好基础护理等。

(3)向家长详细交代患儿的病情、惊厥的病因和诱因,指导家长掌握预防惊厥的措施。

(杨肖燕)

第十节 小儿腹泻

一、护理评估

(一)健康史

应详细询问喂养史,是母乳喂养还是人工喂养,喂何种乳品,冲调浓度、喂哺次数及量,添加辅食及断奶情况。并了解当地有无类似疾病的流行。并注意患儿有无不洁饮食史、肠道内外感染、食物过敏史、外出旅游和气候变化史等。询问患儿腹泻开始时间,次数、颜色、性质、量、气味。并是否伴随发热、呕吐、腹胀、腹痛及里急后重等症状。既往有无腹泻史、其他疾病史和长期服用广谱抗生素史等。

(二)身体状况

观察患儿生命体征,有无腹痛、里急后重、大便性状为松散或水样,密切观察患儿生命体征、体重、出入量、尿量、神志状态、营养状态,皮肤弹性、眼窝凹陷、口舌黏膜干燥、神经反射等脱水表现。并评估脱水的程度和性质,检查肛周皮肤有无发红、破损;了解大便常规、大便致病菌培养等实验室检查结果。

(三)心理-社会状况

腹泻是小儿的常见病、多发病,年龄越小、发病率越高,特别是在贫困和卫生条件较差的地区,家长缺乏喂养及卫生知识是导致小儿易患腹泻的重要原因。故应了解患儿家长的心理状况及对疾病的病因、护理知识的认识程度,注意评估患儿家庭的经济状况、聚居条件、卫生习惯、家长的文化程度及家长对病因、护理知识的了解程度,认识疾病流行趋势。

(四)实验室检查

了解大便常规及致病菌培养等化验结果。分析血常规、红细胞计数、血清电解质、尿素氮、二氧化碳结合力(CO_2CP)等可了解体内酸碱平衡紊乱性质和程度。

二、护理诊断

(一)体液不足

体液不足与腹泻、呕吐丢失过多和摄入量不足有关。

(二)体温过高

体温过高与肠道感染有关。

(三)有皮肤黏膜完整性受损的危险

有皮肤黏膜完整性受损的危险与腹泻大便次数增多刺激臀部皮肤及尿布使用不当有关。

(四)知识缺乏(家长)

与喂养知识、卫生知识及腹泻患儿护理知识缺乏有关。

(五)营养失调:低于机体需要量

呕吐、腹泻等消化功能障碍所致。

(六)排便异常

排便异常与喂养不当,肠道感染或功能紊乱。

(七)腹泻

腹泻与喂养不当、感染导致胃肠道功能紊乱有关。

(八)有交叉感染的可能

交叉感染与免疫力低下有关。

(九)潜在并发症

1.酸中毒

酸中毒与腹泻丢失碱性物质及热能摄入不足有关。

2.低血钾

低血钾与腹泻、呕吐丢失过多和摄入不足有关。

三、护理目标

(1)患儿腹泻、呕吐、排便次数逐渐减少至正常,大便次数性状颜色恢复正常。

(2)患儿脱水、电解质紊乱纠正,体重恢复正常,尿量正常,获得足够的液体和电解质。

(3)体温逐渐恢复正常。

(4)住院期间患儿能保持皮肤的完整性,不再有红臀发生。

(5)家长能说出婴儿腹泻的病因、预防措施和喂养知识,能协助医护人员护理患儿。

(6)患儿不发生酸中毒,低血钾等并发症。

(7)避免交叉感染的发生。

(8)保证患儿营养的补充将患儿体重保持不减或有增加。

四、护理措施

新入院的患儿首先要测量体重,便于了解患儿脱水情况和计液量。以后每周测 1 次,了解患儿恢复和体重增长情况。

(一)体液不足的护理

1.口服补液疗法的护理

适用于无脱水、轻中脱水或呕吐不严重的患儿,可采用口服方法,它能补充身体丢失的水分和盐,执行医嘱给口服补液盐时应在 4～6 小时之内少量多次喂,同时可以随意喂水,口服液盐一定用冷开水或温开水溶解。

(1)一般轻度脱水需 50～80 mL/kg,中度脱水需 80～100 mL/kg,于 8～12 小时内将累积损失量补足;脱水纠正后,将余量用等量水稀释按病情需要随时口服。对无脱水患儿,可在家进行口服补液的护理,可将 ORS 溶液加等量水稀释,每天 50～100 mL/kg,少量频服,以预防脱水(新生儿慎用)，有明显腹胀、休克、心功能不全或其他严重并发症者及新生儿不宜口服补液。在口服补液过程中，如呕吐频繁或腹泻、脱水加重，应改为静脉补液。服用 ORS 溶液期间，应适当增加水分，以防高钠血症。

(2)护理中的注意事项:①向家长说明和示范口服液的配制方法。②向家长示范喂服方法，2 岁以下的患儿每 1～2 分钟喂 1 小勺约 5 mL，大一点的患儿可用杯子直接喝，如有呕吐，停 10 分钟后再慢慢喂服(每 2～3 分钟喂 1 勺)。③对于在家进行口服补液的患儿，应指导家长病情观察方法。口服补液可直到腹泻停止，并继续喂养。如病情不见好转或加重，应及时到医院就诊。④密切观察病情，如患儿出现眼睑浮肿应停止服用 ORS 液，改用白开水或母乳，水肿消退后再按无脱水的方案服用。4 小时后应重新估计患儿脱水状况，然后选择上述适当的方案继续治疗护理。

2.禁食、静脉补液

适用于中度以上脱水，吐、泻重或腹胀的患儿。在静脉输液前协助医师取静脉血做钾、钠、氯、二氧化碳结合力等项目检查。

(1)第 1 天补液:①输液总量，按医嘱要求安排 24 小时的液体总量(包括累积损失量、继续损失量和生理需要量)。并本着“急需先补、先快后慢、见尿补钾”的原则分批输入。如患儿烦躁不安，应检查原因，必要时可遵医嘱给予适量的镇静剂，如复方氯丙嗪，10%水合氯醛，以防患儿因烦躁不安而影响静脉输液。一般轻度脱水 90～120 mL/kg，中度脱水 120～150 mL/kg，重度脱水 150～180 mL/kg。②溶液种类，根据脱水性质而定，若临床判断脱水困难，可先按等渗脱水处理。对于治疗前 6 小时内无尿的患儿首先要在 30 分钟内给输入 2 ∶ 1 液，一定要记录输液后首次排尿时间，见尿后给含钾液体。③输液速度，主要取决于脱水程度和继续损失的量与速度，遵循先快后慢原则。明确每小时的输入量，一般茂菲氏滴管 14～15 滴为 1 mL，严格执行补液计划，保证输液量的准确，掌握好输液速度和补液原则。注意防止输液速度过速或过缓。注意输液是否通畅，保护好输液肢体，随时观察针头有无滑脱，局部有无红肿渗液以及寒战发绀等全身输液反应。对重度脱水有明显周围循环障碍者应先快速扩容;累积损失量(扣除扩容液量)一般在前 8～12 小时内补完，每小时 8～10 mL/kg;后 12～16 小时补充生理需要量和异常的损失量，每小时约 5 mL/kg;若吐泻缓解，可酌情减少补液量或改为口服补液。④对于少数营养不良、新生儿及伴心、肺疾病的患儿应根据病情计算，每批液量一般减少 20%，输液速度应在原有基础减慢 2～4 小时，把累积丢失的液量由 8 小时延长到 10～12 小时输完。如有条件最好用输液泵，以便更精确地控制输液速度。

(2)第 2 天及以后的补液:脱水和电解质紊乱已基本纠正，主要补充生理需要量和继续损失量，可改为口服补液，一般生理需要量为每天 60～80 mL/kg，用 1/5 张含钠液;继续损失量是丢多少补多少，用 1/3～1/2 张含钠液，将这两部分相加于 12～24 小时内均匀静脉滴注。

3.准确记录出入量

准确记录出入量，是医师调整患儿输液质和量的重要依据。

(1)大便次数，量(估计)及性质、大便的气味、颜色、有无黏液、脓血等。留大便常规并做培养。

(2)呕吐次数、量、颜色、气味以及呕吐与其他症状的关系，体现了患儿病情发展情况。比如呕吐加重但无腹泻;补液后脱水纠正由于呕吐次数增多而效果不满意，这时要及时报告医师，以及早发现肠道外感染或急腹症。

4.严密观察病情，细心做好护理

(1)注意观察生命体征：包括体温、脉搏、血压、呼吸、精神状况。若出现烦躁不安、脉率加快、呼吸加快等，应警惕是否输液速度过快，是否发生心力衰竭和肺水肿等情况。

(2)观察脱水情况：注意患儿的神志、精神、皮肤弹性、有无口渴，皮肤、黏膜干燥程度，眼窝及前囟凹陷程度，机体温度及尿量等临床表现，估计患儿脱水程度，同时要动态观察经过补充液体后脱水症状是否得到改善。如补液合理，一般于补液后3～4小时应该排尿，此时说明血容量恢复，所以应注意观察和记录输液后首次排尿的时间、尿量。补液后24小时皮肤弹性恢复，眼窝凹陷消失，则表明脱水已被纠正。补液后眼睑出现浮肿，可能是钠盐过多；补液后尿多而脱水未能纠正，则可能是葡萄糖液补入过多，宜调整溶液中电解质比例。

(3)密切观察代谢性酸中毒的表现：中、重度脱水患多有不同程度的酸中毒，当pH下降、二氧化碳结合力在25%容积以下时，酸中毒表现明显。当患儿出现呼吸深长、精神萎靡、嗜睡，严重者意识不清、口唇樱红、呼吸有丙酮味。应准备碱性液，及时使用碱性药物纠正，应补充碳酸氢钠或乳酸钠。注意碱性液体有无漏出血管外，以免引起局部组织坏死。

(4)密切观察低血钾表现：常发现于输液后脱水纠正时，当发现患儿尿量异常增多，精神萎靡、全身乏力、不哭或哭声低下、吃奶无力、肌张力低下、反应迟钝、恶心呕吐、腹胀及听诊肠鸣音减弱或消失，呼吸频不规整，心电图显示T波平坦或倒置、U波明显、S-T段下移(或心律失常，提示有低血钾存在，应及时补充钾盐)等临床表现，及时报告医师，做血生化检查。如是低血钾症，应遵医调整液体中钾的浓度。补充钾时应按照见尿补钾的原则，严格掌握补钾的速度，绝不可作静脉推入，以免发生高血钾引起心搏骤停。一般按每天3～4 mmol/kg(相当于氯化钾200～300 mg/kg)补给，缺钾明显者可增至4～6 mmol/kg，轻度脱水时可分次口服，中、重度脱水予静脉滴入。并观察记录好治疗效果。

(5)密切观察有无低钙、低镁、低磷血症：当脱水和酸中毒被纠正时，大多表现有钙、磷缺乏，少数可有镁缺乏。低血钙或低血镁时表现为手足搐搦、惊厥；重症低血磷时出现嗜睡、精神错乱或昏迷，肌肉、心肌收缩无力(营养不良或佝偻病活动期患儿更甚)，这时要及时报告医师。静脉缓慢注射10%葡萄糖酸钙或深部肌内注射25%硫酸镁。

(6)低钠血症：低钠血症多见于静脉输液停止后的患儿。这是以为患儿进食后水样便次数再次增多。主要表现为患儿前囟及眼窝凹陷、肢端凉、精神弱、尿少等。要及时报告医师要继续补充丢失液体。

(7)高钠血症：高钠血症出现在按医嘱禁食补液或口服补液后，患儿出现烦躁不安、口渴、尿少、皮肤弹性差，甚至惊厥。这时应报告医师，必要时取血查生化，待结果回报后根据具体情况调整液体的质和量。

(8)泌尿系统感染：患儿腹泻渐好，但仍发热，阵阵哭闹不安，此时要报告医师，根据医嘱留尿常规，并寻找感染病灶。并发泌尿系感染的患儿多见于女婴，在护理和换尿布时一定要注意女婴儿会阴部的清洁，防止上行性尿路感染。

5.计算液体出入量

24小时液体入量包括口服液体和胃肠道外补液量。液体出量包括尿、大便和不显性失水。呼吸增快时，不显性失水增加4～5倍，体温每升高1 ℃，不显性失水每小时增加0.5 mL/kg；环境湿度大小可分别减少或增加不显性失水；体力活动增多时，不显性失水增加30%。补液过程中，计算并记录24小时液体出入量，是液体疗法护理工作的重要内容。婴幼儿大小便不易收集，可用“秤尿布法”计算液体排出量。

(二)腹泻的护理

控制腹泻,防止继续失水。

1.调整饮食

根据世界卫生组织的要求对于轻中度脱水的患儿不必禁食,腹泻期间和恢复期适宜的营养对促进恢复、减少体重下降和生长停滞的程度、缩短腹泻后康复时间、预防营养不良非常重要。故腹泻脱水患儿除严重呕吐者暂禁食4~6小时(不禁水)外,均应继续喂养进食是必要的治疗与护理措施。但因同时存在着消化功能紊乱,故应根据患儿病情适当调整饮食,达到减轻胃肠道负担、恢复消化功能之目的。继续哺母乳喂养;人工喂养出生6个月以内的小儿,牛奶(或羊奶)应加米汤或水稀释,或用发酵奶(酸奶),也可用奶谷类混合物,每天6次,以保证足够的热量。腹泻次数减少后,出生6个月以上的婴儿可用平常已经习惯的饮食,选用稀粥、面条、并加些熟的植物油、蔬菜、肉末等,但需由少到多,随着病情稳定和好转,并逐渐过渡到正常饮食。幼儿应给一些新鲜、味美、碎烂、营养丰富的食物。病毒性肠炎多有双糖酶缺乏,应限制糖量,并暂停乳类喂养,改为豆制代用品或发酵奶,对牛奶和大豆过敏者应该用其他饮食,以减轻腹泻,缩短病程。腹泻停止后,继续给予营养丰富的饮食,并每天加餐1次,共2周,以赶上正常生长。双糖酶缺乏者,不宜用蔗糖,并暂停乳类。对少数严重病例口服营养物质不能耐受者,应加强支持疗法,必要时全静脉营养。

2.控制感染

感染是引起腹泻的重要原因,细菌性肠炎需用抗生素治疗。病毒性肠炎用饮食疗法和支持疗法常可痊愈。严格消毒隔离,防止感染传播,按肠道传染病隔离,护理患儿前后要认真洗手,防止感染,遵医嘱给予抗生素治疗。

3.观察排便情况

注意大便的变化,观察记录大便次数、颜色、性状、气味、量、及时送检,并注意采集黏液脓血部分,做好动态比较,根据大便常规检验结果,调整治疗和输液方案,为输液方案和治疗提供可靠依据。

(三)发热的护理

(1)保持室内安静、空气新鲜、通风良好,保持室温在18~22 ℃,相对湿度55%~65%,衣被适度,以免影响机体散热。

(2)让患儿卧床休息限制活动量,利于机体康复和减少并发症的发生。多饮温开水或选择喜欢的饮料,以加快毒素排泄带走热量和降低体温。

(3)密切观察患儿体温变化每4小时测体温1次,体温骤升或骤降时要随时测量并记录降温效果。体温超过38.5 ℃时给予物理降温:温水擦浴;用30%~50%的乙醇擦浴;冰枕、冷毛巾敷患儿前额,或冷敷腹股沟、腋下等大血管处;冷盐水灌肠。物理降温后30分钟测体温,并记录于体温单上。

(4)按医嘱给予抗感染药及解热药,并观察记录用药效果,药物降温后,密切观察,防止虚脱。

(5)患儿的衣服,出汗后及时擦干汗液,更换衣服,并注意保暖,在严重情况下给予吸氧,以免惊厥抽搐发生。

(6)加强口腔护理,鼓励多漱口,口唇干燥时可涂护唇油。

(四)维持皮肤完整

由于腹泻频繁，大便呈酸性或碱性，含有大量肠液及消化酶，臀部皮肤常处于被大便腐蚀的状态，容易发生肛门周围皮肤糜烂，严重者引起溃疡及感染，要注意每次换尿布大便后须用温水清洗臀部及肛周并吸干，局部皮肤发红处涂以5%鞣酸软膏或40%氧化锌油并按摩片刻，促进血液循环。应选用消毒软棉尿布并及时更换。避免使用不透气塑料布或橡皮布，防止尿布皮炎发生。局部有糜烂者可在便后用温水洗净后用灯泡照烤，待烤干局部渗液后，再涂紫草油或1%龙胆紫效果更好。

(五)做好床边隔离

护理患儿前后均要认真洗手防止交叉感染。

(六)减轻患儿的恐惧

医护人员的检查、治疗应相对集中进行以减少患儿的哭闹，可根据患儿年龄给予不同玩具，减少其恐惧心理，若患儿哭闹不安影响静脉输液的顺利进行，必要时可根据医嘱适当应用镇静药物。

(七)对症治疗

腹胀明显者用肛管排气或肌内注射新斯的明。呕吐严重者针刺足三里、内关或肌内注射氯丙嗪等。

(八)注意口腔清洁

禁食患儿每天做口腔护理两次。由于长时间应用抗生素可发生鹅口疮。如口腔黏膜有乳白色分泌物附着即为鹅口疮，可涂制霉菌素；若发生溃疡性口炎时可用3%双氧水洗净口腔后，涂复方龙胆紫、金霉素鱼肝油。

(九)恢复期患儿护理

(1)新入院患儿分室居住，预防交叉感染。

(2)患儿消化功能恢复时，逐渐增加奶的质和量，细心添加辅食，避免小儿腹泻再次复发。

(十)健康教育

(1)宣传母乳喂养的优点，鼓励母乳喂养，尤其是出生后最初数月及出生后每个夏天更为重要，避免在夏季断奶。按时逐步加辅食，防止过食、偏食及饮食结构突然变动。如乳制品的调剂方法，辅食加方法，断奶时间选择方法，人工喂养儿根据具体情况。选用合适的代乳品。

(2)指导患儿家长配置和使用ORS溶液。

(3)注意饮食卫生，培养良好的卫生习惯；注意食物新鲜、清洁和奶具、食具应定时煮沸消毒，避免肠道内感染。教育儿童养成饭前便后洗手，勤剪指甲的良好习惯。

(4)及时治疗营养不良、维生素D缺乏性佝偻病等，加强体格锻炼，适当进行户外活动。防止受凉或过热，营养不良，预防感冒，肺炎及中耳炎等并发症的发生，避免长期滥用广谱抗生素。

(5)气候变化时及时增减衣物，防止受凉或过热，冬天注意保暖，夏天多喝水。尤其应做好腹部的保暖。集体机构中如有腹泻的流行，应积极治疗患儿，做好消毒隔离工作，防止交叉感染。

(杨肖燕)

第七章　重症监护室护理

第一节　重症监护室的设置与管理

重症医学是研究危及生命的疾病状态的发生、发展规律及其诊治方法的临床医学学科。重症监护室(简称 ICU)对因各种原因导致一个或多个器官与系统功能障碍危及生命或具有潜在高危因素的患者及时提供系统的、高质量的医学监护和救治技术，是医院集中监护和救治重症患者的专业科室。ICU 应用先进的诊断、监护和治疗设备与技术，对病情进行连续、动态的定性和定量观察，并通过有效的干预措施，为重症患者提供规范的、高质量的生命支持，改善生存质量。重症患者的生命支持技术水平，直接反映医院的综合救治能力，体现医院整体医疗实力，是现代化医院的重要标志。

一、ICU 设置

(一)ICU 模式

ICU 模式主要根据医院的规模及条件决定。目前大致可分为以下几种模式。

1.专科 ICU

一般是临床二级科室所设立的 ICU，如心内科 ICU(CCU)、呼吸内科 ICU(RCU)等，是专门为收治某个专业危重患者而设立的，多属某个专业科室管理。对抢救本专业的急危重患者有较丰富的经验。病种单一，不能够接受其他专科危重症患者是其不足。

2.部分综合 ICU

介于专科 ICU 与综合 ICU 之间，即由医院内较大的一级临床科室为基础组成的 ICU，如外科、内科、麻醉科 ICU 等。

3.综合 ICU

综合 ICU 是一个独立的临床业务科室，受院部直接管辖，收治医院各科室的危重患者。综合 ICU 抢救水平应该代表全院最高水平。这种体制有利于学科建设，便于充分发挥设备的效益。规模较大的医院，除了设置综合性 ICU 以外，还应设置专科 ICU，如心内科 ICU 及心外科 ICU 等。国内 ICU 发展趋势仍以综合 ICU 和专科 ICU 为主。

(二)ICU 规模

1.床位设置

ICU 床位设置要根据医院规模、总床位数来确定。一般以该科室服务病床数或医院病床总数的2%～8%为宜,可根据实际需要适当增加。从医疗运作角度考虑,每个 ICU 管理单元以 8～12 张床位为宜;ICU 每张床位占地面积不少于 15 m^2,以保证各种抢救措施的实施。室温要求保持在 20～22 ℃,相对湿度以 50%～60%为宜。

2.监护站设置

中心监护站原则上应该设置在所有病床的中央地区,能够直接观察到所有患者为佳。围绕中心站周围,病床以扇形排列为好。中心站内放置监护及记录仪,电子计算机及其他设备。也可以存放病历夹、医嘱本、治疗本、病情报告本及各种记录表格,是各种监测记录的场所。

3.人员编制

ICU 专科医师的固定编制人数与床位数之比为 0.8∶1 以上。医师组成应包括高级、中级和初级医师,每个管理单元必须至少配备一名具有高级职称的医师全面负责医疗工作。ICU 专科护士的固定编制人数与床位数之比为 3∶1 以上。ICU 可以根据需要配备适当数量的医疗辅助人员,有条件的医院可配备相关的技术与维修人员。

4.ICU 装备

ICU 装备应包括监测设备和治疗设备两种。常用的监测设备有多功能生命体征监测仪、呼吸功能监测装置、血液气体分析仪、心脏血流动力学监测设备、血氧饱和度监测仪、心电图机等。影像学监测设备包括床边 X 线机、超声设备。常用的治疗设备有输液泵、注射泵、呼吸机、心脏除颤器、临时心脏起搏器、主动脉内球囊反搏装置、血液净化装置及麻醉机等。

5.其他

每个病床床头前应安置氧气、负压吸引、压缩空气等插头装置,并安装多功能电源插座和床头灯,还应设有应急照明灯。同时,还应有紫外线消毒灯。电源的插孔要求是多功能的。每张床位的电源插孔不应少于 20 个,并配有电源自动转换装置。ICU 应使用带有升降功能的输液轨。为减少交叉感染,两床之间最好应配有洗手池;并装备有自动吹干机。自来水开关最好具有自动感应功能。

二、ICU 管理

(一)ICU 的基本功能

综合性 ICU 应具备以下功能:①有心肺复苏能力。②有呼吸道管理及氧疗能力。③有持续性生命体征监测和有创血流动力学监测的能力。④有紧急做心脏临时性起搏能力。⑤有对各种检验结果做出快速反应的能力。⑥有对各个脏器功能较长时间的支持能力。⑦有进行全肠道外静脉营养支持的能力。⑧能够熟练地掌握各种监测技术以及操作技术。⑨在患者转送过程中有生命支持的能力。

(二)规章制度

ICU 必须建立健全各项规章制度,制订各类人员的工作职责,规范诊疗常规。除执行政府和医院临床医疗的各种制度外,应该制订以下符合 ICU 相关工作特征的制度,以保证 ICU 的工作质量:①医疗质量控制制度。②临床诊疗及医疗护理操作常规。③患者转入、转出 ICU 制度。④抗生素使用制度。⑤血液与血液制品使用制度。⑥抢救设备操作、管理制度。⑦特殊药品管理制度。⑧院内感染控制制度。⑨不良医疗事件防范与报告制度。⑩疑难重症患者会诊制度。⑪医患沟通制度。⑫突发事件的应急预案、人员紧急召集制度。

(三)ICU 的收治范围

(1)急性、可逆、已经危及生命的器官功能不全,经过 ICU 的严密监护和加强治疗短期内可能得到康复的患者。

(2)存在各种高危因素,具有潜在生命危险,经 ICU 严密监护和随时有效治疗死亡风险可能降低的患者。

(3)在慢性器官功能不全的基础上,出现急性加重且危及生命,经过 ICU 的严密监护和治疗可能恢复到原来状态的患者。

(4)慢性消耗性疾病的终末状态、不可逆性疾病和不能从 ICU 的监护治疗中获得益处的患者,一般不是 ICU 的收治范围。

(四)ICU 医护人员专业要求

ICU 医师应掌握重症患者重要器官、系统功能监测和支持的理论与技能:①复苏。②休克。③呼吸功能衰竭。④心功能不全、严重心律失常。⑤急性肾功能不全。⑥中枢神经系统功能障碍。⑦严重肝功能障碍。⑧胃肠功能障碍与消化道大出血。⑨急性凝血功能障碍。⑩严重内分泌与代谢紊乱。⑪水、电解质与酸碱平衡紊乱。⑫肠内与肠外营养支持。⑬镇静与镇痛。⑭严重感染。⑮多器官功能障碍综合征。⑯免疫功能紊乱。

ICU 医师除一般临床监护和治疗技术外,应具备独立完成以下监测与支持技术的能力:①心肺复苏术。②人工气道建立与管理。③机械通气技术。④纤维支气管镜技术。⑤深静脉及动脉置管技术。⑥血流动力学监测技术。⑦胸穿、心包穿刺术及胸腔闭式引流术。⑧电复律与心脏除颤术。⑨床旁临时心脏起搏技术。⑩持续血液净化技术。⑪疾病危重程度评估方法。

ICU 护理人员素质是影响 ICU 护理质量的关键因素。具备良好素质和娴熟护理操作技能的护理人员能保证 ICU 护理操作的准确性、规范性,并能进行预见性护理,杜绝护理差错,消除影响患者康复的潜在因素。具体来说,ICU 护士应具备以下基本素质:①具有各专科基础理论和综合分析能力,经过1～2 年基础理论和临床护理训练,并经过了 2～3 个月 ICU 强化训练。②身体健康,思路敏捷,适应性强。③勇于钻研和创新,善于发现问题、解决问题、总结经验。④处理问题沉着、果断、迅速。⑤有一定的心理学知识,善于人际交流和沟通。⑥具有团队协作精神,能主动协调各种关系。

ICU 护理人员的专业素质是其能胜任重症监护工作的基本保证,具体要求:①熟练掌握急救复苏技术,如心肺复苏术、电击除颤技术、氧气吸入疗法、呼吸机及辅助通气的应用、各种穿刺技术及急救药品的应用等。②具有专科护理知识和技术,包括循环、呼吸、消化、神经、血液、泌尿等专科护理知识和技能。③熟练掌握各种监护技术,包括心电监测及血压、呼吸、体温、血液生化和常规、血液电解质、血流动力学的监测。④具有娴熟的基础护理技能,包括生理和心理护理、各种护理制度的执行、护理文件的书写、标本留取、注射剂药物疗法等。

(五)组织领导

ICU 实行院长领导下的科主任负责制。科主任负责科内全面工作,定期查房、组织会诊和主持抢救任务。ICU 实行独立与开放相结合的原则。所谓独立,就是 ICU 应有自己的队伍,应设有一整套强化治疗手段。所谓开放,就是更多地听取专科医师的意见,把更多的原发病处理(如外伤换药)留给专业医师解决。医师的配备采取固定与轮转相结合的形式。护士长负责监护室的管理工作，包括安排护理人员工作，检查护理质量，监督医嘱执行情况及护理文书书写等情况。护士是ICU的主体，能在24小时观察和最直接得到患者第一手临床资料的只有护士，她们承担着监测、护理、治疗等任务，当病情突然改变时，要能在几秒钟、几分钟内准确及时地进行处理。所以，ICU护士应该训练有素，要熟练地掌握各种抢救技术。要有不怕苦、不怕脏的奉献精神，要善于学习、与医师密切配合。

（李　丹）

第二节　重症监护室的护理质量与安全管理

护理作为医疗体系中不可忽视的重要元素之一，其质量对危重患儿救治效果及预后的影响举足轻重。儿童危重护理质量作为衡量医院儿科护理质量的重要标志之一，直接影响着医院的社会形象和经济效益等。护理质量管理是护理管理的核心，护理质量标准和评价是质量管理的关键环节，是护理管理的重要依据。

一、重症监护室护理质量评价体系

（一）概述

护理质量是指护士为患者提供护理技术服务和基础护理服务的效果及满足患者对护理服务一切合理需要的综合，是在护理过程中形成的客观表现，直接反映了护理工作的职业特色与工作内涵。它是通过护理服务的设计和工作实施过程中的作用和效果的取得，经信息反馈形成的，是衡量护士素质、护理管理水平、护理业务技术和工作效率的重要标志。

护理质量是医院质量的重要组成部分，是护理管理的核心和关键。护理质量管理是指按照护理质量形成的过程和规律，对构成护理质量的各要素进行计划、组织、协调和控制，以保证护理服务达到规定的标准和满足服务对象需要的活动过程。这个概念表达了以下3层意思：首先，开展护理质量管理必须建立护理质量管理体系并有效运行，护理质量才有保证；其次，应制订护理质量标准，有了标准，管理才有依据；最后，要对护理过程构成护理质量的各要素，按标准进行质量控制，才能达到满足服务对象需要的目的。

护理质量评价是指通过确定和描述护理服务结构特征、检查护理行为和程序来测量服务的效果，是护理品质保证的重要措施。护理质量评价是一个系统工程，包括护理质量评价组织、评价内容、评价标准、评价方法及评价过程等。

护理质量评价指标体系：护理质量评价指标通常由一个名称和一个数据组合而成，不同来源和用途的护理质量评价指标有序地集合在一起，对护理质量发挥评价作用，就形成了护理质量评价指标体系。

（二）儿科护理质量评价的现状

儿童作为一类特殊人群有独特的需要，而前期的研究主要是以成人为目标人群构建护理质量评价指标，致使有些指标在儿科领域发生率很低，有些缺乏有效性，有些与儿科患者几乎没有关系。

在我国，医院评审标准、工作条例与各项制度中常用质量标准，而这些传统的护理质量评价标准难以反映 ICU 护理服务的质量内涵，为推动重症监护室护理学科的发展，有必要建立有针对性的能有效系统反映 ICU 护理质量的评价指标，运用指标对临床护理服务质量进行管理和控制，发挥其对护士的正向激励作用。

ICU 护理质量评价指标体系的建立可用于 ICU 护理质量横向和纵向比较，不仅便于管理者统一管理，还可以发现 ICU 护理质量管理中的薄弱环节，从而实现护理质量的持续改进。

(三)护理质量指标评价体系

1.护理质量评价

美国著名质量管理大师 J.M.Juran 博士曾预言：21 世纪将是质量的世纪，质量将成为组织成功的有效武器，成为社会发展的强大动力，没有质量就不会有组织的生存。质量是管理工作的永恒主题，护理质量是护理管理的核心内容，它与患者的生命和健康息息相关，因此，提高护理质量成为护理管理者探讨的重要课题。提高护理质量首先需要全面、科学地评价当前护理质量，而护理质量评价的工具是护理质量评价标准。建立统一的护理质量标准和评价体系，为实施护理质量管理提供依据，为临床护士工作实践提供指南，为医院间的相互交流与合作提供便捷。

(1)护理质量评价的概念：Salazar 等认为，护理质量评价是指通过确定和描述护理服务结构特征、检查护理行为和程序来测量服务的效果，是护理品质保证的重要措施。

(2)护理质量评价的理论框架：任何一个质量标准和评价体系的制订都离不开一定的理论框架作为科学基础，离不开实际需要作为坚实的依托，否则所制订的指标就失去了科学及现实的意义。

早在 20 世纪 80 年代美国就发起了有关护理指标体系的研究，到目前为止，制订护理质量标准和评价体系的理论框架已有很多种，较常用的包括：Donabedian 的“结构-过程-结果”模式、美国健康保健评鉴联合委员会的护理质量保证模式、将 Evans 和 Stoddard 的健康模式与 Donabedian 的质量模式相结合形成的新的概念模式、持续质量改进理论等，其中对世界各国护理质量标准与评价影响较大的是美国学者 Donabedian 提出的“结构-过程-结果”模式。

1969 年，美国著名学者 Donabedian 提出了“结构-过程-结果”三维结构模式，认为护理质量可以从这3 个方面进行评价。该模式解释了护理结构和过程对服务对象结果的影响，护理结构是指医疗机构中基本结构的情况；护理过程是指健康服务人员按照工作或技术的要求与规范执行实际活动的过程；护理结果是指健康服务人员在为服务对象提供各种干预后，服务对象呈现的反应与结果。

这一结构模式在 20 世纪 80 年代和 90 年代初期成为各国建立护理质量标准与评价的主要理论基础，对目前世界各国的护理质量标准与评价影响较大。美国护士协会(ANA)以 Donabedian 的“结构-过程-结果”框架为理论基础，筛选了 21 项护理指标来对护理质量进行评价，后又甄选出 10 个护理质量指标用于医院护理质量报告卡。美国国家质量论坛(National Quality Forum，NQF)以 Donabedian 的“三维质量结构”为基础，经过认真的筛选和预试验，于 2005 年签署并发布了 15 项护理质量评价指标，供全国范围内的医院或其他医疗保健机构应用。2 000 年，泰国清迈大学护理学院 Kunaviktikul 等人以 Donabedian 的“三维质量结构”为基础，对护理质量的内涵及护理质量指标体系进行了系统的研究，最后初步确立了护理质量指标体系，包括结构、过程、结果质量 3 个方面。英国的 Redfern 和 Norman 也以 Donabedian 的“三维质量结构”为基础，从患者和护士的角度出发来研究用来测量和评价护理质量的指标应该包括的关键内容。

国内学者一般认为，按照管理流程，可将护理质量分为：要素质量、环节质量、终末质量。这与 Donabedian 的结构、过程、结果质量是一一对应的，护理质量评价可以依据此结构来进行评价。

2.护理质量评价指标

(1)护理质量评价指标的概念：对护理质量指标的定义，从不同的角度可有不同的理解。使用最广泛的是美国健康保健评鉴联合委员会(the Joint Commission on Accreditation of Health Care Organization，JCAHO)的定义，他们认为护理质量评价指标是对护理质量的数量化测定，是用作评价临床护理质量及其支持护理活动的工具。澳大利亚卫生保健标准委员会(Australian Council for Healthcare Standards，ACHS)指出临床指标是对医疗服务结果和临床管理质量的测量，是用数量化的术语对医疗服务过程和结果的客观测量。美国护士协会(American Nurses Association，ANA)将与护理密切相关且确实能反映护理活动内容作为指标的基本点，指标必须具有有效性、特异性、可收集性。从患者的角度考虑，国外有研究者认为质量指标是患者生理状况的指示，具有易观察、易获得、可靠性强的特征。也有人认为护理质量指标是用于监测或评价某一重要护理项目的陈述或问题。有学者指出质量指标必须与护理措施相匹配。Kavanagh 认为护理质量指标是用来评估医疗卫生决策、服务和结局，从而反映护理质量的可检测工具。而我国有学者则认为质量指标就是筛选出来的重要的检查点。张罗漫等研究者提到医院质量评价指标是说明医院护理工作中某种现象数量特征的科学概念和具体数值表现的统一体，它由一个名称和一个数值组合而成。

(2)护理质量评价指标的特性：护理质量评价指标体系是不同来源和用途的各个方面护理质量评价指标有序地集合在一起形成的，因此想要全面地评价护理质量，必须保证每一项指标都必须能恰到好处地反映护理质量。综合国内外的研究，护理质量评价指标的主要特性包括以下。

有效性：是指指标确实能够反映护理活动的重要方面。

科学性：每一项指标都建立在科学、充分的论证和调研，以及对收集的数据进行准确统计分析的基础上。

灵敏性：指标必须客观、确定、容易判断，不会受检查人员的主观因素影响。

特异性：指标相互独立，不存在指标间相互包容、相互重叠、有因果关联的现象。

可操作性：指标可以通过实际观察加以直接测量，指标的概念和原理要便于理解，指标的计算公式、运算过程也要简单实用，同时应考虑到质量管理的成本因素。

(3)护理质量评价指标的构成：传统的护理质量评价指标主要侧重临床护理质量，即执行医嘱是否及时、准确；护理文件、表格填写是否正确、清晰；生活护理是否周到、舒适、安全、整洁；有无因护理不当而给患者造成的痛苦和损害等。随着整体护理模式的广泛应用和护理工作内涵与功能的扩展，护理质量评价也应由上述狭义的概念发展为广义概念，护理质量评价指标也相应地发生了改变。美国学者 Donabedian 于 1969 年将护理质量分为结构质量、过程质量和结果质量，我国则按管理流程分为要素质量、环节质量和终末质量。对应于护理质量评价的以上 3 个方面，护理质量指标也可分为要素质量指标、环节质量指标、终末质量指标。

要素质量指标：主要用于评价执行护理工作的基本条件。包括组织机构和人员、医疗护理技术、环境、物资和仪器设备、规章制度等。

环节质量指标：主要用于评价护理活动的过程。主要包括 2 类指标：①患者护理质量指标，如基础护理合格率、特级与一级护理合格率等。②护理环境和人员管理指标，如病区管理合格率，消毒隔离管理合格率、护理表格书写合格率、技术操作合格率、急救物品准备完好率等。这些指标是目前国内绝大多数医院进行护理质量控制最常用的指标。部分医院还采用一些反映护理观察、诊疗处理的及时程度的指标，如护理处置及时率、巡视病房及时率、静脉输液患者呼叫率等。

终末质量指标：主要用于评价护理效果，这一指标的特点是从患者的角度进行评价。常用指标包括患者的满意度、压疮发生率、年度护理差错发生率、抢救成功率、护患纠纷发生率等。有研究者提出了护理效果的评价应从对患者产生的结果和对医院的影响两方面进行分析。前者包括临床护理效果、患者满意率和健康教育效果，后者包括对医院质量、医院形象和医院经济效益等方面的影响。

(4)建立护理质量评价指标体系的必要性：随着护理学科的发展和护理内涵的延伸，我国早期制订的全国统一的护理质量评价标准，如今早已不能达到作为护理质量评价依据的要求。而国内尚未形成 PICU 特异性护理敏感性质量评价指标及评估体系，致使 PICU 护理管理者只能用单一的、无针对性的指标体系来评价儿科危重护理质量，这样不但达不到科学评价 PICU 护理质量水平的目的，还可能挫伤了 PICU 护士的工作积极性。因此，为了 PICU 提高护理质量和护理管理水平，我们必须建立一套系统的、科学的和先进的护理质量标准和评价体系。

(5)初步形成的 PICU 护理质量指标及评价体系：要素质量、环节质量、终末质量三者是相互联系的，为了全面反映护理服务的质量要求，一般采用要素质量、环节质量和终末质量相结合的评价。三者的关系应是：着眼于要素质量，以统筹质量控制的全局；具体抓环节质量以有效实施护理措施；以终末质量评价进行反馈控制。国内经过 Delphi 专家函询法初步形成了 PICU 护理质量指标评价体系。

二、重症监护室的安全管理

(一)概述

护理安全是指患者在接受护理的全过程中，不发生法律和法定的规章制度允许范围以外的心理、机体结构或功能上的损害、障碍、缺陷或死亡。

对于患者安全，目前还无统一的定论。美国医学研究所认为，患者安全就是使患者免于意外伤害，保证患者安全就是要求医疗机构建立规范的系统和程序，使发生差错的可能性降到最低，最大限度地阻止差错的发生；美国国家安全基金会认为，患者安全是指在医疗护理过程中，预防医疗护理差错的发生，消除或减轻差错对患者所造成的伤害；美国卫生保健研究和质量机构定义患者安全为避免和采取行动预防差错对患者造成伤害，使这种伤害不发生或没有发生的可能性。

(二)护理安全的现况

世界卫生组织(WHO)关于患者安全的数据显示，在发达国家，每 10 名患者即有1 名患者在接受医院治疗护理时受到伤害，伤害可因一系列失误或事故发生；在发展中国家，患者在医院受到伤害的可能性高于发达国家。

(三)护理安全质量评价指标体系构成

ICU 护理安全质量评价体系包含三级指标：一级指标为要素质量指标、环节质量指标和终末质量指标。

1.要素质量指标

包括人员配备、护士教育与培训、急救物品和药品、急救仪器设备和环境卫生。

2.环节质量指标

包括正确识别患者身份、确保输血治疗安全、确保药物使用安全、确保患者管道安全、确保患者转运安全、预防院内压疮的发生、预防患者跌倒/坠床的发生、提高患者抢救成功率、预防深静脉血栓的形成、预防多重耐药菌的医院获得性感染、预防呼吸机相关性肺炎、预防导管相关性血流感染以及预防尿管相关性感染。

(四)护理安全管理的意义

建立健全综合性ICU护理安全管理体系，是ICU护理安全管理工作开展的基础，也是ICU护理安全管理有效实施的保证。

(五)ICU护理安全管理指标体系的构成

护理安全管理指标体系的建立是在结合医院自身情况下，以Vincent医学框架为基础，识别影响护理安全的各级因素后而建立的指标体系。ICU护理安全管理指标体系包括三级指标：一级指标为组织管理因素、背景环境因素、护士因素、患者因素和陪伴因素。

1.组织管理因素

组织管理因素包含组织运作、人力管理、安全文化、制度规程、硬件因素等二级指标；组织运作指标下包含的三级指标为机构设置、职能分工和运作效能；人力管理指标下包含的三级指标为人力配置、继续教育培训、岗位考评、教学管理等。

2.背景环境因素

背景环境因素包含硬件因素、软件因素两个二级指标；硬件因素包括的三级指标有布局设计、药品消耗、仪器设备等；软件因素包含协作配合、决策支持、工作模式等。

3.护士因素

护士因素包含基本素质、专业技能和综合能力三个二级指标；基本素质包括职责履行、职业道德、身心状况等；专业技能包括学习需求、理论知识、基础技能等；综合能力包括应对能力、统筹工作、团队合作等三级指标。

4.患者因素

患者因素包括生理因素和心理因素两个二级指标；其中生理因素包含基础体质、疾病负荷等三级指标；心理因素包括人格特质、心理认知等。

5.陪伴因素

陪伴因素包含基本状况和关爱能力两个二级指标；基本状况包括身心状况、安全意识等；关爱能力包括语言沟通、理解领悟和照护技能三个三级指标。

(李　丹)

第三节　重症监护室的护理评估技能

评估是对危重患者实施有效护理的重要环节，ICU护士应熟悉护理评估内容，掌握护理评估的技能，通过评估了解患者的状况，并依据评估中的问题，有针对地实施护理。本节介绍常用及重要的护理评估指标。

一、身体评估

(一)一般状态评估

一般状态评估是对评估对象全身状态的概括性观察。评估方法以视诊为主,配合触诊、听诊和嗅诊完成。评估内容包括:性别、年龄、生命体征、发育与体型、营养状态、意识状态、面容与表情、语调与语态、体位、姿势与步态。

以营养状态评估为例,最方便快捷的方法是判断皮下脂肪的充实程度。最方便和最适宜的评估部位是前臂屈侧、上臂背侧下 1/3 处,此处脂肪分布的个体差异最小;最简单、直接、可靠、重要的指标是测量体重,但应结合内脏功能测定进行分析;体重指数是反映蛋白质、热量、营养不良及肥胖的可靠指标。体重指数(BMI)=体重(kg)/身高^2(m^2)。

(二)皮肤评估

以视诊为主,必要时结合触诊。主要包括对皮肤颜色、湿度、温度、弹性、皮疹、压疮、皮下出血、蜘蛛痣与肝掌、水肿的评估。

以水肿的评估为例,评估时,指压后应停留片刻,观察有无凹陷及平复情况。常用评估部位为浅表骨表面(如胫骨前、踝部、足背、腰骶骨及额前等)及眼睑。以手指按压局部组织可出现凹陷者,称凹陷性水肿。而黏液性水肿及象皮肿,尽管肿胀明显,但受压后无组织凹陷,为非凹陷性水肿。

根据水肿的程度可分为轻、中、重 3 度。

轻度:仅见于眼睑、眶下软组织、胫骨前、踝部皮下组织,指压后可见轻度凹陷,平复较快。

中度:全身软组织均可见明显水肿,指压后可见明显凹陷,平复缓慢。

重度:全身组织明显水肿,身体低垂部位皮肤紧张发亮,甚至有液体渗出,胸、腹腔等浆膜腔可有积液,外阴部也可见明显水肿。

(三)全身浅表淋巴结评估

1.评估方法

评估者主要用滑动触诊。

2.评估顺序

耳前、耳后、乳突区、枕骨下区、颈后三角、锁骨上窝、腋窝、滑车上、腹股沟、腘窝等。

3.评估内容

触及肿大的淋巴结时应注意其大小、数目、硬度、压痛、活动度、有无粘连,局部皮肤有无红肿、瘢痕、瘘管等,注意寻找引起淋巴结肿大的原发病灶。

(四)头部及其器官和颈部评估

1.头部

头部的评估包括头发、头皮及头颅。

2.面部及其器官

(1)眼的评估:通常由外向内,遵循眼睑、结膜、巩膜、角膜、眼球、视功能评估、眼底检查的顺序依次进行。

(2)耳的评估:外耳注意耳廓有无畸形、外耳道是否通畅,有无分泌物或异物;乳突及听力。

(3)鼻的评估:鼻外形;有无鼻翼扇动、鼻出血;鼻腔黏膜;鼻腔分泌物;鼻窦。

(4)口的评估:应从口唇、口腔黏膜、牙齿、牙龈、舌、咽部及扁桃体、口腔气味、腮腺,沿外向内的顺序依次进行。

3.颈部

包括颈部外形与活动、颈部血管、甲状腺及气管的评估。

(五)胸部评估

评估者嘱评估对象取坐位或仰卧位，按视、触、叩、听顺序，先评估前胸部和侧胸部，再评估背部，对称部位应左右对比。

1.胸部的体表标志

(1)骨骼标志：胸骨角、剑突、腹上角、肋间隙、肩胛骨、脊柱棘突、肋脊角。

(2)自然陷窝：胸骨上窝；锁骨上、下窝；腋窝。

(3)人工画线：前正中线、后正中线、锁骨中线(左右)、腋前线(左右)、腋后线(左右)、腋中线(左右)、肩胛下角线(左右)。

(4)人工分区：肩胛上区、肩胛下区、肩胛间区、肩胛区。

2.胸壁、胸廓及乳房

(1)胸壁评估：静脉、皮下气肿及胸壁压痛。

(2)胸廓评估：是否对称、前后径与左右径的比例。

(3)乳房评估：先视诊，后触诊。除评估乳房外，还应注意引流乳房部位的淋巴结。

3.肺和胸膜

(1)视诊：呼吸运动类型、有无呼吸困难；呼吸频率、呼吸幅度、呼吸节律。

(2)触诊：胸廓扩张度、触觉语颤、胸膜摩擦感。

(3)叩诊：先评估前胸，再评估侧胸及背部，有无异常胸部叩诊音。

(4)听诊：是肺部评估最重要的方法。内容包括正常肺部呼吸音(支气管呼吸音、肺泡呼吸音、支气管肺泡呼吸音)；异常肺部呼吸音(异常肺泡呼吸音、异常支气管呼吸音、异常支气管肺泡呼吸音)；啰音(干啰音、湿啰音)；语言共振；胸膜摩擦音。

(六)心脏评估

(1)视诊包括心前区外形及心尖冲动。

(2)触诊包括心前区搏动，震颤、心包摩擦感。

(3)叩诊主要指叩诊心界。

(4)听诊是评估心脏的重要方法。听诊内容包括心率、心律、心音、额外心音、杂音、心包摩擦音。

(七)血管评估

(1)视诊观察有无肝颈静脉回流征及毛细血管搏动征。

(2)触诊包括脉搏速度改变、节律改变、强弱改变、波形异常。

(3)听诊有无动脉杂音；枪击音及 Duroziez 双重杂音。

(4)血压测量。

(八)腹部评估

1.腹部的体表标志

包括肋弓下缘、脐、髂前上棘、腹直肌外缘、腹中线、肋脊角、耻骨联合。

2.腹部分区

包括四分区法和九分区法。

3.腹部评估方法

(1)视诊:评估者立于评估对象的右侧,自上而下视诊,有时为观察腹部细小隆起或蠕动波,评估者需将视线降低至复平面,从侧面呈切线方向观察。腹部视诊内容包括腹部外形;呼吸运动;腹壁静脉曲张;胃肠型及蠕动波;注意有无皮疹、色素、腹纹、瘢痕、疝等。

(2)听诊:由于触诊和叩诊可能会增加肠蠕动而增加听诊效果,因而腹部听诊常在视诊后进行。听诊内容包括肠鸣音和血管杂音。

(3)叩诊:腹部叩诊主要用于评估某些腹腔脏器的大小、位置、叩痛,胃肠道充气情况,腹腔肿物、积气或积液等。腹部叩诊多采取间接叩诊法。

(4)触诊:要求评估对象排尿后低枕仰卧位,两臂自然放于身体两侧,两腿屈曲稍分开,是腹部放松,作张口缓慢腹式呼吸。评估者立于评估对象右侧,手要温暖,动作要轻柔,一般自左下腹开始逆时针方向评估。原则是先触健侧再触患侧。边触诊边观察评估对象的反应及表情,并与之交谈,可转移其注意力而减少腹肌紧张。浅部触诊法适用于检查腹部紧张度、抵抗感、浅表压痛、包块搏动和腹壁上的肿物等。深部触诊法适用于检查腹腔脏器状况、深部压痛、反跳痛及肿物等。

(九)脊柱与四肢评估

(1)脊柱的评估主要包括脊柱弯曲度、脊柱活动度、脊柱压痛和叩击痛。

(2)四肢评估以视诊和触诊为主。主要从形态和功能两方面评估。

(十)神经系统评估

1.运动功能评估

(1)肌力是评估对象主动运动时肌肉的收缩力。嘱评估对象作肢体伸屈运动,评估者从相反方向给予阻力,评估其对阻力的克服力量。注意两侧肢体的对比,两侧力量显著不等时有重要意义。肌力的记录采用0～5级的6级分级法。①0级:完全瘫痪,无肌肉收缩。②1级:只有肌肉收缩,但无动作。③2级:肢体能在床面水平移动,但不能抬离床面。④3级:肢体能抬离床面,但不能克服阻力。⑤4级:能克服阻力,但较正常稍差。⑥5级:正常肌力。

(2)肌张力。

(3)随意、不随意及共济运动。

2.感觉功能评估

评估时,评估对象必须意识清晰、合作,注意左右、远近对比。

(1)浅感觉:主要有皮肤、黏膜的痛觉、温觉和触觉。

(2)深感觉:包括关节觉、震动觉。

(3)复合感觉:包括皮肤定位觉、两点辨别觉、实物辨别觉和体表图形觉。

3.神经反射评估

(1)生理反射。①浅反射为刺激皮肤或黏膜引起的反射,包括角膜反射、腹部反射、提睾反射、跖反射。②深反射为刺激骨膜、肌腱引起的反射,包括肱二头肌反射、肱三头肌反射、膝腱反射、跟腱反射、Hoffmann征。

(2)病理反射包括巴宾斯基征、奥本海姆征、戈登征、查多克征。

(3)脑膜刺激征为脑膜受激惹的表现,包括颈强直、克尼格征、布鲁津斯基征。

二、常见症状评估

(一)一般情况评估

1.体温的身体变化

如高热环境中体温可稍高;情绪激动可使体温暂时升高等。

2.发热的原因或诱因

有无传染病接触史、预防接种史、手术史等;是否受凉、过度劳累、饮食不洁、损伤、精神刺激等。

3.发热的临床经过

注意发热的时间、体温上升的急缓、发热的高低、持续时间的长短、各病期的主要表现等。

4.发热的程度、热期及热型

定时测量体温,绘制体温曲线,观察发热的程度、热期,注意有无特征性热型。

5.伴随症状

有无寒战、乏力、头痛、肌肉酸痛、咳嗽、咳痰、恶心、呕吐、出血、皮疹、昏迷、抽搐等。

6.身心状况

(1)密切观察生命体征、瞳孔及意识状态、皮肤、口腔黏膜及尿量的改变。

(2)了解高热对机体重要脏器的影响及程度。

(3)体温下降期的患者,注意有无大汗及脱水的表现。

(4)长期发热者注意有无食欲减退及体重下降。

(5)还需注意患者的精神状况、心理反应、睡眠情况等。

7.诊疗及护理经过

(1)做过任何检查、结果怎样。

(2)诊断为何种疾病;其治疗护理措施。

(3)是否进行过物理降温。

(4)是否使用过抗生素、激素、解热药,药物的剂量及疗效。

(二)疼痛的护理评估要点

1.疼痛部位

疼痛部位通常为病变所在部位。

2.疼痛性质

疼痛性质与病变部位及病变性质密切相关。

3.疼痛程度

疼痛与病情严重性有无平行关系。

4.疼痛发生于持续时间

某些疼痛可发生在特定的时间。

5.疼痛的影响因素

包括诱发、加重与缓解的因素。

6.相关病史

疼痛前有无外伤、手术史、有无感染、药物及食物中毒,有无类似发作史及家庭史等。

7.伴随症状及体征

不同病因所致疼痛的伴随症状和体征不同。

8.疼痛的身心反应

密切观察患者的呼吸、心率、脉搏。血压、面色变化，有无恶心、呕吐、食欲缺乏或睡眠不佳、强迫体位、呻吟或哭叫，有无因疼痛而产生的焦虑、愤怒、恐惧等情绪反应，剧烈疼痛者还应观察有无休克的表现。

（三）水肿的护理评估要点

1.水肿部位及程度

水肿首先出现部位。

2.水肿的特点

水肿出现的时间，发生急缓，水肿性质，使水肿加重、减轻的因素，水肿体位变化和活动的关系。

3.营养与饮食

食欲有无改变，每天进食食物的种类、量；营养物质的搭配是否合理，能否满足身体的需要；体重有无明显变化；对有心、肝、肾脏的患者还应该注意钠盐和液体的摄入量。

4.出入液体量

详细记录24小时出入液量。对尿量明显减少者应注意观察有无急性肺水肿发生；有无肾功能损害及电解质酸碱平衡紊乱，如氮质血症、高钾血症等。

5.相关病史

有无心、肝、肾、内分泌代谢性疾病病史；有无营养不良、应用激素类药物、甘草制剂等；有无创伤和过敏史；女性患者水肿应注意与月经、妊娠有无关系。

6.水肿的身心反应

观察体重、胸围、腹围、脉搏、呼吸、血压、体位等情况；注意水肿部位皮肤黏膜的弹性、光泽、温湿度；观察长期卧床或严重水肿者的皮肤有无水疱、渗液、破溃或继发感染；注意有无胸腔积液征、腹水征及各种伴随症状；患者是否因水肿引起形象的改变、活动障碍、身体不适而心情烦躁。

7.诊疗及护理经过

水肿发生后就医情况；是否使用过利尿剂，药物种类、剂量、疗效和不良反应；休息、饮食、保护皮肤等护理措施的实施情况。

（四）呼吸困难的护理评估要点

1.呼吸困难的发生和进展特点

呼吸困难的发生和进展特点是突然发生，还是渐进性发展；是持续存在，还是反复间断；呼吸困难发生的诱因、时间及环境；与活动及体位的关系。

2.呼吸困难的严重程度

通常以呼吸困难与日常生活自理能力水平的关系来评估。让患者自我表述呼吸困难对日常活动的影响，如与同龄人行走、登高；劳动时有无气促；是否需要停下喘气、休息；洗脸、穿衣或休息时有无呼吸困难。

3.呼吸困难的类型及表现

呼吸困难的类型及表现是吸气性、呼气性还是混合性；是劳力性、还是夜间阵发性；呼吸是表浅还是浅慢或深快。

4.相关病史

了解患者的职业、年龄;以往有无呼吸困难发作史;有无心血管疾病、肺和胸膜疾病、内分泌代谢性疾病病史,有无感染、贫血、颅脑外伤史;有无刺激性气体、过敏原接触史;有无饮食异常、药物及毒物摄入史;有无过度劳累、情绪紧张或激动等。

5.伴随症状

呼吸困难伴咳嗽、咳痰、咯血、胸痛等首先应考虑为心肺疾病;呼吸困难伴发热最常见于呼吸系统感染性疾病;呼吸困难伴昏迷见于急性中毒、严重的代谢性疾病、中枢神经严重损害等;发作性呼吸困难伴哮鸣音见于支气管哮喘、心源性哮喘。

6.呼吸困难的身心反应

注意观察呼吸的频率、节律和深度,脉搏、血压;意识状况;面容及表情;营养状况;体位;皮肤黏膜有无水肿、发绀;颈静脉充盈程度等。有无"三凹征"、肺部湿啰音或哮鸣音;有无心律失常、心脏杂音等。询问患者入睡的方式,观察患者睡眠的时间、质量,是否需要辅助睡眠的措施。患者是否有疲乏、情绪紧张、焦虑或甚至有恐惧、惊慌、濒死感等心理反应。

7.诊疗及护理经过

是否给氧治疗,给氧的方式、浓度、流量、时间及疗效;使用支气管扩张剂后呼吸困难是否能缓解等。

(五)咳嗽与咳痰的护理评估要点

1.咳嗽的特点

注意咳嗽的性质、音色、程度、频率、发生时间与持续时间,有无明显诱因,咳嗽与环境、气候、季节、体位的关系。

2.痰的特点

注意痰液的性质、颜色、气味、黏稠度及痰量。患者的痰液是否容易咳出,体位对痰液的排出有何影响;收集的痰液静置后是否出现分层现象。

3.相关病史

患者的年龄、职业;是否患有慢性呼吸道疾病、心脏病;有无颅脑疾病、癔症病史;有无吸烟史及过敏史;有无呼吸道传染病接触史及有害气体接触史。

4.伴随症状

咳嗽伴有发热多见于呼吸道感染、急性渗出性胸膜炎等;咳嗽伴呼吸困难多见于气道阻塞、重症肺炎和肺结核、胸膜病变、肺淤血、肺水肿等。咳嗽伴胸痛见于胸膜疾病或肺部病变累及胸膜;咳嗽伴大量咯血常见于支气管扩张症及空洞型肺结核。

5.咳嗽和咳痰的身心反应

有无长期剧烈、频繁咳嗽所致的头痛、疲劳、食欲减退、胸腹疼痛、睡眠不佳、精神萎靡、情绪不稳定、眼睑浮肿、尿失禁等;注意患者生命体征的变化及胸部体征;剧咳者警惕自发性气胸、咯血、胸腹部手术伤口的开裂等;痰液不易咳出者有无肺部感染的发生和加重。

6.诊疗及护理经过

是否服用过止咳祛痰药物,其药物种类、剂量及疗效;是否使用过促排痰的护理措施,效果如何。

（六）发绀的护理评估要点

1.发绀的发生情况

发生的年龄、起病时间、可能诱因、出现的急缓。

2.发绀的特点及严重程度

注意发绀的部位及范围、青紫的情况，是全身性还是局部性；发绀部位皮肤的温度，经按摩或加温后发绀能否消退；发绀是否伴有呼吸困难。

3.相关病史

有无心肺疾病及其他与发绀有关的疾病病史；是否出生及幼年时期就发生发绀；有无家族史；有无相关药物、化学物品、变质蔬菜摄入史，和在持久便秘情况下过食蛋类或硫化物病史等。

4.伴随症状

急性发绀伴意识障碍见于某些药物或化学物质急性中毒、休克、急性肺部感染、急性肺水肿等；发绀伴杵状指见于发绀型先天性心脏病、某些慢性肺部疾病；发绀伴呼吸困难见于重症心、肺疾病、气胸、大量胸腔积液等。

5.诊疗及护理经过

是否使用过药物，其种类、剂量及疗效；有无氧气疗法的应用，给氧的方式、浓度、流量、时间及效果。

（七）心悸的护理评估要点

1.心悸的特点

注意心悸发作的时间、频率、性质、诱因及程度。是休息时出现还是活动中发生；是偶然发作还是持续发作；持续时间与间隔时间的长短；发作前有无诱因；起病及缓解方式；严重程度；发作当时的主观感受及伴随症状；如是否心跳增强、心动过速、心跳不规则或心跳有停顿感，有否胸闷、气急、呼吸困难等。

2.相关病史

有无器质性心脏病、内分泌疾病、贫血、神经症等病史；有无烟、酒、浓茶、咖啡的嗜好；有无阿托品、氨茶碱、麻黄碱等药物的使用；有无过度劳累、精神刺激、高热、心律失常等。

3.伴随症状

心悸伴呼吸困难见于心力衰竭、重症贫血等；心悸伴晕厥抽搐见于严重心律失常所致的心源性脑缺血综合征；心悸伴心前区疼痛见于心绞痛、心肌梗死、心肌炎、心包炎、心脏神经功能症等；心悸伴食欲亢进、消瘦、出汗见于甲状腺功能亢进症；心悸伴发热见于风湿热、心肌炎、心包炎、感染性心内膜炎等。

4.心悸的身心反应

注意生命体征及神志的变化，观察有无呼吸困难、意识改变、脉搏异常、血压降低、心律失常等；评估心悸对心脏功能及日常活动自理能力的影响，有无心悸引起的心理反应及情绪变化。

5.诊疗及护理经过

是否向患者解释过心悸症状本身的临床意义；是否使用过镇静剂和抗心律失常药物，其药物种类、剂量及疗效；有无电复律、人工心脏起搏治疗；已采取过哪些护理措施、效果如何。

（八）黄疸的评估要点

1.黄疸的特点

注意发生的急缓，是间断发生还是持续存在；皮肤黏膜及巩膜黄染的程度、色泽；尿液及粪便颜色的改变;有无皮肤瘙痒及其程度等。

2.相关病史

有无溶血性疾病、肝脏疾病、弹道疾病等病史;有无肝炎患者密切接触史或近期内血制品输注史;有无长期大量酗酒及营养失调;如 G-5-PD 缺乏症还应注意有无食用蚕豆等病史。

3.伴随症状

黄疸伴寒战、高热、头痛、腰痛、酱油色尿多见于急性溶血;黄疸出现前有发热、乏力、食欲减退、恶心呕吐、黄疸出现后症状反而减轻者,甲型病毒性肝炎的可能性大;黄疸伴食欲减退、消瘦、蜘蛛痣、肝掌、腹水、脾大等应考虑肝硬化;黄疸伴右上腹剧烈疼痛见于胆道结石或胆道蛔虫等。

4.黄疸的身心反应

注意有无贫血外貌及急性溶血的全身表现;有无恶心、呕吐、腹胀、腹痛、腹泻或便秘等消化道症状;有无皮肤黏膜出血;有无因严重瘙痒而致皮肤搔抓破损,或影响休息和睡眠;有无巩膜、皮肤明显黄染而产生病情严重的预感及焦虑、恐惧等情绪反应。

5.诊疗及护理经过

注意与黄疸有关的实验室检查结果,以利于 3 种类型黄疸的鉴别;有否作过创伤性的病因学检查;治疗及护理措施,效果如何。

(九)意识障碍的护理评估要点

1.起病情况

起病时间、发病前有无诱因、病情进展情况及病程长短等。

2.意识障碍的程度

根据患者对刺激的反应,回答问题的准确性、肢体活动情况、痛觉试验、神经反射等判断有无意识障碍及程度。也可以按格拉斯哥昏迷评分表(GCS)对意识障碍的程度进行评估。

3.相关病史

有无急性重症感染、原发性高血压、严重心律失常、糖尿病、肺性脑病、肝肾疾病、颅脑外伤、癫痫等病史;有无类似发作史;有无毒物或药物接触史等。

4.伴随症状

先发热后有意识障碍可见于重症感染性疾病;先有意识障碍然后有发热见于脑出血,蛛网膜下腔出血等;意识障碍伴高血压可见于脑出血、高血压脑病、尿毒症等;意识障碍伴低血压可见于感染性休克等;意识障碍伴呼吸缓慢可见于吗啡、巴比妥类、有机磷等中毒;意识障碍伴偏瘫见于脑出血,脑梗死、颅内占位性病变;意识障碍伴脑膜刺激征见于脑膜炎、蛛网膜下腔出血等。

5.意识障碍的身体反应

定时测量生命体征,观察瞳孔变化。注意有无大小便失禁;有无咳嗽反应及吞咽反射的减弱及消失;有无肺部感染或尿路感染的发生;有无口腔炎、结膜炎、角膜炎、角膜溃疡;有无营养不良及压疮形成;有无肢体肌肉挛缩、关节僵硬、肢体畸形及活动受限。

6.诊疗及护理经过

是否作过必要的辅助检查以明确诊断;消除脑水肿、保持呼吸道通畅、给氧、留置导尿管、抗感染,防止并发症;治疗和护理措施的应用及疗效等。

(十)恶心与呕吐的护理评估要点

1.恶心与呕吐的特点

注意呕吐前有无恶心的感觉;呕吐的方式是一口口吐出、溢出或喷射性;恶心与呕吐发生的时间，是晨间还是夜间；呕吐的原因或诱因；与进食有无关系；吐后是否感轻松；呕吐是突发，还是经常反复发作，病程的长短；呕吐的频率等。

2.呕吐物的特征

注意呕吐物的性质、气味、颜色、量及内容物，观察是否混有血液、胆汁、粪便等。

3.相关病史

有无消化系统疾病、泌尿及生殖系统疾病、中枢神经系统、内分泌代谢疾病等病史；有无进食不洁饮食及服药史；有无腹部手术史、毒物及传染病接触史；有无精神因素作用；女性患者要注意月经史。

4.伴随症状

呕吐伴剧烈头痛、意识障碍常见于中枢神经系统疾病；呕吐伴右上腹痛与发热、寒战、黄疸应考虑为胆囊炎或胆石症等；呕吐伴眩晕、眼球震颤见于前庭器官疾病；呕吐伴腹痛、腹泻多见于急性胃肠炎或细菌性食物中毒。

5.恶心与呕吐的身心反应

观察生命体征，有无心动过速、呼吸急促、血压降低、直立性低血压等血容量不足的表现；有无失水征象，如软弱无力、口渴、皮肤干燥、弹性减低、尿量减少等；有无食欲减退、营养不良及上消化道出血；儿童、老人意识障碍者应注意面色、呼吸道是否通畅等，警惕有无窒息情况发生。注意患者的精神状态，有无疲乏无力，有无痛苦、焦虑、恐惧等情绪反应。

6.诊疗及护理经过

是否作过呕吐物毒物分析；血电解质及酸碱平衡的监测结果；是否已做胃镜、腹部 B 超、X 线钡餐等辅助检查；治疗的方法及使用药物的种类、剂量、疗效；已采取的护理措施及效果。

（李　丹）

第四节　重症患者的基础护理

一、重症患者基础护理要求

凡入 ICU 病室的患者至少为一级护理。为危重患者做好基础护理是防止各种并发症，决定总体治疗成功与否的基本条件。ICU 护士一律在患者床头交接班，因仪器使用条件及治疗用药繁杂多变，交班必须详细、完整。

二、各种危重症监护患者的基础护理技术

（一）重症卧床患者床单位的清洁整理

1.目的

使病床平整无皱折，患者睡卧舒适，保持病室整齐划一。

2.操作准备

(1)患者准备：病情稳定，允许整理或更换床单且能主动配合。

(2)用物准备：①卧床患者床整理用物：床刷、扫床巾，必要时备便器。②卧床患者床更换床

单用物:清洁的大单、中单、被套、枕套、床刷、扫床巾、污物袋,需要时备衣裤。

3.操作要点

(1)卧床患者床整理法。核对解释:携用物至床旁,向患者解释,以取得合作。移开桌椅:病情许可,放平床头及床尾支架,移开床旁桌椅。清扫床单:①松开床尾盖被,协助患者翻身背向护士,松开近侧各单,用床刷套上湿的扫床巾分别扫净中单、橡胶单,依次搭在患者身上,再自床头至床尾扫净大单,注意枕下及患者身下部分彻底扫净,将各单逐层拉平铺好。②协助患者翻身至近侧并躺稳,护士转至对侧,同法逐层扫净并拉平铺好。整理盖被:患者仰卧,将被套与棉胎同时拉平,叠成被筒,为患者盖好。取出枕头,揉松后放回患者头下。整理用物:还原床旁桌、椅。扫床巾集中消毒清洗。

(2)卧床患者床更换床单法。

安置用物:将清洁被服按更换顺序放于床尾椅上。

更换床单。①铺床单:松开床尾盖被,协助患者侧卧背向护士,枕头随患者翻身移向对侧;松开近侧各层床单,将中单卷入患者身下,扫净橡胶中单,搭于患者身上,再将污大单卷入身下,扫净褥垫上的渣屑;将清洁大单的中线与床的中线对齐,一半塞于患者身下,靠近侧的半幅大单自床头、床尾、中间按序铺好;放平橡胶中单,铺上清洁中单,一半塞于患者身下,近侧中单连同橡胶中单一起塞于床垫下。②铺对侧:协助患者侧卧于铺好的清洁大单上,面向护士;护士转至对侧,将污中单卷起撤出,扫净橡胶中单,搭于患者身上,将污大单卷起,连污中单一同放于污物袋中;扫净褥垫上的渣屑,依次将清洁大单、橡胶中单、中单逐层拉平,一起塞于床垫下,协助患者取仰卧位。

更换被套。①取出棉胎:解开盖被尾端带子,被套的尾端打开约 1/3,将棉胎在污被套内竖叠三折后按“S”形折叠拉出放在床尾的椅子上。②套被套:以清洁被套正面向外铺于患者身上;将棉胎套入清洁被套内,拉平已套的棉胎与被套,并系上被套尾端带子,卷出污被套放入污物袋内。将盖被叠成被筒,尾端向内折叠与床尾齐,并塞于床尾的床垫下。

更换枕套:一手托起患者头部,另一手迅速取出枕头,更换枕套后,再放回患者头下。

整理用物:协助患者取舒适卧位,必要时拉起床档,还原床旁桌椅,清理用物,整理床单位。

4.注意事项

(1)若监护室中有治疗操作,或有患者进餐,不宜整理床铺。

(2)操作时,动作应轻稳、节力,不宜过多翻动和暴露患者,避免受凉,防止患者翻身时坠床。

(3)病床应用湿式清扫,一床一巾用后均需消毒。

(二)口腔护理技术

1.目的

(1)保持口腔清洁、湿润,预防口腔感染及其他并发症,使患者感到舒适。

(2)防止口臭、牙垢,促进食欲。

(3)观察口腔黏膜和舌苔的变化、口腔气味,提供病情变化的动态信息。

2.操作准备

(1)患者准备:了解口腔护理的目的,愿意合作,有安全感。

(2)用物准备:①治疗盘内置:治疗碗(内盛含有漱口溶液的棉球约 16 个,弯血管钳、镊子)治疗巾、弯盘、压舌板、纱布、棉签、吸水管、漱口杯、手电筒,需要时可备张口器。②外用药:如液状石蜡、冰硼散、锡类散、西瓜霜、金霉素甘油、制霉菌素甘油等。③常用漱口溶液及作用：见表7-1。

表7-1　常用漱口溶液及作用

名称	作用
生理盐水	清洁口腔，预防感染
多贝尔溶液(复方硼酸溶液)	轻微抑菌，除臭
1%～3%过氧化氢溶液	遇到有机物时，放出新生氧，抗菌除臭
2%～3%硼酸溶液	为酸性防腐剂，抑菌
1%～4%碳酸氢钠溶液	为碱性防腐剂，抑菌
0.02%呋喃西林溶液	清洁口腔，广谱抗菌
0.1%醋酸溶液	用于铜绿假单胞菌感染
0.08%甲硝唑溶液	适用于厌氧菌感染

3.操作要点

(1)核对解释：携用物至床旁，核对并向患者及家属解释。

(2)安置体位：协助患者侧卧或头偏向护士，铺治疗巾于患者颌下及胸前，置弯盘于口角旁。

(3)观察口腔：湿润口唇、口角，观察口腔黏膜有无出血、溃疡等，对长期使用激素、抗生素的患者，应观察有无真菌感染。昏迷、牙关紧闭及无法自行开口的患者，可用张口器。若光线不足，可使用手电筒辅助，再以压舌板由患者口腔侧面轻轻置入。

(4)取下义齿：取下活动义齿，先取上面义齿，后取下面义齿，并放置容器内用冷水冲洗刷净，待口腔护理后戴上或浸入冷水中保存。

(5)擦洗口腔：协助患者用温水漱口(昏迷患者除外)。嘱患者咬合上下齿，用压舌板轻轻撑开一侧颊部，用弯血管钳夹含有漱口液的棉球由内向外(磨牙至切牙)纵向擦洗；同法擦洗对侧。每擦一个部位，更换一个棉球。嘱患者张口，依次擦洗一侧牙齿的上内侧面、上咬合面、下内侧面、下咬合面，再弧形擦洗颊部。同法擦洗另一侧。再依次擦洗舌面及硬腭部。勿触及咽部，以免引起患者恶心。

(6)漱口涂药：意识清醒者用吸水管吸漱口水漱口，用治疗巾拭去患者口角处水渍。口腔黏膜如有溃疡、真菌感染，酌情涂药于患处，口唇干裂者可涂液状石蜡。

(7)整理用物：协助患者取舒适卧位，清理用物，整理床单。

4.注意事项

(1)操作时动作要轻，以免损伤口腔黏膜及牙龈。

(2)需用张口器时，应从臼齿处放入，不可用暴力助其张口。

(3)为昏迷患者清洁口腔时，棉球需夹紧每次一个，棉球不可过湿，防止将漱口液吸入呼吸道，并不予漱口。

(4)每天进行口腔护理2～3次。

(5)患者若有活动义齿要取下，浸于冷水中，并于每晨更换清水1次。

(6)操作完毕记录口腔护理日期、时间、口腔局部用药的名称，护士签名。

(三)床上擦浴

1.目的

(1)使患者清洁、舒适,预防皮肤感染。

(2)促进皮肤血液循环,预防压疮。

(3)观察和了解患者的一般情况,满足其身心需要。

2.操作准备

(1)患者准备:让患者及家属了解擦浴的目的及步骤,并能主动配合。

(2)用物准备:①治疗盘内置:毛巾2条、肥皂、浴巾、梳子、小剪刀、50%乙醇、清洁衣裤和被服、爽身粉。②治疗车下置:脸盆、热水桶(水温47~50℃并根据年龄、季节、生活习惯增减水温)、污水桶、便盆等。③女患者备会阴冲洗物:弯盘、长镊子、大棉球数个。

3.操作要点

以女患者为例。

(1)备齐用物携至床旁,做好解释,询问需要。

(2)热水桶、污水桶放于床旁,移开桌椅,备好脸盆、水,毛巾、肥皂。调整患者为舒适体位并易于擦洗。将毛巾叠成手套状,包在手上。

(3)为患者擦洗脸部及颈部。浴巾铺于颈前,松开领口,依次擦洗眼(由内向外擦拭)、额、鼻翼、面颊部、嘴部、耳后直至颌及颈部。

(4)为患者脱下上衣,在擦洗部位下面铺上浴巾,按顺序擦洗两上肢、胸腹部。先用涂肥皂的湿毛巾擦洗,再用湿毛巾擦净肥皂,清洗拧干毛巾后再擦洗,最后用浴巾擦干。协助患者侧卧,背向护士,依次擦洗颈、背、臀部。擦洗毕,可在骨突处用50%乙醇做按摩。为患者换上清洁上衣。

(5)清洗会阴部。脱下裤子,腿用盖被包裹,便盆放于臀下,倾倒温开水自阴部流过,同时用长镊子夹大棉球自上而下分别擦洗两侧阴唇,最后用棉球自阴阜擦向肛门,边擦边冲洗,洗毕用纱布将流水擦干,将镊子置于弯盘,撤去便盆。

(6)更换温水及毛巾后,擦洗双下肢,用温水泡洗双脚擦干,再为患者换上清洁的裤子。

(7)梳头,需要时修剪指甲、更换床单,整理好床单位,清理用物,放回原处。

4.注意事项

(1)床上擦浴时间不超过30分钟。

(2)每擦洗一处,均在下面垫浴巾,避免弄湿床铺,注意擦净腋窝、脐部、腹股沟等皱褶处。

(3)擦洗动作要敏捷,减少翻身和暴露,以免患者受凉。按摩时可适当用力,不宜过重。

(4)擦洗过程中注意观察病情,若患者出现寒战、面色苍白等情况时,应立即停止擦浴,给予适当处理。

(5)操作前后测量记录生命体征,记录任何异常的皮肤发现。

(四)排痰

1.目的

(1)清除咽、喉、气管内分泌物,保持呼吸道通畅。

(2)避免或解除痰液窒息,防止吸入性肺部感染。用物准备电动吸痰器、吸痰用物(吸痰导管、玻璃接头、镊子、压舌板、开口器、牙垫、纱布、手套、治疗碗、生理盐水)。

2.操作要点

(1)协助排痰法:摇高床头,使患者处坐位,护士立于患者左侧,左手扶住患者肩部,右手呈杯状有规律地自下而上叩打患者两侧背部，手腕用力要适当，避免叩打脊柱部，叩打约 30 秒，然后嘱患者做深呼吸约5 次，最后一次深吸气后嘱患者屏气，护士立即用右手扶住患者肩部，左手示指与中指并拢触摸患者气管，刺激其咳嗽将痰排出(图 7-1)。

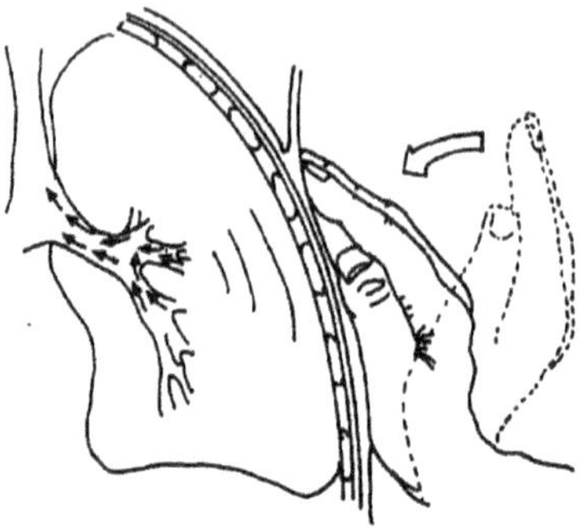

图 7-1 胸背部扣打法

(2)负压吸痰法：①插上电源，将吸痰导管通过玻璃接头、胶管与吸痰器紧密连接，不可漏气。②打开吸引器开关，用镊子将吸痰管端置于生理盐水中，检测有无阻塞及吸引力大小。③对昏迷患者，应先用开口器、压舌板张开其口腔，并置以牙垫。④左手持吸痰管与玻璃接头处，右手用镊子夹住吸痰管前 1/3 处，徐徐自患者的口腔或鼻腔插至咽部；同时，间歇用开关启动吸痰器进行吸痰(气管插管或气管切开患者可将吸痰管由插管或套管内插入)。吸痰时，吸痰管应自下慢慢上移，并左右旋转，以吸净痰液。⑤吸痰完毕后，将吸痰管抽出，并置于清水中开动吸引器冲净吸痰管、胶管等处的分泌物；用纱布擦拭管外面分泌物；最后将吸痰管置于消毒瓶中浸泡，以备下次使用。⑥若在吸痰过程中，痰量较多而黏，或吸痰管被阻塞，应取出吸痰管，并在清水或生理盐水中进行冲洗，直至痰液被清除或吸痰管通畅为止。

3.注意事项

(1)用前检查吸引器性能是否良好，各导管连接是否正确。

(2)吸痰动作要轻柔，防止损伤黏膜。抽吸前，应给患者吸纯氧或至少让患者做深呼吸 5 次，抽吸时间不超过 15 秒，以免造成缺氧。

(3)储液瓶内液体不得超过 2/3 满，以防止液体进入电动机内损坏机器，储液瓶及其连接的橡胶管应每天更换清洁、消毒 1 次。

(4)治疗盘内吸痰用品应每天更换 1 次。

(李　丹)

第五节　重症患者营养支持的护理

重症患者营养支持护理的重点是确保肠内或肠外营养的顺利供给，评估与预防与喂养管相关的并发症、阻塞、吸入及肠胃道并发症。

一、肠外营养的护理

重症患者的营养支持如是采用静脉高营养液(TPN)及脂肪乳剂时，需要密切的观察患者的耐受程度及可能出现的并发症。静脉高营养液通常在入院后48小时内给予，以促使患者能应付机体受伤后的代谢应激，及减轻骨骼及平滑肌蛋白的分解代谢。由于患者使用中心静脉或周围静脉导管给予高渗性营养液时，更要密切观察管道的通畅性、感染、外渗等情况。针对患者需要使用周围静脉输注营养液时，为避免高渗透压，可将葡萄糖、氨基酸及脂肪混合输注，以降低渗透压，提供浓缩的能量。对于那些无法使用中心静脉输注营养液的患者，可采用此方法进行短期的营养液提供。在输完脂肪乳剂或全营养混合液后4～76小时应检测患者的甘油三酯以掌握代谢情况。使用输液泵输注营养液时要确保仪器及输液速度的正确性，每班核对输液量及已输入量。给液速度要缓慢地增加或逐渐地减量后停止营养液的支持，通常每天的输液速度为50～100 mL/h，而后依照患者的病情及需要每天以25～50 mL/h的速度逐渐增加。

二、肠内营养管位置的检查方法

肠内营养的供给需要依赖胃管或小肠管，它们的放置位置极为关键，需要确定且避免患者因喂养管移位而引发的相关并发症。肠内营养管置入后需立即检查是否到达理想的位置，每次肠内营养开始时需再检查肠内营养管的位置，对于持续肠内营养的患者建议每班检查一次。另外临床上经验显示有气管插管和气管切开的患者并不能阻止肠内营养管误入或移位至呼吸道，因此这样的患者也需定期检查肠内营养管的位置。

腹部X线平片法是最准确确定胃管位置的方法，建议肠内营养开始前及肠内营养期间怀疑肠内营养管位置有问题时应用。

床边简易判断肠内营养管位置的方法主要包括腹部听诊法、观察回抽的胃液或小肠液法、胃液或小肠液法的pH测试法。通过向营养管内注入空气的同时在腹部听诊是常用的传统方法，但也可能出现假阳性结果。

为确保胃管插放位置的正确性，临床研究显示定期测试胃液或小肠液的pH是一个可信的简易方法。胃液的pH范围是0～4，小肠液的pH范围是6～8.5，使用制酸剂患者的胃pH可介于0～6之间。

在测试胃液的pH时应同时观察回抽的胃液或小肠液的颜色，胃液的颜色应该是混浊的草绿色或褐色液体，而小肠液应该是清亮、金黄色、黏稠液体；当肠内营养管在胸膜腔内时，可抽出淡黄色液体，易被误认为是小肠液。当肠内营养管在气管内时，有误吸的患者可能会抽出类似胃液样的液体。

三、相关并发症的预防与护理

肠内营养并发症是肠内营养补充时常见的问题。并发症主要包括胃潴留、便秘、腹泻、腹胀、呕吐、反流、肺炎；由于这些并发症的发生，约有15.2%的患者因此停止了肠内营养。

有学者调查了150位接受小肠内营养支持的患者，这些病种包括烧伤、急性胰腺炎病、脓毒血症、大手术后胃瘫、骨髓移植、呕吐严重的化疗，这些疾病可导致胃运动性降低，不适合以鼻胃管进行肠内营养。调查结果显示以小肠管喂食出现较低的肠内营养并发症，主要并发症包括有小肠管移位到胃内或阻塞、高残胃量、腹泻、腹胀、胃肠出血、肺炎。目前，肠内营养的并发症中最严重的是肺炎，而高残胃量可导致腹胀、呕吐、反流，以致引起肠内营养相关性肺炎和/或肠内营养液的停用。为了避免误吸的发生，针对连续性喂食的患者，需要每4～6小时测量管道内胃液的pH（胃液pH<3.5）。间断性肠内营养能保持较低的胃pH，从而被认为能减低胃内微生物的

繁殖。

(一)预防喂养时的吸入性肺炎

重症患者较容易出现吸入性肺炎,引起此并发症的高危因素有患者的意识不清、常平卧、使用鼻胃管、胃管位置异常、气管切开或气管内插管、呕吐、使用间断或一次性灌食、患有神经性疾病、腹部或胸部创伤、糖尿病、口腔卫生不良、年纪大及护理人力不足等。研究显示,超过45%的普通患者在睡眠期间可能发生吸入,70%的意识障碍患者可能出现吸入,40%的接受肠内营养的患者可能发生吸入,而达50%~75%的呼吸机使用患者可能发生程度不等的管饲吸入,由此可见在重症监护室执行预防管饲吸入的重要性。

抬高床头30°~45°角可减少胃液反流,降低肠内营养相关肺炎的发生。如疾病情况不允许,可协助患者右侧卧位以利胃的排空。如患者有气管插管,在喂食时气管内导管的气囊需要充气,避免食物反流时误吸。灌食后每2小时应评估耐受情况,如患者出现腹痛、嗳气、腹胀、肠鸣音降低、便秘、无排气、腹部压痛、恶心呕吐、同时伴有鼻胃管内胃潴留量大于200 mL或自胃造瘘管中引流出的胃潴留量大于100 mL时,则需要考虑是否不耐受灌食,需要进一步的检查腹部X片,评估是否有增大的胃泡或肿胀的小肠。

肠内营养供给时需要注意患者的口腔卫生,经常进行口腔护理能减低60%的肠内营养相关肺炎的发生。应该用一般的无菌溶液和无菌用物做口腔护理,而不需要使用含抗生素的口腔护理液,因为长期应用抗生素可引起细菌耐药性或引起真菌二重感染。应用肠内营养输液泵进行持续肠内营养可以降低营养相关肺炎的发生。

(二)与肠内营养导管相关的皮肤护理

与喂养导管接触的皮肤需要每天评估,需要固定好导管避免移动时摩擦皮肤或伤害鼻腔或口腔黏膜。胃造瘘口皮肤更要避免胃液的侵蚀,如有胃液渗出,需要评估胃造瘘管充气囊是否正常,如皮肤出现红、肿、热、痛、异味,或脓性分泌物,表明造瘘口皮肤感染,可依医嘱使用抗生素软膏及加强皮肤护理。由胶布引起的皮肤过敏很常见。胶布松脱而使管子被意外拔出常发生于意识清楚却不配合的患者中。

(三)腹泻

针对患者的腹泻需要与所服用的药物不良反应加以区别,抗生素、洋地黄、轻泻剂、含镁的制剂及奎宁制剂容易出现腹泻,而高张性营养液含有高钾及其他电解质容易引起倾倒综合征(dumping syndrome)和高渗性腹泻。

(四)防止营养液污染相关措施

营养液污染可引起胃肠道症状,如腹泻、呕吐、腹胀,严重污染甚至可引起肺炎、败血症。肠内营养液的污染可来自患者自己胃肠道微生物的上行繁殖,或者回抽胃或小肠液时将喂养管末端的微生物带至喂养管近端繁殖,以致进一步上行污染营养液。外源性污染可因使用未消毒的用具、输注系统的设计不合理、工作人员的不当操作等因素而导致污染。关于营养液的理想输注保留时间目前的共识认为在非无菌环境下自行配置的营养液只能保留4小时,而医院自行配置的营养液只能保留6小时。依据目前的医院管理条例,医院不应该自行配置营养液,而应用商业原包装的肠内营养液,这种营养液可以保留24小时。多数的重症监护室均每24小时更换营养管及营养袋以避免营养袋因暴露在室温中,产生营养液的变化及可能的污染。

当营养输注暂停,或通过营养管给药后,或回抽胃或小肠液后,都应该及时用温水冲注营养管。营养管在任何时候都不应该高于营养袋,同时在进行营养支持管饲时需要确保导管不被污染。对于免疫有缺陷的患者应该用无菌水冲注营养管，避免管道可能的阻塞及细菌的滋生。

(五)预防肠内营养喂养管阻塞

针对使用肠内营养的患者，喂食管需要定期冲洗，在连续性喂养期间每 3～4 小时需冲洗一次，可以20～30 mL的温水进行冲洗。而间断性喂养管道更需要在喂饲前、后进行冲洗，其中使用的冲洗的液体量需要考虑患者是否有限制液体情况。胰酶可用来防治管道的阻塞；其他的粉粒药物要尽量避免由胃管给药，液体药物是较好的选择，避免阻塞胃管。

(六)检测喂养后胃潴留量

近年来的研究显示胃潴留量(residual volume)不是肠道进食耐受度的指标，也不能以胃潴留量来判断患者的临床病情进展。至于评估胃潴留量的时间间隔则因患者疾病情况而有所不同，间隔时间可从2～24小时不等，肠内营养的第一天一般需要每 3～4 小时评估一次残余量，以后每 8～24 小时再评估一次。

护理人员经常通过检查胃潴留量、听肠鸣音和观察腹胀情况来评估患者胃肠功能，期望降低肠内营养相关肺炎的发生。目前对胃潴留量的认定从文献描述可知，胃潴留量由 100～500 mL 都曾被称之为胃潴留量过多。高潴留量时应警惕患者可能存在其他潜在问题，所以要密切监测患者的疾病变化；只有患者有明显的反流、呕吐，甚至误吸，或者胃潴留量超过 500 mL 时才建议应立即停止肠内营养。当胃潴留量在 200～500 mL 之间时，建议减慢肠内营养的速度，同时给予促进胃排空的药。临床随机研究已证实应用促进胃排空的药物可缓解胃潴留量。

甲氧氯普胺是一种选择性的多巴胺拮抗剂，具有止吐作用，并能促进胃排空和加强胃肠道平滑肌运动。西沙必利是一种全胃肠促动力药，作用机制主要是使肠肌神经丛生理性分泌乙酰胆碱的能力加强，能促进消化蠕动的协调，因此能防止积食和反流的现象。红霉素是一种大环内酯类抗生素，除了抗生素作用外，红霉素能加强十二指肠肠嗜铬细胞分泌一种蛋白质，这种蛋白质可促进胃肠运动。

(七)体位与胃潴留

由于重症患者常平躺在床，或抬高头 30°角卧床休息，此时的胃部可因体位关系，导致胃坐位于脊椎上。解剖上，胃可分为基底部与幽门部，由于胃的基底部不具有收缩功能，因此胃内容物必需充满胃基底部后才逐渐流过脊柱高处往幽门部位输送。如果患者的胃管是靠近胃的基底部，并在此处测量胃残余量，则所抽出的较多胃内容物是因为体位之故所导致胃内容物在此处聚集，不能代表患者有肠胃动力减慢情况。另外针对胃潴留量的测量在方法上有待进一步标准化，而胃潴留量与发生吸入性肺炎的风险、胃排空情况及喂食承受度间的相关性也尚待研究进一步的探讨。临床上对胃潴留量的判断更需要依赖临床经验，个别化评估与处理；除非是高危患者，对于胃潴留量小于 400 mL 的患者进行禁食的意义尚有待研讨。

四、重症患者营养支持常见的护理诊断及护理措施

重症患者使用肠内或肠外营养补充时，常见的护理诊断及护理措施包括以下。

(一)营养失调

低于机体需要量与无法摄取、消化、吸收营养有关。

此时护理的重点在密切评估患者的营养需求，观察电解质、血氨、尿素、肌酐及血糖变化。每天测量患者体重，密切观察输入与排出的平衡，确保患者得到医嘱所开的营养量。期望在营养液的补充下，患者的营养生化指标，如血清蛋白达 35 g/L，转铁蛋白 1.8～2.6 g/L，达到氮平衡，伤

口出现肉芽组织且没有感染现象，体重每天增加 120～250 g。

(二)有误吸的危险

与肠胃道出血、延迟胃排空时间及所使用胃管有关。具体的护理措施包括以 X 线检测胃管位置，观察有无发热及评估呼吸系统，评估肠鸣音。喂食时及喂食后 1 小时抬高床头 30°角；如果胃潴留量大于每小时喂食量的 50%，则需要暂停喂食 1 小时，而后再测量胃潴留量。

(三)腹泻

与一次性灌食、乳糖不耐受、灌输浓度、渗透压过高、药物、低纤维喂食内容物相关。

针对患者的腹泻，期望能在 24～48 小时内，改善腹泻现象。护理评估需要关注肠鸣音、腹胀、腹泻频率与粪便性状、腹部绞痛次数、皮肤完整性及是否出现脱水现象。如患者接受一次性灌食，考虑改为间断性或持续性喂食。如有乳糖不耐受情况，可改为没有乳糖的营养品。检测喂食时的可能污染环节，室温下营养液每 8 小时更换，所有开封后的营养品在冷藏 24 小时后要丢弃，所有的喂食管道每 24 小时更换。考虑患者的喂食营养品的渗透压，如果营养液是高渗的需考虑稀释后应用。评估可能引起患者腹泻的药物，如抗生素、制酸剂、抗心律不齐的药物、H_2 受体阻止剂、氯化钾等药物。

(四)有体液不足的危险

与身体的调控机制失常有关。

发生液体供给不足时，可能出现高血糖或高血糖、高渗性非酮体综合征(hyperglyce mic hyperosmolar nonketotic syndrome，HHNS)。针对此现象，期望患者能有足够的液体补充，显示为血糖<300 mg/dL，输入与排出平衡，尿液比重 1.010～1.025，电解质平衡。患者的体重需要每天测量。密切记录输入与排出量，尿量如每千克体重少于 1 mL/h 时需要通知医师。密切观察血液渗透压指标及电解质平衡，避免过度的补充液体形成过度负荷。每 6 小时需要采集手指血糖，必要时需要依医嘱给予胰岛素以维持血糖<11.1 mmol/L(200 mL/dL)。依医嘱提供患者每千克体重 30～50 mL 的水分以稀释肠内营养的渗透压。

(五)有感染的危险

与过多侵入性措施及营养不良有关。

期望患者体温正常，淋巴细胞 25%～40%，白细胞<11×10^9/L(11 000/mm^3)，没有寒战、发热及胰岛素抵抗或败血症现象，静脉注射处没有红肿。具体的护理措施包括密切观察血常规，了解白细胞动态变化；检测血糖；每 8 小时观察静脉灌注处是否异常或红肿。更换中心静脉导管敷料时严格遵守无菌操作。避免经营养支持的中心静脉导管抽血、测量中心静脉压或给药，尽量保持静脉营养管道的封闭性。依照单位标准定时更换中心静脉营养管道。需要时可针对中心静脉营养管道的两端采样进行细菌培养，实施感染质量监控，如有疑似感染时需要进行血培养。

五、营养支持的评价

营养支持需要系统地评价成效，评价指标包括体重变化、生化指标、身体症状等，均可了解营养支持的效果。在重症监护室每天需要评估营养支持的效果，以避免患者处于营养过多或过少的情况。患者的体重与输入量及排出量的平衡密切相关，代表患者的液体与营养补充状态。血清中电解质水平能提示营养液内需要补充的量，而尿素及肌酐的含量显示了肾脏对营养支持的承受能力。血糖代表对碳水化合物的耐受，而甘油三酯代表组织对脂肪的代谢利用，血清蛋白代表蛋白质的支持程度。掌握这些数值的变化代表重症护理人员了解患者的营养状况，也更能够在病情观察中为患者的需要提出适当的建议。同时,针对肠内营养喂养的方案也需要设置标准,定期针对营养品及喂养管道进行感染控制常规检验,形成肠内营养补充的常规护理标准,如此方可在医疗护理梯队中达成一致的操作标准,为重症患者提供具体的安全而合理的营养支持。

(李 丹)

第六节 重症患者的心理护理

心理护理是指护士运用心理知识,以科学的态度、恰当的方法、美好的语言对患者的精神痛苦、心理顾虑、思想负担、疑难问题等进行疏导,帮其解决心身症结、克服心理障碍、提高战胜疾病的信心和勇气,促进康复。

一、环境对ICU患者心理的影响

(一)物理环境的影响

1.设施

ICU病房摆放了各种各样的仪器设备,如氧气管道、吸引器、呼吸机、监护仪、除颤器等高新技术设备,会让患者产生思想上的压力。

2.噪声

床位之间距离较近,无隔音装置,各种各样的仪器运作声、报警声、吸痰声甚至夜间谈话及走路声等都可成为噪声来源。有调查发现ICU噪声平均为63~92 dB。噪声超过60 dB会使患者感到烦躁不安,降低其对疼痛的耐受阈值。使其产生较强的压力感和焦虑感,导致心理紧张,影响正常生活节奏、休息及睡眠。因此,WHO建议白天监护室内环境的噪声强度不可超过48 dB,晚上不超过35 dB。

3.光线

ICU白天室内光线较暗,夜间室内光线较亮,易改变患者的睡眠型态,给患者造成不适感。因此保持室内光线柔和,以安抚神经系统,改善患者的睡眠,稳定情绪。

4.温度、湿度、清洁度

监护室内温度、湿度、清洁度的不适当均会使患者产生不良心理反应。过热会使患者烦躁,影响食欲和睡眠;过冷会使肌肉紧张,影响其睡眠。科学测定表明,当空气湿度高于65%或低于38%,病菌繁殖滋生最快;空气湿度过小,容易造成痰液黏稠或结成干痂不排出,从而进一步加重感染,导致患者产生焦虑。不洁的病室环境会使患者感到压抑。

(二)ICU社会环境的影响

1.工作人员的影响

个别医护人员对各种监护抢救仪器的使用和调整不熟练,对监护仪器显示的数据不能够正确分析,在抢救危重患者时表情紧张,回答不确定,惊呼随口而出或者进行护理操作时工作程序不流畅,“三查七对”不严格,无菌操作观念不强等,都会给患者心理上造成不信任感、紧张感。医护人员的注意力往往被监护仪所引导,关注的常常是患者的疾病和损伤,较少同患者沟通交流,会使患者感到医护人员更关心的是他们身旁的仪器而不是患者本身。

2.特殊环境的影响

患者对各种监护仪器、抢救仪器和环境的陌生，对各种侵入性操作的不理解，及限制探视无陪护、限制活动或进行强制约束等易使患者感到不安和恐惧。尤其是夜幕降临，ICU 内仍然警报声、呻吟声不断，此时患者恐惧感骤然上升。

3.同病室患者的影响

当患者看到同病室的其他患者病情变化或死亡，看到医护人员紧张而严肃的表情时不禁会为自己的疾病担忧，而造成负性心理影响。同病室患者存在性别差异，在接受某些治疗或检查时，如果医护人员不能充分重视对患者个人隐私的保护，未能满足患者的需求会引起患者的尴尬、窘迫和心理紧张。

二、ICU 患者的心理需求

（一）安静环境的需求

ICU 病房的患者，大多处于被动状态。ICU 病房环境嘈杂，各种仪器的运作声、报警声、监护仪光信号、昼夜不息的灯光及医务人员忙碌的工作，这些都使 ICU 的氛围变得紧张，造成了患者视觉、听觉超负荷。因此患者需要一个安静的环境

（二）安全的需求

安全感是所有患者最普遍、最重要的心理需求。由于受到疾病的威胁，随时会发生病情变化，患者极易产生不安全感，他们希望生命不再受到威胁，迫切希望得到准确、可靠、安全的治疗。因而进行任何技术操作和治疗前，医护人员均应事先耐心细致的解释，以增强患者的安全感。

（三）尊重的需求

ICU 患者病情危重，自我评价往往较低，但却对别人如何看待自己极为敏感，自尊心格外易受伤害，因此希望得到医务人员的尊重、关心和重视。医务人员应当尊重患者，避免伤害自尊心的表情、语言及行为。

（四）被关心和接纳的需求

由于突然改变了原来的生活习惯和规律，进入陌生的 ICU 病房环境，患者需要尽快地熟悉环境，需要被新的群体接受；患者有时不能通过语言表达自己的感受和意愿，需要有效的交流沟通，在情感上被接纳。

（五）信息的需求

和普通病房患者一样，ICU 患者也需要了解自己生的是什么病、为什么要住进 ICU、疾病会发生什么变化、疾病的预后如何以及采用什么治疗手段等。总之，患者需要来自医院、社会和家庭的信息刺激及情感交流。

三、ICU 患者心理护理原则

（一）尊重和爱护

入住 ICU 的患者，活动受限，自我感受性增强，易敏感、恐惧和情绪不稳定等使他们更易把注意力集中在自身与疾病。关心、体谅、爱护、尊重患者，建立良好的护患关系，使其增强战胜疾病的信心，是做好心理护理的前提。

（二）理解与沟通

护士通过语言交流如谈心、说话等和非语言交流如观察患者的面部表情、眼神、肢体动作等

方法来了解ICU患者的感受和需求，从而采取相应措施开导患者和帮助其解决问题。护士应理解和同情患者的烦恼、顾虑与痛苦，尽力帮助和支持患者，改善其心境，提高其信心，促进其心身健康。

(三)满足需要

ICU患者对尽早诊断、准确治疗的心理需要大多比较直接、迫切；对疼痛的耐受性降低，希望得到及时的止痛处理；他们的需要在得不到满足时容易产生抑郁、愤怒等消极情绪，加重病情，从而产生恶性循环。故心理需要满足与否是做好心理护理的关键。

(四)个体化

ICU患者的心理护理不能千篇一律，患者的文化层次、心理特征、生理及年龄状况等不同以及疾病种类、病史长短、病程进展、疗效状况不同，其心理需求不同，心理护理的重点也不同。因此要强调心理护理的个体化，即不同的患者采取不同的护理方法。

(五)共同参与

ICU患者是社会的一员，因此心理护理不仅仅是医护人员的专职，家庭所有成员，包括邻居、同事和朋友，都要积极参与和配合，才能收到更好的效果。

(李　丹)

第七节　急性冠状动脉综合征

急性冠状动脉综合征(acute coronary syndrome，ACS)是冠状动脉在原有病变的基础上，由于血栓形成或痉挛而极度狭窄甚至完全闭塞，冠脉血流急剧减少，心肌严重缺血，而导致的一组症候群。在临床上主要包括不稳定心绞痛(unstable angina pectoris，UAP)、急性ST段升高性心肌梗死、急性非ST段升高性心肌梗死(non-ST elevation myocardial infarction，NSTEMI)这三类疾病。由于急性ST段升高性心肌梗死已在相关章节进行了阐述，本节将侧重于另外两组疾病。急性冠脉综合征具有发病急、病情变化快、病死率高的特点，所以患者来诊后均需进行监护，以达到最大限度降低患者住院病死率，这对急诊护理抢救工作提出了新的挑战。

一、概述

(一)概念

急性冠状动脉综合征(Acute Coronary Syndrome，ACS)是指急性心肌缺血引起的一组临床症状。ACS根据心电图表现可以分为无ST段抬高和ST段抬高型两类。无ST段抬高的ACS包括不稳定型心绞痛(UA)和无ST段抬高的心肌梗死(NSTEMI)。冠状动脉造影和血管镜研究的结果揭示，UA/NSTEMI常常是由于粥样硬化块破裂，进而引发一系列导致冠状动脉血流减少的病理过程所致。许多试验表明溶栓治疗有益于ST段抬高型ACS，而无ST段抬高者溶栓治疗则未见益处。因此区别两者并不像以前那样重要了，而将两者一并讨论。

UA主要由三种表现形式，即静息时发生的心绞痛、新发生的心绞痛和近期加重的心绞痛。新发生的心绞痛疼痛程度必须达加拿大心脏学会(CCS)心绞痛分级至少Ⅲ级方能定义为UA，新发生的慢性心绞痛疼痛程度仅达CCS心绞痛分级Ⅰ～Ⅱ者并不属于UA的范畴。在临床上经常使用 Braunwald 对 UA 的分类，它有助于进行危险度分层和指导临床治疗，具体见表 7-2。

表 7-2 Braunwald 不稳定型心绞痛的临床分型

特点	A.有加重心肌缺血的心外因素（继发性型不稳定心绞痛）	B.无加重心肌缺血的心外因素（原发性不稳定型心绞痛）	C.急性心肌梗死后两周内发生（心肌梗死后不稳定型心绞痛）
Ⅰ.初发严重心绞痛或恶化型心绞痛，无静息痛	ⅠA	ⅠB	ⅠC
Ⅱ.过去一月内发生静息痛，但48 小时内无发作（亚急性静息痛）	ⅡA	ⅡB	ⅡC
Ⅲ.48 小时内的静息痛（急性静息痛）	ⅢA	ⅢB	ⅢC

另外变异性心绞痛是由冠状动脉痉挛所致，是 UA 的一种特殊表现形式。

(二)病理生理

ACS 的病理生理基础是由于心肌需氧和供氧的失衡而导致的心肌相对供血不足，主要由 5 个方面的原因所导致。

(1)不稳定粥样硬化斑块破溃后继发的血栓形成造成相应冠脉的不完全性阻塞，是 ACS 最常见的原因，由血小板聚集和斑块破裂碎片产生的微栓塞是导致 ACS 中心肌标志物释放的主要原因。

(2)冠脉存在动力性的梗阻，如变异性心绞痛，这种冠脉局部的痉挛是由于血管平滑肌和/或内皮细胞的功能障碍引起，动力性的血管梗阻还可以由室壁内的阻力小血管收缩导致；另外一种少见的情况是心肌桥的存在，即冠脉有一段走行于心肌内，当心肌收缩时，会产生“挤奶效应”导致心脏收缩期冠脉受挤压而产生管腔狭窄。

(3)由内膜增生而非冠脉痉挛或血栓形成而导致的严重冠脉狭窄，这种情况多见于进展期的动脉粥样硬化或经皮穿刺冠脉介入治疗(PCI)后的再狭窄。

(4)冠脉的炎症反应(某些可能与感染有关，如肺炎衣原体和幽门螺旋杆菌)，与冠脉的狭窄、斑块的不稳定以及血栓形成密切相关，特别是位于粥样硬化斑块肩部被激活的巨噬细胞和 T-淋巴细胞可分泌基质金属蛋白酶(MMP)，可导致斑块变薄和易于破裂。

(5)继发性 UAP，这类患者有着冠脉粥样硬化导致的潜在狭窄，日常多表现为慢性稳定型心绞痛，但一些外来的因素可导致心肌耗氧量的增加而发生 UAP，如发热、心动过速、甲亢、低血压、贫血等情况。

冠状动脉粥样斑块破裂、崩溃是 ACS 的主要原因。斑块破裂后，血管内皮下基质暴露，血小板聚集、激活，继而激活凝血系统形成血栓，阻塞冠状动脉；此外，粥样斑块在致炎因子作用下，可发生炎细胞的聚集和激活，被激活的炎细胞释放细胞因子，激活凝血系统，并刺激血管痉挛，其结果是使冠状血流减少，心肌因缺血、缺氧而损伤，甚至坏死。心肌损伤坏死后，一方面心脏的收缩、舒张功能受损，心脏的射血能力降低，易发生心力衰竭；另一方面，缺血部位心肌细胞静息电位和动作电位均发生改变，与正常心肌细胞之间出现电位差，同时因心肌梗死时患者交感神经兴奋性增高，心肌组织应激性增强，极易出现各种期前收缩、传导阻滞甚至室颤等心律失常。

二、临床表现

(一)症状

UAP 引起的胸痛的性质与典型的稳定型心绞痛相似，但程度更为剧烈，持续时间长达 20 分钟以上，严重者可伴有血流动力学障碍，出现晕厥或晕厥前状态。原有稳定型心绞痛出现疼痛诱发阈值的突然降低；心绞痛发作频率的增加；疼痛放射部位的改变；出现静息痛或夜间痛；疼痛发作时出现新的伴随症状如恶心、呕吐、呼吸困难等；原来可以使疼痛缓解的方法(如舌下含化硝酸甘油)失效，以上皆提示不稳定心绞痛的发生。

老年患者以及伴有糖尿病的患者可不表现为典型的心绞痛症状而表现为恶心、出汗和呼吸困难，还有一部分患者无胸部的不适而仅表现为下颌、耳部、颈部、上臂或上腹部的不适，孤立新出现的或恶化的呼吸困难是 UAP 中心绞痛等同发作最常见的症状，特别是在老年患者。

(二)体征

UAP 发作或发作后片刻，可以发现一过性的第三心音或第四心音以及乳头肌功能不全所导致的收缩期杂音，还可能出现左室功能异常的体征，如双侧肺底的湿啰音、室性奔马律，严重左室功能异常的患者可以出现低血压和外周低灌注的表现，此外，体格检查还有助于发现一些导致继发性心绞痛的因素，如肺炎、甲亢等。

(三)心电图

在怀疑 UA 发作的患者，ECG 是首先要做的检查，ECG 正常并不排除 UA 的可能，但 UA 发作时 ECG 无异常改变的患者预后相对较好。如果胸痛伴有两个以上的相邻导联出现 ST 的抬高≥1 mm，则为 STEMI，宜尽早行心肌再灌注治疗。胸痛时 ECG 出现 ST 段压低≥1 mm、症状消失时 ST 的改变恢复是一过性心肌缺血的客观表现，持续性的 ST 段压低伴或不伴胸痛相对特异性差。

相应导联上的 T 波持续倒置是 UA 的一种常见 ECG 表现，这多反映受累的冠脉病变严重，胸前导联上广泛的 T 波深倒(≥2 mm)多提示 LAD 的近端严重病变。因陈旧心梗 ECG 上遗有 Q 波的患者，Q 波面向区域的心肌缺血较少引起 ST 的变化，如果有变化常表现为 ST 段的升高。

胸痛发作时 ECG 上 ST 的偏移(抬高或压低)和/或 T 波倒置通常随着症状的缓解而消失，如果以上 ECG 变化持续 12 小时以上，常提示发生非 Q 波心梗。心绞痛发作时非特异性的 ECG 表现有 ST 段的偏移≤0.5 mm 或 T 波倒置≤2 mm。孤立的Ⅲ导联 Q 波可能是一正常发现，特别是在下壁导联复极正常的情况下。

在怀疑缺血性胸痛的患者，要特别注意排除其他一些引起 ST 段和 T 波变化的情况，在 ST 段抬高的患者，应注意是否存在左室室壁瘤、心包炎、变异性心绞痛、早期复极、预激综合征等情况。中枢神经系统事件以及三环类抗抑郁药或吩噻嗪可引起 T 波的深倒。

在怀疑心肌缺血的患者，动态的心电图检查或连续的心电监护至为重要，因为 Holter 显示 85%～90%的心肌缺血不伴有心绞痛症状，此外，还有助于检出 AMI，特别是在联合连续测定血液中的心脏标志物的情况下。

(四)生化标志物

既往心脏酶学检查特别是 CK 和 CK-MB 是区分 UA 和 AMI 的手段，对于 CK 和 CK-MB 轻度升高不够 AMI 诊断标准的仍属于 UA 的范畴。新的心脏标志物 TnI 和 TnT 对于判断心肌的损伤，较 CK 和 CK-MB 更为敏感和特异，时间窗口更长，既往诊为 UA 的患者，有 1/5～

1/4 TnI或 TnT 的升高，这部分患者目前属于 NSTEMI 的范畴，预后较真正的 UA 患者(TnI/TnT不升高者)要差。肌红蛋白检查也有助于发现早期的心梗，敏感性高而特异性低，阴性结果有助于排除 AMI 的诊断。

(五)核素心肌灌注显像

在怀疑 UA 的患者，在症状持续期 MIBI 注射行心肌核素静息显像发现心肌缺血的敏感性及特异性均高，表现为受累心肌区域的核素充盈缺损，发作期过后核素检查发现心肌缺血的敏感性降低。症状发作期间行核素心肌显像的阴性预测值很高，但是急性静息显像容易遗漏一部分 ACS 患者(大约占 5%)，因此不能仅凭一次核素检查即作出处理决定。

三、诊断

(一)危险分层

1.高危患者

(1)心绞痛的类型和发作方式：静息性胸痛，尤其既往 48 小时内有发作者。

(2)胸痛持续时间：持续胸痛 20 分钟以上。

(3)发作时硝酸甘油缓解情况：含硝酸甘油后胸痛不缓解。

(4)发作时的心电图：发作时动态性的 ST 段压低≥1 mm。

(5)心脏功能：心脏射血分数<40%。

(6)既往患心肌梗死，但心绞痛是由非梗死相关血管所致。

(7)心绞痛发作时并发心功能不全(新出现的 S_3 音、肺底啰音)、二尖瓣反流(新出现的收缩期杂音)或血压下降。

(8)心脏 TnT(TnI)升高。

(9)其他影响危险因素分层的因素还有高龄(>75 岁)、糖尿病、CRP 等炎性标志物或冠状动脉造影发现是三支病变或者左主干病变。

2.低危患者

特征如下：①没有静息性胸痛或夜间胸痛；②症状发作时心电图正常或者没有变化；③肌钙蛋白不增高。

(二)UAP 诊断

UAP 诊断依据：①有不稳定性缺血性胸痛，程度在 CCSⅢ级或以上。②明确的冠心病证据：心肌梗死、PTCA、冠脉搭桥、运动试验或冠脉造影阳性的病史；陈旧心肌梗死心电图表现；与胸痛相关的 ST-T 改变。③除外急性心肌梗死。

四、治疗

(一)基本原则

首先对 UAP/NSTEMI 患者进行危险度分层。低危患者通常不需要做冠状动脉造影，合适的药物治疗以及危险因素的控制效果良好。治疗药物主要包括阿司匹林、肝素(或低分子肝素)、硝酸甘油和 β-受体阻滞剂，所有的患者都应使用阿司匹林。血小板糖蛋白Ⅱb/Ⅲa 受体拮抗剂(GBⅡb/Ⅲa 受体拮抗剂)不适用于低危患者。低危患者的预后一般良好，出院后继续服用阿司匹林和抗心绞痛药物。

高危患者通常最终都要进入导管室，虽然冠脉造影的最佳时机还未统一。目前针对

UAP/NSTEMI,存在两种不同的治疗策略,一种为早期侵入策略,即对冠脉血管重建术无禁忌证的患者在可能的情况下尽早行冠脉造影和据此指导的冠脉血管重建治疗;另一种为早期保守治疗策略,在充分的药物治疗的基础上,仅对有再发心肌缺血者或心脏负荷试验显示为高危的患者(不管其对药物治疗的反应如何)进行冠脉造影和相应的冠脉血管重建治疗。

近来多数学者倾向于早期侵入策略,其理由是该策略可以迅速确立诊断,低危者可以早期出院,高危者则可以得到有效的冠脉血管重建治疗。没有条件进行介入治疗的社区医院,早期临床症状稳定的患者保守治疗可以作为 UAP/NSTEMI 的首选治疗,但对于最初保守治疗效果不佳的患者应该考虑适时地进行急诊冠状动脉造影,必要时需介入治疗。在有条件的医院,高危 UAP/NSTEMI 患者可早期进行冠状动脉造影,必要时行 PCI/CABG。在早期冠状动脉造影和 PCI/CABG 之后,静脉应用血小板 GPⅡb/Ⅲa 受体拮抗剂可能会使患者进一步获益,并且不增加颅内出血的并发症。

(二)一般处理

所有患者都应卧床休息开放静脉通道并进行心电、血压、呼吸的连续监测,床旁应配备除颤器。对于有发绀、呼吸困难或其他高危表现的患者应该给予吸氧。并通过直接或间接监测血氧水平确保有足够的血氧饱和度。若动脉血氧饱和度降低至<90%时,应予间歇高流量吸氧。手指脉搏血氧测定是持续监测血氧饱和度的有效手段,但对于无低氧危险的患者可不进行监测。应定期记录 18 导联心电图以判断心肌缺血程度、范围的动态变化。酌情使用镇静剂。

(三)抗血栓治疗

抗血小板和抗凝治疗是 UAP/NSTEMI 治疗中的重要一环,它有助于改变病情的进展和减少心肌梗死、心肌梗死复发和死亡。联合应用阿司匹林、肝素和一种血小板Ⅱb/Ⅲa 受体拮抗剂代表着最高强度的治疗,适用于有持续性心肌缺血表现和其他一些具有高危特征的患者以及采用早期侵入措施治疗的患者。

抗血小板治疗应尽早,目前首选药物仍为阿司匹林。在不稳定性心绞痛患者症状出现后尽快给予服用,并且应长期坚持。对因过敏或严重的胃肠反应而不能使用阿司匹林的患者,可以使用噻吩吡啶类药物(氯比格雷或噻氯吡啶)作为替代。在阿司匹林或噻吩吡啶药物抗血小板治疗的基础上应该加用普通肝素或皮下注射低分子肝素。有持续性缺血或其他高危的患者,以及计划行经皮冠状动脉介入(PCI)的患者,除阿司匹林和普通肝素外还应加用一种血小板 GPⅡb/Ⅲa 受体拮抗剂。对于在其后 24 小时内计划做 PCI 的不稳定心绞痛患者,也可使用阿昔单抗治疗 12~24 小时。

(四)抗缺血治疗

1.硝酸酯类药物

本类药物可扩张静脉血管、降低心脏前负荷和减少左心室舒张末容积,从而降低心肌氧耗。另外,硝酸酯类扩张正常的和硬化的冠状动脉血管,且抑制血小板的聚集。对于 UAP 患者,在无禁忌证的情况下均应给予静脉途径的硝酸酯类药物。根据反应逐步调整剂量。应使用避光的装置以 10 μg/min 的速率开始持续静脉滴注,每 3~5 分钟递增 10 μg/min,出现头痛症状或低血压反应时应减量或停药。

硝酸酯类血流动力学效应的耐受性呈剂量和时间依赖性,无论何种制剂在持续 24 小时治疗后都会出现耐药性。对于需要持续使用静脉硝酸甘油 24 小时以上者,可能需要定期增加滴注速率以维持疗效。或使用不产生耐受的硝酸酯类给药方法(较小剂量和间歇给药)。当症状已经控制后，可改用口服剂型治疗。静脉滴注硝酸甘油的耐药问题与使用剂量和时间有关，使用小剂量间歇给药的方案可最大程度地减少耐药的发生。对需要 24 小时静脉滴注硝酸甘油的患者应周期性的增加滴速维持最大的疗效。一旦患者症状缓解且在12～24 小时内无胸痛以及其他缺血的表现，应减少静脉滴注的速度而转向口服硝酸酯类药物或使用皮肤贴剂。在症状完全控制达数小时的患者，应试图给予患者一个无硝酸甘油期以避免耐药的产生，对于症状稳定的患者，不宜持续 24 小时静脉滴注硝酸甘油，可换用口服或经皮吸收型硝酸酯类制剂。另一种减少耐药发生的方法是联用一种巯基提供剂如卡托普利或 N-乙酰半胱氨酸。

2.β 受体阻滞剂

β 受体阻滞剂的作用可因交感神经张力、左室壁应力、心脏的变力性和变时性的不同而不同。β 受体阻滞剂通过抑制交感神经张力、减少斑块张力达到减少斑块破裂的目的。因此 β 受体阻滞剂不仅可在 AMI 后减少梗死范围，而且可有效地降低 UAP 演变成为 AMI 的危险性。

3.钙通道阻滞剂

钙通道阻滞剂并不是 UAP 治疗中的一线药物，随机临床试验显示，钙通道阻滞剂在 UAP 治疗中的主要作用是控制症状，钙通道阻滞剂对复发的心肌缺血和远期死亡率的影响，目前认为短效的二氢吡啶类药物如硝苯地平单独用于急性心肌缺血反而会增加死亡率。

4.血管紧张素转换酶抑制剂(ACEI)

ACEI 可以减少急性冠状动脉综合征患者、近期心肌梗死或左心室收缩功能失调患者、有左心室功能障碍的糖尿病患者，以及高危慢性冠心病患者的死亡率。因此 ACS 患者以及用 β 受体阻滞剂与硝酸酯类不能控制的高血压患者如无低血压均应联合使用 ACEI。

(五)介入性治疗

UAP/NSTEMI 中的高危患者早期(24 小时以内)干预与保守治疗基础上加必要时紧急干预比较，前者明显减少心肌梗死和死亡的发生，但早期干预一般应该建立在使用血小板糖蛋白Ⅱb/Ⅲa受体拮抗剂和/或口服氯吡格雷的基础之上。

冠状动脉造影和介入治疗(PCI)的适应证：①顽固性心绞痛，尽管充分的药物治疗，仍反复发作胸痛。②尽管充分的药物治疗，心电图仍有反复的缺血发作。③休息时心电图 ST 段压低，心脏标志物(肌钙蛋白)升高。④临床已趋稳定的患者出院前负荷试验有严重缺血征象：如最大运动耐量降低，不能以其他原因解释者；低做功负荷下几个导联出现较大幅度的 ST 段压低；运动中血压下降；运动中出现严重心律失常或运动负荷同位素心肌显像示广泛或者多个可逆的灌注缺损。⑤超声心动图示左心室功能低下。⑥既往患过心肌梗死，现有较长时间的心绞痛发作者。

五、护理措施

患者到达急诊科，护士是第一个接待者，护士必须在获得检查数据和医师做出诊断之前，选择必要的紧急处置措施。急诊护士尤其应在 ACS 综合征患者给予适时、有效的治疗方面发挥作用。护士需要在医疗资源有限的环境下，在患者床边判定紧急情况，减少延误。作为急诊护士还要具备心脏病护理技术，能处置 AMI，用电子微量注射泵进行输液，识别心律失常和准确处理严重心脏危象。

(一)病情观察

(1)ACS 患者病情危重、变化迅速、随时都可能出现严重的并发症。

(2)要认真细致地观察患者的精神状况、面色、意识、呼吸、注意有无出冷汗、四肢末梢发凉等。

(3)经常询问患者有无胸痛、胸闷,并注意伴随的症状和程度,尤其是夜间。

(4)常规持续心电、血压监护严密观察心率(律)、心电图示波形态变化,对各种心律失常及时识别,并报告医师及时处理。

(5)有低血压者给予血压监护直到血压波动在正常范围。

(6)有心力衰竭者给血氧饱和度监测,以保证血氧饱和度在95%~99%。

(7)急性心肌梗死患者还要定时进行心电图检查和心肌酶的检测,了解急性心肌梗死的演变情况。

(8)在监护期间,应注意患者有无出血倾向。观察患者的皮肤、黏膜、牙龈有无出血。观察尿的颜色。询问有无腹痛、腰痛、头痛现象。对行尿激酶溶栓治疗的急性心肌梗死患者,更应严密观察。

(二)病情评估

ACS的患者常需急诊入院,将患者送入监护室后,急诊科护士迅速地评估患者是否有高度危险性或低度危险性非常重要。根据评估情况严格按照急诊护理路径,迅速采取相应措施。

1.危险评估

迅速地评估患者是否有高度或低度危险的ACS,这是当今对护士的最大挑战。①有研究表明约33%的AMI的患者在发病初期无胸痛的表现,然而这些被延迟送入医院的患者有更高的危险性,因为无典型胸痛的患者很少能及时得到溶栓、血管成形术或阿司匹林、β受体阻滞剂、肝素等药物治疗。②在美国每年大约460万具有急性冠脉局部缺血症状的患者来到急诊科,其中只有大约25%的患者确诊后被允许入院。③在急诊科疑为ACS的患者中,只有约1/3有“真的病变”。

急诊护理决定性的作用在于快速完成对患者的评估,并且在早期对ACS高危人群提供及时的紧急看护照顾,使病情缓解。据统计,在美国每年有100万人发生AMI,约25%的患者在到达急诊科前死亡。那些到达医院的患者仍有死亡可能。

2.Antman危险评分量表

2002年Antman等建立了早期危险评估的7分危险评分量表。

(1)年龄>65岁。

(2)存在3个以上冠心病危险因素。

(3)既往血管造影证实有冠状动脉阻塞。

(4)胸痛发作时心电图有ST段改变。

(5)24小时内有2次以上心绞痛发作。

(6)7天内应用了阿司匹林。

(7)心肌坏死标记物升高。

具有上述危险因素的患者出现死亡、心肌梗死或需血管重建的负性心脏事件的可能性增高。评分越高危险性越大,且这些患者从低分子肝素、血小板GPⅡb/Ⅲa受体拮抗剂和心脏介入等治疗中获益也越大。这一评分系统简单易行,使早期对患者进行客观的危险分层成为可能,有利于指导临床对患者进行及时正确的治疗。

(三)急救护理

1.早期干预原则

在急诊情况下,一旦胸痛患者明确了 ACS 的诊断,快速和有效的干预即迅速开始。1999 年在美国心脏病学会(ACC)和美国心脏联合会(AHA)制定的 ACS 治疗指南中曾推荐:患者应在发病10 分钟内到达急诊科,对所有不稳定心绞痛患者给予吸氧、静脉输液、连续的心电图(ECG)监护。并依据临床表现将患者分为高度危险、中度危险和低度危险。高度危险患者严格管理,低度危险患者必须按监护程序治疗,并定期随访,急诊护士和医师必须精确地估定患者的危险层次。

2.干预时间分期

近来国外有学者将早期干预分为 4 个节段,称为 4Ds。

时间 0(症状,Symptom):症状开始时间点,它代表着冠状动脉闭塞的时间,虽然它是个比较好的指标,但不是完美的时间点。

时间 1(门口,Door):患者入急诊科的时间点。

时间 2(资料,Data):患者进行初步检查及心电图等材料的时间点。

时间 3(决定,Decision):决定是否进行溶栓治疗或进一步检查。

时间 4(药物,Drug):开始用药物或治疗的时间点。

其中时间 1～2:6～11 分钟;2～3:20～22 分钟;3～4:20～37 分钟。

GISSI-2 研究中,不足 30%的患者在症状发生后 3 小时才得到治疗。平均耽搁时间在 3～5 小时,其主要原因是以下几点。

(1)患者本身的耽搁:患者在就医问题上耽搁时间是延误时间的一个主要因素,其原因多在患者发病之初期症状较轻、未意识到病情的严重性,或地处偏僻,交通不便。

(2)运送患者的过程:患者发病后运送至医院途中,也要耽搁一些时间,据估计一般为30 分钟到数小时。

(3)医院内耽搁:患者到达医院以后耽搁时间是相当普遍的。在多数研究中,从患者到达医院至实施溶栓治疗,平均耽搁45～90 分钟。

在症状发作不到 1 小时内接受治疗的患者 6 周病死率为 3.2%;在症状发作 4 小时接受治疗的患者6 周病死率为 6.2%。事实上非常早期的综合治疗(包括市区及郊区)可减少 50%心肌梗死的发病率。“4Ds”在减少从发病到处理的时间延误方面发挥了积极作用。

3.急诊过程耽搁

ACS 患者急诊就诊耽搁主要在:①患者到医院接受医师检查时;②对患者胸痛评估时,因为这需要仔细观察;③做 ECG 时;④在当诊断技师不能及时识别 ST 变化,ECG 报告延迟传递到内科医师时。

为避免这些急诊耽搁,有些医院尝试由急诊科护士做 ECG,并直接由医师快速阅读 ECG。还可自行设计护理观察记录文书,既节省了护士书写的时间,又提高了护理质量标准。

4.一般急救措施

(1)立即让患者采取舒适体位,合并心力衰竭者给半卧位。

(2)常规给予吸氧,3～5 L/min。

(3)连接好心电监护电极和测血压的袖带(注意电极位置应避开除颤区域和心电图胸前导联位置)。开启心电监护和无创血压监护。必要时给予血氧饱和度监护。

(4)协助给患者做全导联心电图作为基础心电图,以便对照。

(5)在左上肢和左下肢建立静脉通路,均留置 Y 形静脉套管针(以备抢救和急诊介入手术中方便用药)。

(6)备好急救药品和除颤器。

(7)抗凝疗法:给予嚼服肠溶阿司匹林 100～300 mg,或加用氯吡格雷片 75 mg,1 次/天,皮下注射低分子肝素等。

(8)介入疗法:对于 ACS 患者的治疗尤其是急性心肌梗死,尽快重建血运极为重要,对行急诊 PCI 的患者应迅速作好术前各项准备。

5.急诊冠状动脉介入治疗(PCI)的术前准备

(1)首先向患者及家属介绍介入诊断和治疗的目的、方法、优点。

(2)急查血常规,血凝全套,心肌酶谱,甲、乙、丙肝抗体,抗 HIV 等,术区备皮,做碘过敏皮试。

(3)让患者排空膀胱,必要时留置导尿管。

(4)嚼服肠溶阿司匹林 0.3 g,口服氯吡格雷片 300 mg,备好沙袋,氧气袋,全程监护,护送患者到导管室。

6.急诊 PCI 术后监护

(1)患者返回病房后,护士立即进行心电、血压的监护,注意心率(律)变化。

(2)急诊 PCI 患者术后常规留置动脉鞘管 6～12 小时。嘱患者术侧肢体伸直制动,防止鞘管脱出、折断和术侧肢体的血栓形成。观察术区有无渗血,触摸双侧足背动脉搏动情况,皮肤颜色和肢体温度的变化。协助按摩术侧肢体。

(3)动脉鞘管拔管前向患者说明拔管的简要过程,消除紧张心理。医师拔管时,护士应准备好急救药品:如阿托品、多巴胺等,观察患者心电监护和血压。拔管后,穿刺部位进行加压包扎,观察有无渗血,保持局部清洁无菌,严格交接班并作好记录。

(四)心肌耗氧量与护理

在 ACS 发病的极早期患者心肌脆弱,电活动极不稳定,心脏供血和耗氧量之间的矛盾非常突出,因此在发病早期,尤其是 24 小时以内,限制患者活动,降低心肌耗氧量,缓解心肌供血和需求之间的矛盾,对保证患者平稳度过危险期,促进心肌恢复,具有非常重要的意义。

1.心肌耗氧量

影响心肌耗氧量的主要因素有心脏收缩功、室壁张力、心肌体积。Katz 提出以二项乘积(double-product,D-P)作为心肌耗氧量的指标,其公式为最大血压乘以心率。由于该指标计算方法简单,可重复性好,临床研究证实其与心肌耗氧量的真实情况相关性好,已被广泛应用于临床。

2.排便动作

各种干预因素都可以引起 D-P 的增加,排便时患者需要屏住呼吸,使膈肌下沉,收缩腹肌,增加腹压,这一使力的动作,加上卧位排便造成的紧张、不习惯等因素,会导致血压升高和心率加快,从而加重心脏负担,使心脏的氧供和氧耗之间失衡,增加心律失常的发生危险。因此在护理中:①必须确实保证 ACS 患者大便通畅,如给予缓泻剂、开塞露等。②另有研究表明坐位排便的运动强度低于卧位排便,故对无法适应卧位排便的患者在监护的情况下试行坐位排便,以缓解其焦虑情绪。③在患者排便期间还必须加强监护,要有护士在场,以应付可能出现的意外情况。

3.接受探视

患者接受探视时 D-P 增加明显。亲友的来访使患者情绪激动，交感神经兴奋，心脏兴奋性增强，心肌耗氧量增加，尤其是来访者表现的过度紧张和不安时更是如此。因此在护理中：①应尽可能地减少探视的次数。②对来访者应事先进行教育，说明避免患者情绪波动对患者康复的意义。③对经济有困难的患者，应劝其家属暂不谈及经费问题。

4.音乐疗法

曾有研究表明对心肌梗死及不稳定心绞痛患者进行音乐疗法，可使其情绪稳定，交感神经活动减少，副交感神经活动增强，从而使心肌耗氧量减少。但有些研究没有得出类似的结果，其原因可能是对象和乐曲的选择有问题，很难想象一个乐盲和一个音乐家对同一首曲子会有同样的反映，也很难想象一个人在听到音乐和听到哀乐时会有一样的心情。因此在进行音乐疗法时应加强针对性。

（李　丹）

第八节　主动脉夹层动脉瘤

主动脉夹层动脉瘤（dissecting aortic aneurysm，DAA）又叫主动脉夹层血肿（简称主动脉夹层），是主动脉内膜撕裂、血液进入动脉壁中层所形成的血肿或血流旁路，男性发病是女性的 2～3 倍。DAA 如未得到及时有效的治疗死亡率极高，有 58%死亡于 24 小时以内，仅 30%～35%的患者可过渡为慢性。

一、病因与发病机制

任何破坏中层弹性或肌肉成分完整性的疾病都可使主动脉易患夹层分离。中层胶原及弹性硬蛋白变性所致的中层退行性变是首要的易患因素。囊性中层退行病变是多种遗传性结缔组织缺陷（马凡和 Ehlers Danlos 综合征）的内在特点。年龄增长和高血压可能是中层退行病变两个重要因素。主动脉夹层的好发年龄为 60～70 岁，男性为女性发病率的 2 倍。某些其他先天性心血管畸形，如主动脉瓣单瓣畸形和主动脉缩窄也易并发主动脉夹层。另外，动脉内导管术及主动脉球囊反搏等诊疗操作也可能引起主动脉夹层。

主动脉夹层开始于主动脉内膜撕裂，血液穿透病变中层，将中层平面一分为二，主动脉壁即出现夹层。由于管腔压力不断推动，分离过程沿主动脉壁推进，典型的为顺行推进，即被主动脉血流向前的力推动，有时也可见从内膜撕裂处逆向推进。主动脉壁分离层之间被血液充盈的空间成为一个假腔，剪切力可能导致内膜进一步撕裂，为假腔内的血流提供出口或额外的进口。假腔可由于血液充盈而扩张，引起内膜突入真腔内，使血管腔狭窄变形。

二、分类

绝大多数主动脉夹层起源于升主动脉和/或降主动脉。主动脉夹层有三种主要的分类方法，对累及的主动脉的部位及范围进行定义（表 7-3，图 7-2）。考虑预后及治疗的不同，所有这三种分类方法都是基于主动脉夹层是否累及升主动脉而定。一般而言，夹层分离累及升主动脉有外科手术指征,而对那些未累及升主动脉的夹层分离可考虑药物保留治疗。

表 7-3 常用的主动脉夹层分类方法

分类	起源和累及的主动脉范围
DeBakey 分类法	
Ⅰ型	起源于升主动脉,扩展至主动脉弓或其远端
Ⅱ型	起源并局限于升主动脉
Ⅲ型	起源于降主动脉沿主动脉向远端扩展
Stanford 分类法	
A 型	所有累及升主动脉的夹层分离
B 型	所有不累及升主动脉的夹层分离
解剖描述分类法	
近端	包括 DeBakeyⅠ型和Ⅱ型,Stanford 法 A 型
远端	包括 DeBakeyⅢ型,Stanford 法 B 型

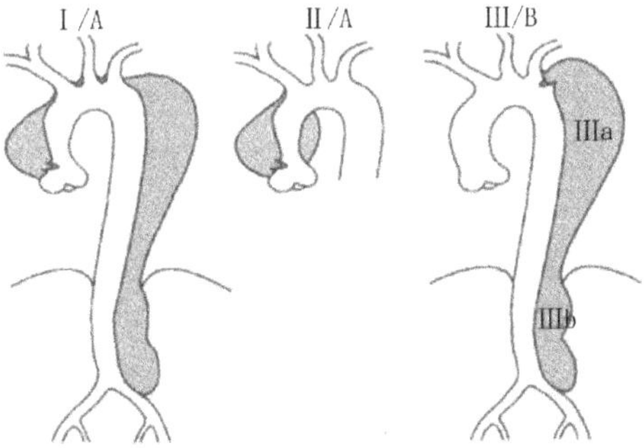

图 7-2 主动脉夹层分类

Ⅰ/A:DeBakeyⅠ型/StanfordA 型;Ⅱ/A:DeBakeyⅡ型/StanfordA 型;Ⅲ/B:DeBakeyⅢ型/StanfordB 型

三、诊断

(一)临床表现特点

1.症状

急性主动脉夹层最常见的症状是剧烈疼痛,而慢性夹层分离多数可能并无疼痛。典型的疼痛突然发生,开始时即为剧痛。患者主诉疼痛呈撕裂、撕扯或刀刺样。当夹层分离沿主动脉伸展时,疼痛可沿着夹层分离的走向逐步向其他部位转移。疼痛部位对判断主动脉夹层的部位有帮助,因为局部的症状通常反应累及的主动脉。如胸痛只在前胸部,或最痛之处在前胸部,提示夹层绝大多数累及升主动脉。如胸痛只在肩胛之间,或最痛之处在肩胛之间,则绝大部分累及降主动脉。颈、喉、颌、面部的疼痛强烈提示夹层累及升主动脉。另外,疼痛在背部的任何部位,或腹部和下肢,强烈提示累及降主动脉。

其他一些不常见情况包括充血性心力衰竭、晕厥、脑血管意外、缺血性周围神经病变、截瘫、猝死等。急性充血性心力衰竭几乎均由近端主动脉夹层所致的严重主动脉瓣反流引起。无神经定位体征的晕厥占主动脉夹层的 4%~5%,一般需紧急外科手术。

2.体征

在一些患者中,单纯的体检结果就足以提示诊断,而在另外一些情况下,即使存在广泛的主动脉夹层,相应的体征也不明显。远端主动脉夹层患者80%～90%以上存在高血压,但在近端主动脉夹层患者中高血压较少见。近端主动脉夹层患者与远端主动脉夹层患者相比更易发生低血压。低血压通常是由于心脏压塞、胸腔或腹腔内动脉破裂所致。与主动脉夹层相关的最典型体征如脉搏短缺、主动脉反流杂音、神经系统表现更多见于近端夹层分离。急性胸痛伴脉搏短缺(减弱或缺如)强烈提示主动脉夹层。近端主动脉夹层分离中的50%有脉搏短缺,而远端主动脉夹层中只占15%。

主动脉瓣反流是近端主动脉夹层的重要并发症,一些患者可听到主动脉瓣反流杂音。与近端主动脉夹层相关的主动脉瓣膜反流杂音常呈乐音样,胸骨右缘比胸骨左缘听诊更清晰。根据反流的严重程度不同,可能存在其他主动脉瓣关闭不全的周围血管征象,如水冲脉和脉压增宽。

许多疾病的表现可酷似主动脉夹层,包括急性心肌梗死或严重心肌缺血,非主动脉夹层引起的急性主动脉反流,非夹层分离引起的胸主动脉瘤、腹主动脉瘤、心包炎、肌肉骨骼痛或纵隔肿瘤。

(二)实验室和其他辅助检查特点

临床上,一旦诊断上已怀疑主动脉夹层,必须迅速并准确地确定诊断。目前可用的诊断方法包括主动脉造影、造影增强CT扫描、磁共振成像(MRI)、经胸或经食管的心脏超声。

1.胸片

最常见的异常是主动脉影变宽,占患者的80%～90%,局限性的膨出往往出现于病变起源部位。一些患者可出现上纵隔影变宽。如见主动脉内膜钙化影,则可估测主动脉壁的厚度,正常为2～3 mm,如主动脉壁厚度增加到10 mm以上,高度提示主动脉夹层。虽然绝大多数患者有一种或多种胸片的异常表现,但相当部分患者胸片改变不明显。因此,正常的X线胸片绝不能排除主动脉夹层。

2.主动脉造影

逆行主动脉造影是主动脉夹层的最可靠诊断技术,如考虑行手术治疗或血管内支架治疗,术前须行主动脉造影。血管造影诊断主动脉夹层的直接征象包括主动脉双腔或分离内膜片,提示夹层分离的间接征象包括主动脉腔变形、主动脉壁变厚、分支血管异常,以及主动脉瓣反流。主动脉造影的主要优点在于能明确主动脉夹层和累及的分支血管范围,也能显示主动脉夹层的一些主要并发症,如假腔内血栓和主动脉瓣反流。

3.计算机体层摄影(CT)

增强CT扫描时,如发现内膜片分割或以造影剂密度差来区分的两个明显的主动脉腔时即可诊断主动脉夹层。与主动脉造影不同,CT扫描的优点在于它是无创的,但需要使用静脉内造影剂。CT还有助于识别假腔内的血栓,发现心包积液。但CT扫描不能可靠地发现有无主动脉瓣反流和分支血管病变。

4.磁共振成像(MRI)

MRI特别适用于诊断主动脉夹层,能显示主动脉夹层的真假腔、内膜的撕裂位置、剥离的内膜片和可能存在的血栓等。MRI是无创性检查,也不需使用静脉内造影剂从而避免了离子辐射。虽然MRI以其高度的准确性成为目前无创性诊断主动脉夹层的主要标准,但它存在一些缺点,如对已植入起搏器、血管夹、人工金属心脏瓣膜和人工关节患者禁忌。MRI也仅提供有限的分支血管图像，不能可靠地识别主动脉瓣反流的存在。另外，由于显影所需时间较长，急性主动脉夹层患者行 MRI 有风险。

5.超声心动图(UCG)

UCG 对诊断升主动脉夹层具有重要意义，且易识别并发症(如心包积血、主动脉瓣关闭不全和胸腔积血等)。在 M 型超声中可见主动脉根部扩大，夹层分离处主动脉壁由正常的单条回声带变成两条分离的回声带。在二维超声中可见主动内分离的内膜片呈内膜摆动征，主动脉夹层形成主动脉真假双腔征。有时可见心包或胸腔积液。多普勒超声不仅能检出主动脉夹层管壁双重回声之间的异常血流，而且对主动脉夹层的分型、破口定位及主动脉瓣反流的定量分析都具有重要的诊断价值。经食管超声心动图(TEE)克服了经胸廓 UCG 的一些局限性。它可以采用更高频率的超声检查，从而提供更好的解剖细节。

几种影像方法都各有其特定的优缺点。在选择时，必须考虑各种检查的准确性、安全性和可行性(表 7-4)。

表 7-4 几种影像学方法诊断主动脉夹层的性能

诊断性能	ANGIO	CT	MRI	TEE
敏感性	++	++	+++	+++
特异性	+++	+++	+++	++/+++
内膜撕裂部位	++	+	+++	+
有无血栓	+++	++	+++	+
有无主动脉关闭不全	+++	−	+	+++
心包积液	−	++	+++	+++
分支血管累积	+++	+	++	+
冠状动脉累及	++	−	−	++

注：+++极好，++好，+一般，−无法检测。ANGLO：主动脉造影；CT：计算机体层摄影；MRI：磁共振成像；TEE：经食管超声心动图。

四、治疗

治疗主动脉夹层的主要目的在于阻止夹层分离的进展。那些致命的并发症并不是内膜撕裂本身，而是随之而来的主动脉夹层的并发症，如分离主动脉破裂、急性主动脉瓣关闭不全、急性心包压塞等。如果不进行及时、适当的治疗，主动脉夹层有很高的死亡率。

(一)紧急内科处理

所有高度怀疑有急性主动脉夹层的患者必须予以监护。首要的治疗目的在于解除疼痛并将收缩压降至 13.3～14.7 kPa(100～110 mmHg)[平均动脉压为 8.0～9.3 kPa(60～70 mmHg)]。无论是否存在疼痛和高血压，均应使用 β 受体阻滞剂以降低 dp/dt。对可能要进行手术的患者要避免使用长效降压药物，以免使术中血压控制变得复杂。疼痛本身可以加重高血压和心动过速，可静脉注射吗啡以缓解疼痛。

硝普钠对紧急降低动脉血压十分有效。开始滴速 20 μg/min，然后根据血压反应调整滴速，最高可达 800 μg/min。当单独使用时，硝普钠可能升高 dp/dt，这一作用可能潜在地促进夹层分离的扩展。因此，同时使用足够剂量的 β 受体阻滞剂十分必要。

为了迅速降低 dp/dt，应静脉内剂量递增地使用β受体阻滞剂，直至出现满意的β受体阻滞效应（心率 60～70 次/分）。超短效β受体阻滞剂艾司洛尔对动脉血压不稳定准备行手术治疗的患者十分有用，因为如果需要可随时停用。当存在使用β受体阻滞剂的禁忌证，如窦缓、二度或三度房室传导阻滞、充血性心力衰竭、气管痉挛，应当考虑使用其他降低动脉压和 dp/dt 的药物，如钙通道阻滞剂。

当分离的内膜片损害一侧或双侧肾动脉时，可引起肾素大量释放，导致顽固性高血压。在这种情况下可静脉内注射血管紧张素转化酶（ACE）抑制剂。

如果患者血压正常而非高血压，可单独使用β受体阻滞剂降低 dp/dt，如果存在禁忌证，可选择使用非二氢吡啶类钙阻滞剂，如地尔硫䓬或维拉帕米。

如果可疑主动脉夹层的患者表现为严重低血压，提示可能存在心脏压塞或主动脉破裂，应快速扩容。如果迫切需要升压药治疗顽固性低血压，可使用去甲肾上腺素。

治疗后一旦患者情况稳定，应立即进行诊断检查。如果病情不稳定，优先使用 TEE，因为它能在急诊室或重症监护室床边操作而不需停止监护和治疗。如果一个高度可疑夹层分离的患者病情变得极不稳定，很可能发生了主动脉破裂或心脏压塞，患者应立即送往手术室而不是进行影像学诊断。在这种情况下可使用术中 TEE 确定诊断，同时指导手术修补。

（二）心脏压塞的处理

急性近端主动脉夹层经常伴有心脏压塞，这是患者死亡的最常见原因之一。心脏压塞往往是主动脉夹层患者低血压的常见原因。在这种情况下，在等待外科手术修补时通常应进行心包穿刺以稳定病情。

（三）外科手术治疗

主动脉夹层的手术指征见表 7-5。应该尽可能在患者就诊之初决定是否手术，因为这将帮助选择何种诊断检查方法。手术目的包括切除最严重的主动脉病变节段，切除内膜撕裂部分，通过缝合夹层分离动脉的近端和远端以闭塞假腔的入口。下列因素增加患者的手术风险：高龄、伴随其他严重疾病（特别是肺气肿）、动脉瘤破裂、心脏压塞、休克、心肌梗死、脑血管意外等。

表 7-5 主动脉夹层外科手术和药物治疗的指征

手术指征	药物治疗指征
1.急性近端夹层分离	1.无并发症的远端夹层分离
2.急性远端夹层分离伴下列情况之一	2.稳定的孤立的主动脉弓夹层分离
·重要脏器进行性损害	3.稳定的慢性夹层分离
·主动脉破裂或接近破裂	
·主动脉瓣反流	
·夹层逆行进展至升主动脉	
·马凡综合征并发夹层分离	

（四）血管内支架技术

使用血管内介入技术可治疗主动脉夹层的高危患者。如夹层分离累及肾动脉或内脏动脉时手术死亡率超过 50%，血管内支架置入可降低死亡率。带膜支架植入血管隔绝术主要适用于 stanfordB 型夹层。

五、急救护理

(一)护理目标

(1)密切注意病情变化,维持生命体征稳定性。

(2)协助患者迅速进入诊疗程序,适应监护室环境,挽救患者生命。

(3)做好各项基础护理,增加患者舒适感。

(4)加强心理护理,增强患者战胜疾病的信心。

(5)加强术后监护,提高患者生存质量。

(6)帮助患者及家庭了解疾病,掌握自护知识。

(二)护理措施

1.密切注意病情变化

严密监测患者呼吸、血压、脉搏的变化及颈静脉充盈度、末梢循环情况,持续心电图监护,观察患者心电图、心率、心律的变化。严格记录出入量,备好抢救药品、物品等,做好心肺复苏等应急准备。

(1)休克的观察和护理:注意休克的特殊性。在急性发病期约有 1/3 的患者出现面色苍白、出汗、四肢皮肤湿冷、脉搏快而弱和呼吸急促等休克现象。休克早期患者血压反而升高,这种情况下有效地降压、止痛是治疗休克的关键。

(2)血肿压迫症状的观察:夹层动脉瘤可向近段扩展,影响主动脉瓣的功能和冠状动脉血流,导致急性左心衰竭、急性心肌缺血甚至急性心肌梗死。因此要经常听诊心脏杂音,严密监测心电图,观察有无 P 波和 ST 段改变,及早发现冠状动脉供血不足和缺血征象。

(3)神经系统的观察:夹层动脉瘤向远段扩展,影响主动脉弓的三大分支。任何一支发生狭窄,均可引起脑部或上肢供血不足,出现偏瘫甚至昏迷。注意观察患者意识、肢体活动情况。

(4)泌尿系统和胃肠道的观察:夹层动脉瘤向远段发展,可延及腹主动脉下端,累及肠系膜上动脉或肾动脉,引起器官供血不足和缺血症状。每 1～2 小时观察 1 次尿量、尿色、性状,准确记录 24 小时出入量;并观察有无便秘、便血、呕血、腹痛。

(5)下肢及脏器功能观察:部分主动脉夹层动脉瘤患者因夹层隔膜阻塞主动脉分支开口,往往会引起肢体及重要器官急性缺血,必须密切观察肢体的皮温、皮色、动脉搏动情况,有无腹痛、腹胀情况,密切观察患者的肌酐、尿素氮及尿量变化。

(6)周围血管搏动观察:本病发病后数小时常出现周围动脉阻塞现象,经常检查四肢动脉(桡、股、足背动脉)和颈动脉搏动情况,观察搏动是否有消失现象或双侧足背动脉是否对称。

2.协助患者迅速进入诊疗程序,适应监护室环境,挽救患者生命

(1)确诊为夹层动脉瘤的患者即入急诊监护室,绝对卧床休息,镇痛,吸氧,进行心电监护及血压监测,迅速建立静脉通道,确保静脉降压药物的使用。

(2)疼痛的护理:剧烈的疼痛为 DAA 发病时最明显的症状。注意疼痛的性质、部位、时间及程度。DAA 疼痛的高峰时间一般较急性心肌梗死早,并为持续性、撕裂样尖锐疼痛或跳痛,有窒息甚至伴濒死感。动脉夹层撕裂部位不同,疼痛的部位及放射方向各异。疼痛一般是沿着血管夹层分离的走向放射至头颈、胸腹、背部等引起疼痛。疼痛缓解是夹层血肿停止扩展和治疗显效的重要指标,如果疼痛减轻后又再出现,提示夹层动脉瘤继续扩展;疼痛突然加重则提示血肿有破裂趋势;血肿溃入血管腔,疼痛可骤然减轻。因此,疼痛性质及部位的改变都是病情变化的重

要标志。护士一旦发现立即测量生命体征，同时报告医师处理。本病引起的疼痛用一般镇痛药效果较差，可遵医嘱给予吗啡 5～10 mg、哌替啶 50～100 mg，肌内注射，同时嘱患者疼痛处忌拍打、按压、热敷。使用吗啡等镇痛药物，注意观察呼吸、血压，呕吐时防止窒息、误吸。

(3)严密监测血压，避免其过高或过低。迅速建立静脉通路，同时每 5～10 分钟测量血压，血压明显升高可增加主动脉管壁压力，易导致血管瘤破裂。护士遵医嘱及时、准确地给予静脉降压药物，根据血压调整给药量。病情平稳后继续遵医嘱给予硝普钠等药物，每 30～60 分钟测量 1 次血压。同时积极予以镇痛治疗，提供舒适的环境，保证患者能够得到充分的休息和稳定的心理状态，从而减少诱发血压升高的因素。另外，夹层动脉瘤影响主动脉弓的三大分支，导致上肢供血不足，可出现受累侧上肢脉搏减弱，血压降低。因此测量血压应该双侧对比，避免提供错误信息。

(4)安全护送患者病情稳定时，应及时遵医嘱送患者做必要的检查(CT、MRI)以进一步确诊，或及时送患者入 CCU 继续治疗，而主动脉夹层患者在运送途中常因路上车床推动引起的振动会发生病情突变，因此在运送患者前，应做好充分的准备。

3.加强基础护理

(1)患者应绝对卧床休息，避免情绪激动，以免交感神经兴奋，导致心率加快、血压升高，加重血肿形成。床上用餐、大小便。避免体位突然改变，避免引起腹压升高的因素如震动性咳嗽、屏气等。

(2)饮食以粗纤维、低脂、易消化、营养丰富的流质、半质饮食或软食为主，少量多餐，每餐不宜过饱。

(3)保持大便通畅，预防便秘。主动脉夹层动脉瘤患者发病急性期常常是绝对卧床休息，大部分患者由于活动减少或不习惯床上大小便而引起便秘。便秘时，由于用力排便使腹压增加导致血压增高易引起夹层动脉血肿的破裂，所以在急性期，常采用如下的护理措施：指导患者养成按时排便的习惯；合理调节饮食，每天补充足够的水分，多食新鲜的水果、蔬菜及粗纤维食物；按摩、热敷下腹部，促进肠蠕动。常规给予缓泻剂，如酚酞等口服，以保证每天排便 1 次。

(4)病室整洁、安静通风，保持合适温湿度，限制探视。

4.心理护理

剧烈疼痛感受以及该病起病突然，进展迅速、病情凶险，特殊的住院监护环境、绝对卧床的限制，使患者紧张、无助，易产生恐惧、焦虑心理。护理人员要避免只忙于抢救而忽略患者的感受。对于意识清楚的患者，用和蔼的语言安慰、体贴患者，消除患者的紧张、恐惧情绪，增强患者的信任和安全感，树立战胜疾病的信心。可将 Orem 护理系统理论中的支持教育、部分补偿性护理，用于主动脉夹层动脉瘤患者的护理，给患者提供情感支持，以启发患者乐观期待，淡化对预后的忧虑。同时，给予患者信息支持，使他们获得疾病治疗及护理知识，从被动接受治疗、护理转为主动参与治疗、护理，帮助他们形成新的生活方式，为回归家庭、社会及提高生存质量打下良好的基础。

5.加强术后监护，提高患者生存质量

(1)术后出血的观察：因为转机时间长，凝血功能破坏，吻合口张力过大，主动脉压力过高而发生手术创面及人造血管吻合口渗血或裂开，如不及时处理可导致休克、缺血性肾衰竭、心律失常等。术后应派专人护理，持续心电、血压监测，常规使用止血药，随时观察引流液的量、颜色、性质，定时挤压胸管，保持引流管在位通畅。如引流液超过 100 mL/h，连续 2 小时或短期内引流出大量鲜红色血液，要警惕活动性出血的可能并及时向医师报告病情的变化。值班护士必须严格记录出入量，保持出入量平衡，特别是尿量的观察。

(2)循环系统的观察与护理：术中失血、心肌创伤都会导致术后患者血容量不足、心肌收缩无力、血管扩张改变，植入的人造血管渗血及大量利尿剂的使用均使血容量更加不足，因此要尽快补充血容量，以提高心室充盈度，增加心排量。值班护士必须严格记录出入量，保持出入量平衡，特别是尿量的观察。动脉瘤患者术后大部分表现为高动力状态，心率快，血压高，术后尽早使用血管扩张剂减轻血管阻力，首选药物硝普钠，使动脉平均压维持正常较低水平，以防止高血压所致的吻合口出血或破裂。同时适量应用正性肌力药物如多巴胺或毛花苷 C 强心，用药期间严密观察血压。

(3)神经系统的观察：手术经股动脉插管逆行转机，阻断主动脉时间较长，术后吻合口及移植血管内血栓形成易导致脑组织缺血，也可因血供恢复后引起脑组织缺血、再灌注损伤等引起神志异常和肢体功能障碍，出现昏迷、抽搐、偏瘫等，因此，护理方面要特别注意患者术后神志是否清醒，瞳孔大小，双侧是否对称，对光反射以及有无病理反射；肢体的感觉、运动功能有无障碍。

(4)呼吸道的护理：术后常规应用呼吸机辅助呼吸，由于术后早期需充分镇静，故辅助时间应适当延长。每 30 分钟听肺部呼吸音 1 次，如有痰鸣音，及时吸痰。定时监测血气，根据血气结果，调整呼吸机参数。严禁使用呼气末正压(PEEP)，以减少胸腔内压力，使吻合口承受最小压力。拔除气管插管后，给予面罩吸氧，鼓励咳嗽、排痰，无肺部并发症。咳嗽时不宜过于剧烈，以免增加吻合口张力。

(5)消化系统的观察：夹层动脉瘤或腹部主动脉手术可累及腹腔动脉、肠系膜动脉，引起消化道出血、坏死。临床表现为便血、肠梗阻、腹痛等症状。故应注意有无发热、恶心、食欲下降、黄疸等症状。还应注意胃液的颜色、量和性状，听诊肠鸣音，监测腹围的变化。

(6)预防感染：术后遵医嘱进行抗菌治疗，预防感染，伤口敷料遵循外科换药原则，严格无菌操作，监测体温变化，如有异常及时向医师汇报。病情稳定后，尽早拔除体内各种管道，减少异物感染机会。另一方面，给予患者高热量、高蛋白饮食，以促进吻合口愈合。

6.介入手术后的护理

(1)术后患者返回 CCU，严密监测生命体征的变化，特别是血压、心率、血氧饱和度、尿量等。

(2)术后护理同时应注意切口护理，由于术中应用抗凝剂，术后应严密观察切口出血、渗血情况，动脉穿刺口加压包扎止血，用 1 kg 沙袋放在右侧股动脉处压迫止血 8 小时。观察伤口有无血肿或瘀斑及感染。若发现敷料浸润，要及时更换敷料。术后 3 周内避免剧烈活动，以利于血管内、外膜的生长。

(3)肢体血供的观察及护理。术中在支架释放后有可能将左锁骨下动脉封堵，导致左上肢缺血。带膜支架也可能封堵脊椎动脉，影响脊髓供血导致截瘫。因此，应密切注意监测患者上下肢的血压、动脉搏动(桡动脉、足背动脉)、皮肤颜色及温度，同时注意患者的肢体感觉、运动及排便情况。

(三)健康教育

1.宣传、教育

在疾病的不同阶段根据患者的文化程度做好有关知识的宣传和教育，讲解急性期绝对卧床休息的意义和必要性，让患者知晓需控制血压骤升，警惕瘤体破裂，若出现突发胸、背、腰、腹剧烈疼痛应及时报告，以便医务人员立即采取有效降压止痛措施。

2.活动和休息

本病急性期应严格卧床休息。提供舒适安静的环境以利于患者休息，指导患者平卧位休息，预防体位改变的血压变化对动脉瘤的不利压力，不可活动过度，最重要的是防止跌倒。由于跌倒可致动脉瘤破裂，所以降低环境中跌倒的潜在危险因素很重要。恢复期患者生命体征稳定后可逐步开展床上、床边活动，并嘱避免剧烈咳嗽、活动过度和情绪波动等。

3.用药

嘱患者严格按医嘱用药，按时服药，不要随意增减药物剂量及种类。行主动脉瓣置换术者需终身服用华法林。服药过程中，需定期抽血监测凝血酶，以指导用药剂量。

4.观察病情

教育患者自己观察病情变化，如有背痛、胸痛、肢体活动障碍时，及时报告医护人员。密切观察血压变化，保持血压的稳定状态，并指导患者掌握自测血压的方法。另外需密切观察有无出血倾向，如牙龈出血、血尿、皮肤瘀斑等，如有不适随时就诊。

5.饮食

由于夹层动脉瘤的患者多与动脉硬化有关，因此饮食治疗是必要的。嘱患者采用低盐、低脂、低胆固醇饮食，不宜过饱，并戒烟、酒，多食新鲜水果、蔬菜及富含粗纤维的食物，以保持大便通畅。

6.预防感冒

及时增减衣服，冬春季节尽量避免到人群集中的场所。

7.心理护理

不管患者是否接受外科手术治疗，多会害怕和恐惧夹层动脉瘤的破裂及其可能死亡的后果。护士评估患者对其潜在危险性的理解程度，鼓励患者改变高危行为，密切配合医护人员，避免动脉瘤的破裂。评估患者的焦虑程度，向患者解释治疗原则，因焦虑可导致血流动力学改变，必要时可遵医嘱使用镇静剂。指导患者学会自我调整心理状态，调控不良情绪。

8.出院指导

指导患者出院后仍以休息为主，活动量要循序渐进。

9.复查

出院后1个月内来院复查1～2次，出现情况随时来院复查。

（李　丹）

第九节　心力衰竭

心力衰竭是由于心脏收缩机能和/或舒张功能障碍，不能将静脉回心血量充分排出心脏，造成静脉系统淤血及动脉系统血液灌注不足，而出现的综合征。

一、病因

（一）基本病因

1.心肌损伤

任何大面积（大于心室面积的40%）的心肌损伤都会导致心脏收缩和/或舒张功能的障碍。

2.心脏负荷过重

压力负荷(后负荷)过重,心脏排血阻力增大,心排血量降低,心室收缩期负荷过度,引起心室肥厚性心力衰竭;容量负荷(前负荷)过重,心脏舒张期容量增大,心排血量减低,引起心室扩张性心力衰竭。

3.机械障碍

腱索或乳头肌断裂,心室间隔穿孔,心脏瓣膜严重狭窄或关闭不全等引起的心脏机械功能衰退,导致心力衰竭。

4.心脏负荷不足

如缩窄性心包炎,大量心包积液,限制性心肌病等,使静脉血液回心受限,因而心室心房充盈不足,腔静脉及门脉系统淤血,心排血量减低。

5.血液循环容量过多

如静脉过多过快输液,尤其在无尿少尿时超量输液,急性或慢性肾炎引起高度水钠潴留,高度水肿等均引起血液循环容量急剧膨胀而致心力衰竭。

(二)诱发因素

1.感染

感染可增加基础代谢,增加机体耗氧,增加心脏排血量而诱发心力衰竭,尤其呼吸道感染较多见。

2.体力过劳

正常心脏在体力活动时,随身体代谢增高心脏排血量也随之增加。而有器质性心脏病患者体力活动时,心率增快,心肌耗氧量增加,心排血量减少,冠状动脉血液灌注不足,导致心肌缺血,心慌气急,诱发心力衰竭。

3.情绪激动

情绪激动促使儿茶酚胺释放,心率增快,心肌耗氧增加,动脉与静脉血管痉挛,增加心脏前后负荷而诱发心力衰竭。

4.妊娠与分娩

风湿性心脏病或先天性心脏病患者,心功能低下,在妊娠 32～34 周,分娩期及产褥期最初 3 天内心脏负荷最重,易诱发心力衰竭。

5.动脉栓塞

心脏病患者长期卧床,静脉系统长期处于淤血状态,容易形成血栓,一旦血栓脱落导致肺栓塞,加重肺循环阻力诱发心力衰竭。

6.水、钠摄入量过多

心功能减退时,肾脏排水排钠机能减弱,如果水、钠摄入量过多可引起水钠潴留,血容量扩增。

7.心律失常

心动过速可使心脏无效收缩次数增加而加重心脏负荷;心脏舒张期缩短使心室充盈受限进而降低心排血量,同时心脏氧渗透期缩短不利于心肌代谢。

8.冠脉痉挛

冠状动脉粥样硬化,易发生冠脉痉挛,引起心肌缺血导致心脏收缩或舒张功能障碍。

9.药物反应

因用药或停药不当导致的心力衰竭或心力衰竭恶化不在少数。慢性心力衰竭不该停用强心剂而停用，服用过量洋地黄、利尿药或抗心律失常药，都可导致心力衰竭恶化。

二、病理生理

（一）心脏的代偿机制

正常心脏有比较充足的储备能力，以适应一般生活需要所增加的心脏负担。当心脏功能减退，心排血量降低不足以供应机体需要时，机体将同时通过神经、体液等机制进行调整，力争恢复心排血量。

（1）反射性交感神经兴奋，迷走神经抑制，代偿性心率加快及心肌收缩力加强，以维持心排血量。由于交感神经兴奋，周围血管及，小动脉收缩可使血压维持正常而不随心排血量降低而下降；小静脉收缩可使静脉回心血量增加，从而使心搏血量增加。

（2）心肌肥厚：长期的负荷加重，使心肌肥厚和心室扩张，维持心排血量。然而，扩大和肥厚的心脏虽然完成较多的工作，但它耗氧量也随之增加，可是心肌内毛细血管数量并没有相应的增加，所以，扩大肥厚的心肌细胞相对的供血不足。

（3）心率增快：心率加快在一定范围内使心排血量增加，但如果心率太快则心脏舒张期显著缩短，使心室充盈不足，导致心排血量降低及静脉淤血加重。

（二）心脏的失代偿机制

当心脏储备力耗损至不能适应机体代谢的需要时，心功能便由代偿转为失代偿阶段，即心力衰竭。

心力衰竭时，心排血量相对或绝对的降低，一方面供给各器官的血流不足，引起各器官组织的功能改变，血液重新分配，首先为保证心、脑、肾血液供应，皮肤、内脏、肌肉的供血相应有较大的减少。肾血流量减少时，可使肾小球滤过率降低和肾素分泌增加，进而促使肾上腺皮质的醛固酮分泌增加，引起水、钠潴留，血容量增加，静脉和毛细血管充血和压力增加。另一方面，心脏收缩力减弱，不能完全排出静脉回流的血液，心室收缩末期残留血量增多，心室舒张末期压力升高，遂使静脉回流受阻，引起静脉淤血和静脉压力升高，从而引起外周毛细血管的漏出增加，水分渗入组织间隙引起各脏器淤血水肿；肝脏淤血时对醛固酮的灭活减少；以及抗利尿激素分泌增加，肾排水量进一步减少，水、钠潴留进一步加重，这也是水肿发生和加重的原因。

根据心脏代偿功能发挥的情况及失代偿的程度，可将心力衰竭分为三度，或心功能Ⅳ级。①Ⅰ级：有心脏病的客观证据，而无呼吸困难，心悸，水肿等症状（心功能代偿期）。②Ⅱ级：日常劳动并无异常感觉，但稍重劳动即有心悸，气急等症状（心力衰竭Ⅰ度）。③Ⅲ级：普通劳动亦有症状，但休息时消失（心力衰竭Ⅱ度）。④Ⅳ级：休息时也有明显症状，甚至卧床仍有症状（心力衰竭Ⅲ度）。

三、临床表现

心力衰竭在早期可仅有一侧衰竭，临床上以左心衰竭为多见，但左心衰竭后，右心也相继发生功能损害，最后导致全心衰竭。临床表现的轻重，常依病情发展的快慢和患者的耐受能力的不同而不同。

(一)左心衰竭

1.呼吸困难

轻症患者自觉呼吸困难,重者同时有呼吸困难和短促的征象。早期仅发生于劳动或运动时,休息后很快消失。这是由于劳动促使回心血量增加,肺淤血加重的缘故。随着病情加重,轻度劳动即感到呼吸困难,严重者休息时亦感呼吸困难,以致被迫采取半卧位或坐位,为端坐呼吸。

2.阵发性呼吸困难

多发生于夜间,故又称为阵发性夜间性呼吸困难。患者常在熟睡中惊醒,出现严重呼吸困难及窒息感,被迫坐起,咳嗽频繁,咯粉红色泡沫样痰液。轻者数分钟,重者经1～2小时逐渐停止。阵发性呼吸困难的发生原因,可能为:①睡眠时平卧位,回心血量增加,超过左心负荷的限度,加重了肺淤血。②睡眠时,膈肌上升,肺活量减少。③夜间迷走神经兴奋性增高,使冠状动脉和支气管收缩,影响了心肌的血液供应,发生支气管痉挛,降低心肌收缩性能和肺通气量,肺淤血加重。④熟睡时中枢神经敏感度降低,因此,肺淤血必须达到一定程度后方能使患者因气喘惊醒。

3.急性肺水肿

急性肺水肿是左心衰竭的重症表现,是阵发性呼吸困难的进一步发展。常突然发生,呈端坐呼吸,表情焦虑不安,频频咳嗽,咯大量泡沫状或血性泡沫性痰液,严重时可有大量泡沫样液体由鼻涌出,面色苍白,口唇青紫,皮肤湿冷,两肺布满湿啰音及哮鸣音,血压可下降,甚至休克。

4.咳嗽和咯血

咳嗽和咯血为肺泡和支气管黏膜淤血所致,多与呼吸困难并存,咯白色泡沫样黏痰或血性痰。

5.其他症状

可有疲乏无力、失眠、心悸、发绀等。严重患者脑缺氧缺血时可出现陈-施氏呼吸、嗜睡、眩晕、意识丧失、抽搐等。

6.体征

除原有心脏病体征外,可有舒张期奔马律、交替脉、肺动脉瓣区第2心音亢进。轻症肺底部可听到散在湿啰音,重症则湿啰音满布全肺。有时可伴哮鸣音。

7.X线及其他检查

X线检查,可见左心扩大及肺淤血,肺纹理增粗。急性肺水肿时可见由肺门伸向肺野呈蝶形的云雾状阴影。心电图检查可出现心率快及左心室肥厚图形。臂舌循环时间延长(正常10～15秒),臂肺时间正常(4～8秒)。

(二)右心衰竭

1.水肿

皮下水肿是右心衰竭的典型症状。在水肿出现前,由于体内已有钠、水潴留,体液潴留达5 kg以上才出现水肿,故多只有体重增加。水肿多先见于下肢,卧床患者则在腰,背及骶部等低重部位明显,呈凹陷性水肿。重症则波及全身。水肿多于傍晚发生或加重,休息一夜后消失或减轻,伴有夜间尿量增加。这是由于夜间休息时,回心血量比白天活动时增多,心脏能将静脉回流血量排出,心室收缩末期残留血量减少,静脉和毛细血管压力有所减轻,因而水肿减轻或消退。

少数患者可出现胸腔积液和腹水。胸腔积液可同时见于左、右两侧胸腔,但以右侧较多,其原因不甚明了。由于壁层胸膜静脉回流体静脉,而脏层胸膜静脉血流入肺静脉,因而胸腔积液多见于左右心衰竭并存时。腹水多由心源性肝硬化引起。

2.颈静脉怒张和内脏淤血

坐位或半卧位时可见颈静脉怒张，其出现常较皮下水肿或肝大出现为早，同时可见舌下、手臂等浅表静脉异常充盈。肝大并压痛可先于皮下水肿出现。长期肝淤血，缺氧，可引起肝细胞变性、坏死，并发展为心源性肝硬化，肝功能检查异常或出现黄疸。若有三尖瓣关闭不全并存，肝脏触诊呈扩张性搏动。胃肠道淤血常引起消化不良，食欲减退，腹胀，恶心和呕吐等症状。肾淤血致尿量减少，尿中可有少量蛋白和细胞。

3.发绀

右心衰竭患者多有不同程度发绀，首先见于指端，口唇和耳郭，较单纯左心功能不全者为显著，其原因除血红蛋白在肺部氧合不全外，与血流缓慢，组织自身毛细血管中吸取较多的氧而使还原血红蛋白增加有关。严重贫血者则不出现发绀。

4.神经系统症状

可有神经过敏，失眠，嗜睡等症状。重者可发生精神错乱，可能是脑出血，缺氧或电解质紊乱等原因引起。

5.心脏及其他检查

主要为原有心脏病体征，由于右心衰竭常继发于左心衰竭的基础上，因而左、右心均可扩大。右心扩大引起了三尖瓣关闭不全时，在三尖瓣音区可听到收缩期吹风样杂音。静脉压增高。臂肺循环时间延长，因而臂舌循环时间也延长。

(三)全心衰竭

左、右心功能不全的临床表现同时存在，但患者或以左心衰竭的表现为主或以右心衰竭的表现为主，左心衰竭肺充血的临床表现可因右心衰竭的发生而减轻。

四、护理

(一)护理要点

(1)减轻心脏负担，预防心力衰竭的发生。

(2)合理使用强心，利尿，扩血管药物，改善心功能。

(3)密切观察病情变化，及时救治急性心力衰竭。

(4)健康教育。

(二)减轻心脏负担，预防心力衰竭

休息可减少全身肌肉活动，减少氧的消耗，也可减少静脉回心血量及减慢心率，从而减轻心脏负担。根据患者病情适当安排其生活和劳动，可以尽量减轻心脏负荷。对于轻度心力衰竭患者，可仅限制其体力活动，并规定充分的午睡时间或较正常人多一些的夜间睡眠时间。较重的心力衰竭患者均应卧床休息，并尽可能使卧床休息患者的体位舒适。当心力衰竭表现有明显改善时，应尽快允许和鼓励患者逐渐恢复体力活动，恢复体力活动的速度和程度视患者心力衰竭的严重程度和发作时间的长短及患者对治疗的反应等而定。如心脏功能已完全恢复正常或接近正常，则每天可作轻度的体力活动。

饮食应少食多餐，给予低热量、多维生素、易消化食物，避免过饱，加重心脏负担。目前由于利尿剂应用方便。对钠盐限制不必过于严格，一般轻度心力衰竭患者每天摄入食盐 5 g 左右(正常人每天摄入食盐 10 g 左右)，中度心力衰竭患者给予低盐饮食(含钠 2～4 g)，重度心力衰竭患者给予无钠饮食。如果经一般限盐、利尿，病情未能很好控制者，则应进一步严格限盐，摄入量不超过 1 g。饮水量一般不加限制，仅在并发稀释性低钠血症者，限制每天入水量 500 mL 左右。

(三)合理使用强心药物并观察毒性反应

洋地黄类强心苷是目前治疗心力衰竭的主要药物，能直接加强心肌收缩力，增加心排血量，从而使心脏收缩末期残余血量减少，舒张末期压力下降，有利于缓解各器官的淤血，增加尿量，减慢心率。常用的给药方法：负荷量加维持量，在短期内，1～3 天给予一定的负荷量，以后每天用维持量，适用于急性心力衰竭，较重的心力衰竭或需尽快控制病情的患者；单用维持量，近年来证实，洋地黄类药物治疗剂量的大小与其增强心肌收缩力作用呈线性关系，故对较轻的心力衰竭和易发生中毒的患者可用较小的剂量，而不采用惯用的洋地黄负荷量法，尤其对慢性心力衰竭更适用。

洋地黄用量的个体差异大，且治疗剂量与中毒剂量较接近，故用药期间需要密切观察洋地黄的毒性反应。洋地黄毒性反应如下。①消化道反应：食欲缺乏、恶心、呕吐、腹泻等。②神经系统反应：头痛、眩晕，视觉改变(黄视或绿视)。③心脏反应：可发生各种心律失常，常见的心律失常类型为：室性期前收缩，尤其是呈二联、三联或呈多源性者。其他有房性心动过速伴有房室传导阻滞，交界性心动过速，各种不同程度的房室传导阻滞，室性心动过速，心房纤维颤动等。④血清洋地黄含量：放射性核素免疫法测定血清地高辛含量＜2.0 ng/mL，或洋地黄毒苷＜20 μg/mL 为安全剂量。中毒者多数大于以上浓度。

使用洋地黄类药物时注意事项：①服药前要先了解病史，如询问已用洋地黄情况，利尿剂的使用情况及电解质浓度如何，如果存在低钾，低镁易诱发洋地黄中毒。②心力衰竭反复发作，严重缺氧，心脏明显扩大的患者对洋地黄药物耐受性差，宜小剂量使用。③询问有无合并使用增加或降低洋地黄敏感性的药物，如普萘洛尔、利血平、利尿剂、抗甲状腺药物、异搏停、胺碘酮、肾上腺素等可增加洋地黄敏感性；而消胆胺，抗酸药物，降胆固醇药及巴比妥类药则可降低洋地黄敏感性。④了解肝脏肾脏功能，地高辛主要自肾脏排泄，肾功能不全的，宜减少用量；洋地，黄毒苷经肝脏代谢胆管排泄，部分转化为地高辛。⑤密切观察洋地黄毒性反应。⑥静脉给药时应用 5%～20%的 GS 溶液稀释，混匀后缓慢静推，一般不少于 15 分钟，用药时注意听诊心率及节律的变化。

(四)观察应用利尿剂后的反应

慢性心力衰竭患者，首选噻嗪类药，采用间歇用药，即每周固定服药 2～3 天，停用 4～5 天。若无效可加服氨苯蝶啶或螺内酯。如果上两药联用效果仍不理想可以呋塞米代替噻嗪类药物。急性心力衰竭或肺水肿者，首选呋塞米或依他尼酸钠或汞撒利等快速利尿药。在应用利尿剂 1 小时后，静脉缓慢注射氨茶碱0.25 g，可增加利尿效果。应用利尿剂后要密切观察尿量，每天测体重，准确记录 24 小时液体出入量，大量利尿者应测血压，脉搏和抽血查电解质，观察有无利尿过度引起的脱水，低血容量和电解质紊乱的表现，尤其是应用排钾利尿剂后有无乏力、恶心、呕吐、腹胀等低钾表现。对于利尿反应差者，应找出利尿不佳的原因，如了解肾脏功能情况，是否存在低血压、低血钾、低血镁或稀释性低钠血症，及用药是否合理等。

(五)合理使用扩血管药物并观察用药反应

血管扩张剂可以扩张周围小动脉，减轻心脏排血时的阻力，而减轻心脏后负荷；又可以扩张周围静脉，减少回心血量，减轻心脏前负荷，进而改善心功能。常用的扩张静脉为主的药物有：硝酸甘油、硝酸酯类及吗啡类药物；扩张动脉为主的药物有：平胺唑啉、肼苯达嗪、硝苯吡啶；兼有扩张动脉和静脉的药物有：硝普钠、哌唑嗪及卡托普利等。在开始使用血管扩张剂时，要密切观察病情和用药前后血压，心率的变化，慎防血管扩张过度，心脏充盈不足，血压下降，心率加快等不良反应。用血管扩张药注意，应从小剂量开始，用药前后对比心率，血压变化情况或床边监测血流动力学。根据具体情况，每 5～10 分钟测量 1 次，若用药后血压较用药前降低 1.33～2.66 kPa，应谨慎调整药物浓度或停用。

（六）急性肺水肿的救治及护理

急性肺水肿为急性左心功能不全或急性左心衰竭的主要表现。多因突发严重的左心室排血不足或左心房排血受阻引起肺静脉及肺毛细血管压力急剧升高所致。当肺毛细血管压升高超过血浆胶体渗透压时，液体即从毛细血管漏到肺间质、肺泡甚至气道内，引起肺水肿。典型发作表现为突然严重气急，每分钟呼吸可达 30～40 次，端坐呼吸，阵阵咳嗽，面色苍白，大汗，常咯出泡沫样痰，严重者可从口腔和鼻腔内涌出大量粉红色泡沫液体。发作时心率、脉搏增快，血压在起始时可升高，以后降至正常或低于正常。两肺内可闻及广泛的水泡音和哮鸣音。心尖部可听到奔马律。

1.治疗原则

(1)减少肺循环血量和静脉回心血量。

(2)增加心搏量，包括增强心肌收缩力和降低周围血管阻力。

(3)减少血容量。

(4)减少肺泡内液体漏出，保证气体交换。

2.护理措施

(1)使患者取坐位或半卧位，两腿下垂，减少下肢静脉回流，减少回心血量。

(2)立即皮下注射吗啡 10 mg 或哌替啶 50～100 mg，使患者安静及减轻呼吸困难。但对昏迷、严重休克、有呼吸道疾病或痰液极多者忌用，年老，体衰，瘦小者应减量。

(3)改善通气-换气功能，轻度肺水肿早期高流量氧气吸入，开始是 2～3 L/min，以后逐渐增至 4～6 L/min，氧气湿化瓶内加 75 %酒精或选用有机硅消泡沫剂，以降低肺泡内泡沫的表面张力，使泡沫破裂，改善通气功能。肺水肿明显出现即应作气管插管进行加压辅助呼吸，改善通气与氧的弥散，减少肺内分流，提高血氧分压。肺水肿基本控制后，可采用呼吸机间歇正压呼吸，如果动脉血氧分压＜9.31 kPa时，可改为持续正压呼吸。

(4)速给毛花苷 C 0.4 mg 或毒毛旋花子苷 K 0.25 mg，加入葡萄糖溶液中缓慢静推。

(5)快速利尿，如呋塞米 20～40 mg 或依他尼酸钠 25 mg 静脉注射。

(6)静脉注射氨茶碱 0.25 g 用 50%葡萄糖液 20～40 mL 稀释后缓慢注入，减轻支气管痉挛，增加心肌收缩力和促进尿液排出。

(7)氢化可的松 100～200 mg 或地塞米松 10 mg 溶于葡萄糖中静脉注射。

（七）健康教育

随着人们生活水平的不断提高，人们对生活质量的要求也越来越高。心力衰竭的转归及治愈程度将直接影响患者的生活质量，预防心力衰竭发生以保证患者的生活质量就显得更为重要。首先要避免诱发因素，如气候转换时要预防感冒，及时添加衣服；以乐观的态度对待生活，情绪平稳，不要大起大落过于激动；体力劳动不要过重；适当掌握有关的医学知识以便自我保健等。其次，对已明确心功能Ⅱ级、Ⅲ级的患者要按一般治疗标准，合理正确按医嘱服用强心、利尿、扩血、管药物，注意休息和营养，并定期门诊随访。

（李　丹）

第十节　心源性休克

心源性休克系指由于严重的心脏泵功能衰竭或心功能不全导致心排血量减少，各重要器官和周围组织灌注不足而发生的一系列代谢和功能障碍综合征。

一、临床表现

多数心源性休克患者，在出现休克之前有相应心脏病史和原发病的各种表现，如急性肌梗死患者可表现严重心肌缺血症状，心电图可能提示急性冠状动脉供血不足，尤其是广泛前壁心肌梗死；急性心肌炎者则可有相应感染史，并有发热、心悸、气短及全身症状，心电图可有严重心律失常；心脏手术后所致的心源性休克，多发生于手术1周内。

心源性休克目前国内外比较一致的诊断标准如下。

(1)收缩压低于12.0 kPa(90 mmHg)或原有基础血压降低4.0 kPa(30 mmHg)，非原发性高血压患者一般收缩压小于10.7 kPa(80 mmHg)。

(2)循环血量减少的征象：①尿量减少，常少于20 mL/h。②神志障碍、意识模糊、嗜睡、昏迷等。③周围血管收缩，伴四肢厥冷、冷汗，皮肤湿凉、脉搏细弱快速、颜面苍白或发绀等末梢循环衰竭征象。

(3)纠正引起低血压和低心排血量的心外因素(低血容量、心律失常、低氧血症、酸中毒等)后，休克依然存在。

二、诊断

(1)有急性心肌梗死、急性心肌炎、原发或继发性心肌病、严重的恶性心律失常、具有心肌毒性的药物中毒、急性心脏压塞以及心脏手术等病史。

(2)早期患者烦躁不安、面色苍白，诉口干、出汗，但神志尚清；后逐渐表情淡漠、意识模糊、神志不清直至昏迷。

(3)体检心率逐渐增快，常＞120次/分。收缩压＜10.6 kPa(80 mmHg)，脉压＜2.7 kPa(20 mmHg)，后逐渐降低，严重时血压测不出。脉搏细弱，四肢厥冷，肢端发绀，皮肤出现花斑样改变。心音低钝，严重者呈单音律。尿量＜17 mL/h，甚至无尿。休克晚期出现广泛性皮肤、黏膜及内脏出血，即弥漫性血管内凝血的表现，以及多器官衰竭。

(4)血流动力学监测提示心脏指数降低、左心室舒张末压升高等相应的血流动力学异常。

三、检查

(1)血气分析。

(2)弥漫性血管内凝血的有关检查。血小板计数及功能检测，出凝血时间，凝血酶原时间，凝血因子Ⅰ，各种凝血因子和纤维蛋白降解产物(FDP)。

(3)必要时做微循环灌注情况检查。

(4)血流动力学监测。

(5)胸部X线片，心电图，必要时做动态心电图检查，条件允许时行床旁超声心动图检查。

四、治疗

(一)一般治疗

(1)绝对卧床休息,有效止痛,由急性心肌梗死所致者吗啡3～5 mg或哌替啶50 mg,静脉注射或皮下注射,同时予安定、苯巴比妥。

(2)建立有效的静脉通道,必要时行深静脉插管。留置导尿管监测尿量。持续心电、血压、血氧饱和度监测。

(3)氧疗:持续吸氧,氧流量一般为4～6 L/min,必要时气管插管或气管切开,人工呼吸机辅助呼吸。

(二)补充血容量

首选右旋糖酐-40 250～500 mL静脉滴注,或0.9%氯化钠液、平衡液500 mL静脉滴注,最好在血流动力学监护下补液,前20分钟内快速补液100 mL,如中心静脉压上升不超过0.2 kPa(1.5 mmHg),可继续补液直至休克改善,或输液总量达500～750 mL。无血流动力学监护条件者可参照以下指标进行判断:诉口渴,外周静脉充盈不良,尿量<30 mL/h,尿比重>1.02,中心静脉压<0.8 kPa(6 mmHg),则表明血容量不足。

(三)血管活性药物的应用

首选多巴胺或与间羟胺(阿拉明)联用,从2～5 μg/(kg·min)开始渐增剂量,在此基础上根据血流动力学资料选择血管扩张剂:①肺充血而心排血量正常,肺毛细血管嵌顿压>2.4 kPa(18 mmHg),而心脏指数>2.2 L/(min·m^2)时,宜选用静脉扩张剂,如硝酸甘油15～30 μg/min静脉滴注或泵入,并可适当利尿。②心排血量低且周围灌注不足,但无肺充血,即心脏指数<2.2 L/(min·m^2),肺毛细血管嵌顿压<2.4 kPa(18 mmHg)而肢端湿冷时,宜选用动脉扩张剂,如酚妥拉明100～300 μg/min静脉滴注或泵入,必要时增至1 000～2 000 μg/min。③心输出量低且有肺充血及外周血管痉挛,即心脏指数<2.2 L/(min·m^2),肺毛细血管嵌顿压<2.4 kPa(18 mmHg)而肢端湿冷时,宜选用硝普钠,10 μg/min开始,每5分钟增加5～10 μg/min,常用量为40～160 μg/min,也有高达430 μg/min才有效。

(四)正性肌力药物的应用

1.洋地黄制剂

一般在急性心肌梗死的24小时内,尤其是6小时内应尽量避免使用洋地黄制剂,在经上述处理休克无改善时可酌情使用毛花苷C0.2～0.4 mg,静脉注射。

2.拟交感胺类药物

对心排血量低,肺毛细血管嵌顿压不高,体循环阻力正常或低下,合并低血压时选用多巴胺,用量同前;而心排血量低,肺毛细血管嵌顿压高,体循环血管阻力和动脉压在正常范围者,宜选用多巴酚丁胺5～10 μg/(kg·min),亦可选用多培沙明0.25～1.0 μg/(kg·min)。

3.双异吡啶类药物

常用氨力农0.5～2 mg/kg,稀释后静脉注射或静脉滴注,或米力农2～8 mg,静脉滴注。

(五)其他治疗

1.纠正酸中毒

常用5%碳酸氢钠或摩尔乳酸钠,根据血气分析结果计算补碱量。

2.激素应用

早期(休克4～6小时内)可尽早使用糖皮质激素,如地塞米松10～20 mg或氢化可的松100～200 mg,必要时每4～6小时重复1次,共用1～3天,病情改善后迅速停药。

3.纳洛酮

首剂0.4～0.8 mg,静脉注射,必要时在2～4小时后重复0.4 mg,继以1.2 mg置于500 mL液体内静脉滴注。

4.机械性辅助循环

经上述处理后休克无法纠正者,可考虑主动脉内气囊反搏(IABP)、体外反搏、左心室辅助泵等机械性辅助循环。

5.原发疾病治疗

如急性心肌梗死患者应尽早进行再灌注治疗,溶栓失败或有禁忌证者应在IABP支持下进行急诊冠状动脉成形术;急性心脏压塞者应立即心包穿刺减压;乳头肌断裂或室间隔穿孔者应尽早进行外科修补等。

6.心肌保护

1,6-二磷酸果糖5～10 g/d,或磷酸肌酸(护心通)2～4 g/d,酌情使用血管紧张素转换酶抑制剂等。

(六)防治并发症

1.呼吸衰竭

包括持续氧疗,必要时呼气末正压给氧,适当应用呼吸兴奋剂,如尼可刹米(可拉明)0.375 g或洛贝林(山梗菜碱)3～6 mg静脉注射;保持呼吸道通畅,定期吸痰,加强抗感染等。

2.急性肾衰竭

注意纠正水、电解质紊乱及酸碱失衡,及时补充血容量,酌情使用利尿剂如呋塞米20～40 mg静脉注射。必要时可进行血液透析、血液滤过或腹膜透析。

3.保护脑功能

酌情使用脱水剂及糖皮质激素,合理使用兴奋剂及镇静剂,适当补充促进脑细胞代谢药,如脑活素、胞二磷胆碱、三磷酸腺苷等。

4.防治弥散性血管内凝血(DIC)

休克早期应积极应用右旋糖酐-40、阿司匹林(乙酰水杨酸)、双嘧达莫(潘生丁)等抗血小板及改善微循环药物,有DIC早期指征时应尽早使用肝素抗凝,首剂3 000～6 000 U静脉注射,后续以500～1 000 U/h静脉滴注,监测凝血时间调整用量,后期适当补充消耗的凝血因子,对有栓塞表现者可酌情使用溶栓药如小剂量尿激酶(25万～50万U)或链激酶。

五、护理

(一)急救护理

(1)护理人员熟练掌握常用仪器、抢救器材及药品。

(2)各抢救用物定点放置、定人保管、定量供应、定时核对,定期消毒,使其保持完好备用状态。

(3)患者一旦发生晕厥,应立即就地抢救并通知医师。

(4)应及时给予吸氧,建立静脉通道。

(5)按医嘱准、稳、快地使用各类药物。

(6)若患者出现心脏骤停,立即进行心、肺、脑复苏。

(二)护理要点

1.给氧用面罩或鼻导管给氧

面罩要严密,鼻导管吸氧时,导管插入要适宜,调节氧流量 4～6 L/min,每天更换鼻导管一次,以保持导管通畅。如发生急性肺水肿时,立即给患者端坐位,两腿下垂,以减少静脉回流,同时加用 30%酒精吸氧,降低肺泡表面张力,特别是患者咯大量粉红色泡沫样痰时,应及时用吸引器吸引,保持呼吸道通畅,以免发生窒息。

2.建立静脉输液通道

迅速建立静脉通道。护士应建立静脉通道 1～2 条。在输液时,输液速度应控制,应当根据心率、血压等情况,随时调整输液速度,特别是当液体内有血管活性药物时,更应注意输液通畅,避免管道滑脱、输液外渗。

3.尿量观察

单位时间内尿量的观察,对休克病情变化及治疗是十分敏感和有意义的指标。如果患者六小时无尿或每小时 20～30 mL,说明肾小球滤过量不足,如无肾实质变说明血容量不足。相反,每小时尿量大于 30 mL,表示微循环功能良好,肾血灌注好,是休克缓解的可靠指标。如果血压回升,而尿量仍很少,考虑发生急性肾功衰竭,应及时处理。

4.血压、脉搏、末梢循环的观察

血压变化直接标志着休克的病情变化及预后,因此,在发病几小时内应严密观察血压,15～30 分钟 1 次,待病情稳定后 1～2 小时观察 1 次。若收缩压下降到 10.7 kPa(80 mmHg)以下,脉压小于 2.7 kPa(20 mmHg)或患者原有高血压,血压的数值较原血压下降 2.7～4.0 kPa(20～30 mmHg),要立即通知医师迅速给予处理。

脉搏的快慢取决于心率,其节律是否整齐,也与心搏节律有关,脉搏强弱与心肌收缩力及排血量有关。所以休克时脉搏在某种程度上反映心功能,同时,临床上脉搏的变化,往往早于血压变化。

心源性休克由于心排血量减少,末梢循环灌注量减少,血流留滞,末梢发生紫绀,尤其以口唇、黏膜及甲床最明显,四肢也因血运障碍而冰冷,皮肤潮湿。这时,即使血压不低,也应按休克处理。当休克逐步好转时,末梢循环得到改善,发绀减轻,四肢转温。所以末梢的变化也是休克病情变化的一个标志。

5.心电监护的护理患者入院后

立即建立心电监护,通过心电监护可及时发现致命的室速或室颤。当患者入院后一般监测 24～48 小时,有条件可直到休克缓解或心律失常纠正。常用标准Ⅱ导进行监测,必要时描记心电记录。在监测过程中,要严密观察心律、心率的变化,对于频发室早(每分钟 5 个以上)、多源性室早,室早呈二联律、三联律,室性心动过速,R-on-T、R-on-P(室早落在前一个 P 波或 T 波上)立即报告医师,积极配合抢救,准备各种抗心律失常药,随时做好除颤和起搏的准备,分秒必争,以挽救患者的生命。

此外,还必须做好患者的保温工作,防止呼吸道并发症和预防压疮等方面的基础护理工作。

(李　丹)

第十一节　重症肺炎

重症肺炎至今仍无普遍认同的定义，需入住ICU者可认为是重症肺炎。目前一般认为，如果肺炎患者的病情严重到需要通气支持（急性呼吸衰竭、严重气体交换障碍伴高碳酸血症或持续低氧血症）、循环支持（血流动力学障碍、外周低灌注）及加强监护治疗（肺炎引起的脓毒症或基础疾病所致的其他器官功能障碍）时可称为重症肺炎。

一、病因和发病机制

正常的呼吸道免疫防御机制（支气管内黏液-纤毛运载系统、肺泡巨噬细胞等细胞防御的完整性等）使气管隆凸以下的呼吸道保持无菌。是否发生肺炎决定于两个因素：病原体和宿主因素。如果病原体数量多，毒力强和/或宿主呼吸道局部和全身免疫防御系统损害，即可发生肺炎。病原体可通过下列途径引起社区获得性肺炎：①空气吸入。②血行播散。③邻近感染部位蔓延。④上呼吸道定植菌的误吸。医院获得性肺炎还可通过误吸胃肠道的定植菌（胃食管反流）和通过人工气道吸入环境中的致病菌引起。病原体直接抵达下呼吸道后，滋生繁殖，引起肺泡毛细血管充血、水肿，肺泡内纤维蛋白渗出及细胞浸润。

二、诊断

（一）临床表现特点

1.社区获得性肺炎

（1）新近出现的咳嗽、咳痰或原有呼吸道疾病症状加重，并出现脓性痰，伴或不伴胸痛。

（2）发热。

（3）肺实变体征和/或闻及湿啰音。

（4）白细胞$>10\times10^9$/L或$<4\times10^9$/L，伴或不伴细胞核左移。

（5）胸部X线检查显示片状、斑片状浸润性阴影或间质性改变，伴或不伴胸腔积液。

以上1～4项中任何1项加第5项，除外非感染性疾病可做出诊断。CAP常见病原体为肺炎链球菌、支原体、衣原体、流感嗜血杆菌和呼吸病毒（甲、乙型流感病毒、腺病毒、呼吸合胞病毒和副流感病毒）等。

2.医院获得性肺炎

住院患者X线检查出现新的或进展的肺部浸润影加上下列3个临床症候中的2个或以上可以诊断为肺炎。①发热超过38 ℃。②血白细胞增多或减少。③脓性气道分泌物。

HAP的临床表现、实验室和影像学检查特异性低，应注意与肺不张、心力衰竭和肺水肿、基础疾病肺侵犯、药物性肺损伤、肺栓塞和急性呼吸窘迫综合征等相鉴别。无感染高危因素患者的常见病原体依次为肺炎链球菌、流感嗜血杆菌、金黄色葡萄球菌、大肠埃希菌、肺炎克雷伯杆菌等；有感染高危因素患者为金黄色葡萄球菌、铜绿假单胞菌、肠杆菌属、肺炎克雷伯杆菌等。

（二）重症肺炎的诊断标准

不同国家制定的重症肺炎的诊断标准有所不同，各有优缺点，但一般均注重对客观生命体征、肺部病变范围、器官灌注和氧合状态的评估，临床医师可根据具体情况选用。以下列出目前常用的几项诊断标准。

1.中华医学会呼吸病学分会2006年颁布的重症肺炎诊断标准

(1)意识障碍。

(2)呼吸频率≥30次/分。

(3)PaO_2<8.0 kPa(60 mmHg)、氧合指数(PaO_2/FiO_2)<40.0 kPa(300 mmHg),需行机械通气治疗。

(4)动脉收缩压<12.0 kPa(90 mmHg)。

(5)并发脓毒性休克。

(6)X线胸片显示双侧或多肺叶受累,或入院48小时内病变扩大≥50%。

(7)少尿:尿量<20 mL/h,或<80 mL/4小时,或急性肾衰竭需要透析治疗。

符合1项或以上者可诊断为重症肺炎。

2.美国感染病学会(IDSA)和美国胸科学会(ATS)2007年新修订的诊断标准

具有1项主要标准或3项或以上次要标准可认为是重症肺炎,需要入住ICU。

(1)主要标准:①需要有创通气治疗。②脓毒性休克需要血管收缩剂。

(2)次要标准:①呼吸频率≥30次/分。②PaO_2/FiO_2≤250。③多叶肺浸润。④意识障碍/定向障碍。⑤尿毒症(BUN≥7.14 mmol/L)。⑥白细胞减少(白细胞<4×10^9/L)。⑦血小板减少(血小板<10万$\times10^9$/L)。⑧低体温(<36 ℃)。⑨低血压需要紧急的液体复苏。

说明:①其他指标也可认为是次要标准,包括低血糖(非糖尿病患者)、急性酒精中毒/酒精戒断、低钠血症、不能解释的代谢性酸中毒或乳酸升高、肝硬化或无脾。②需要无创通气也可等同于次要标准的①和②。③白细胞减少仅系感染引起。

3.英国胸科学会(BTS)2001年制定的CURB(confusion,urea,respiratory rate and blood pressure,CURB)标准

(1)标准一:存在以下4项核心标准的2项或以上即可诊断为重症肺炎。①新出现的意识障碍。②尿素氮(BUN)>7 mmol/L。③呼吸频率≥30次/分。④收缩压<12.0 kPa(90 mmHg)或舒张压≤8.0 kPa(60 mmHg)。

CURB标准比较简单、实用,应用起来较为方便。

(2)标准二如下所述。

存在以上4项核心标准中的1项且存在以下2项附加标准时须考虑有重症倾向。附加标准包括:①PaO_2<8.0 kPa(60 mmHg)/SaO_2<92%(任何FiO_2)。②胸片提示双侧或多叶肺炎。

不存在核心标准但存在2项附加标准并同时存在以下2项基础情况时也须考虑有重症倾向。基础情况包括:①年龄≥50岁。②存在慢性基础疾病。

如存在标准二中两种有重症倾向的情况时需结合临床进行进一步评判。在第1种情况下需至少12小时后进行一次再评估。

(3)CURB-65即改良的CURB标准,标准在符合下列5项诊断标准中的3项或以上时即考虑为重症肺炎,需考虑收入ICU治疗:①新出现的意识障碍。②BUN>7 mmol/L。③呼吸频率≥30次/分。④收缩压<12.0 kPa(90 mmHg)或舒张压≤8.0 kPa(60 mmHg)。⑤年龄≥65岁。

(三)严重度评价

评价肺炎病情的严重程度对于决定在门诊或入院治疗甚或ICU治疗至关重要。肺炎临床的严重性决定于3个主要因素:局部炎症程度,肺部炎症的播散和全身炎症反应。除此之外,患

者如有下列其他危险因素会增加肺炎的严重度和死亡危险。

1.病史

年龄>65 岁；存在基础疾病或相关因素，如慢性阻塞性肺疾病(COPD)、糖尿病、充血性心力衰竭、慢性肾功能不全、慢性肝病、一年内住过院、疑有误吸、神志异常、脾切除术后状态、长期嗜酒或营养不良。

2.体征

呼吸频率>30 次/分；脉搏≥120 次/分；血压<12.0/8.0 kPa(90/60 mmHg)；体温≥40 ℃或≤35 ℃；意识障碍；存在肺外感染病灶如败血症、脑膜炎。

3.实验室和影像学异常

白细胞>20×10^9/L 或<4×10^9/L，或中性粒细胞计数<1×10^9/L；呼吸空气时 PaO_2<8.0 kPa(60 mmHg)、PaO_2/FiO_2<40.0 kPa(300 mmHg)，或 $PaCO_2$>6.7 kPa(50 mmHg)；血肌酐>106 μmol/L 或 BUN>7.1 mmol/L；血红蛋白<90 g/L 或血细胞比容<30%；血浆清蛋白<25 g/L；败血症或弥漫性血管内凝血(DIC)的证据，如血培养阳性、代谢性酸中毒、凝血酶原时间和部分凝血活酶时间延长、血小板减少；X 线胸片病变累及一个肺叶以上、出现空洞、病灶迅速扩散或出现胸腔积液。

为使临床医师更精确地做出入院或门诊治疗的决策，近几年用评分方法作为定量的方法在临床上得到了广泛的应用。PORT(肺炎患者预后研究小组，pneumonia outcomes research team)评分系统(表 7-6)是目前常用的评价社区获得性肺炎(community acquired pneumonia，CAP)严重度以及判断是否必须住院的评价方法，其也可用于预测 CAP 患者的病死率。其预测死亡风险分级如下。①1～2 级：≤70 分，病死率 0.1%～0.6%。②3 级：71～90 分，病死率 0.9%。③4 级：91～130 分，病死率 9.3%。④5 级：>130 分，病死率 27.0%。PORT 评分系统因可以避免过度评价肺炎的严重度而被推荐使用，即其可保证一些没必要住院的患者在院外治疗。

表 7-6　PORT 评分系统

患者特征	分值	患者特征	分值	患者特征	分值
年龄		脑血管疾病	10	实验室和放射学检查	
男性	−10	肾脏疾病	10	pH<7.35	30
女性	+10	体格检查		BUN>11 mmol/L(>30 mg/dL)	20
住护理院		神志改变	20	Na^+<130 mmol/L	20
并存疾病		呼吸频率>30 次/分	20	葡萄糖>14 mmol/L(>250 mg/dL)	10
肿瘤性疾病	30	收缩血压<12.0 kPa(90 mmHg)	20	血细胞比容<30%	10
肝脏疾病	20	体温<35 ℃或>40 ℃	15	PaO_2<8.0 kPa(60 mmHg)	10
充血性心力衰竭	10	脉率>12 次/分	10	胸腔积液	10

为避免评价 CAP 肺炎患者的严重度不足，可使用改良的 BTS 重症肺炎标准：呼吸频率≥30 次/分，舒张压≤8.0 kPa(60 mmHg)，BUN>6.8 mmol/L，意识障碍。4 个因素中存在两个可确定患者的死亡风险更高。此标准因简单易用，且能较准确地确定 CAP 的预后而被广泛应用。

临床肺部感染积分(clinical pulmonary infection score，CPIS)(表 7-7)则主要用于医院获得

性肺炎(hospital acquired pneumonia,HAP)包括呼吸机相关性肺炎(ventilator-associated pneumonia,VAP)的诊断和严重度判断,也可用于监测治疗效果。此积分从0～12分,积分6分时一般认为有肺炎。

表7-7 临床肺部感染积分评分

参数	标准	分值
体温	≥36.5 ℃,≤38.4 ℃	0
	≥38.5～38.9 ℃	1
	≥39 ℃,或≤36 ℃	2
白细胞计数(×10^9)	≥4.0,≤11.0	0
	<4.0,>11.0	1
	杆状核白细胞	2
气管分泌物	<14+吸引	0
	≥14+吸引	1
	脓性分泌物	2
氧合指数(PaO_2/FiO_2)	>240或急性呼吸窘迫综合征	0
	≤240	2
胸部X线	无渗出	0
	弥漫性渗出	1
	局部渗出	2
半定量气管吸出物培养(0,1+,2+,3+)	病原菌≤1+或无生长	0
	病原菌≥1+	1
	革兰染色发现与培养相同的病原菌	2

三、治疗

(一)临床监测

1.体征监测

监测重症肺炎的体征是一项简单、易行和有效的方法,患者往往有呼吸频率和心率加快、发绀、肺部病变部位湿啰音等。目前多数指南都把呼吸频率加快(≥30次/分)作为重症肺炎诊断的主要或次要标准。意识状态也是监测的重点,神志模糊、意识不清或昏迷提示重症肺炎可能性。

2.氧合状态和代谢监测

PaO_2、PaO_2/FiO_2、pH、混合静脉血氧分压(PvO_2)、胃张力测定、血乳酸测定等都可对患者的氧合状态进行评估。单次的动脉血气分析一般仅反映患者瞬间的氧合情况;重症患者或有病情明显变化者应进行系列血气分析或持续动脉血气监测。

3.胸部影像学监测

重症肺炎患者应进行系列X线胸片监测,主要目的是及时了解患者的肺部病变是进展还是好转,是否合并有胸腔积液、气胸,是否发展为肺脓肿、急性呼吸窘迫综合征(acute respiratory distress syndrome,ARDS)等。检查的频度应根据患者的病情而定,如要了解病变短期内是否增大，一般每 48 小时进行一次检查评价；如患者临床情况突然恶化(呼吸窘迫、严重低氧血症等)，在不能除外合并气胸或进展至 ARDS 时，应短期内复查；而当患者病情明显好转及稳定时，一般可 10～14 天后复查。

4.血流动力学监测

重症肺炎患者常伴有脓毒症，可引起血流动力学的改变，故应密切监测患者的血压和尿量。这 2 项指标比较简单、易行，且非常可靠，应作为常规监测的指标。中心静脉压的监测可用于指导临床补液量和补液速度。部分重症肺炎患者可并发中毒性心肌炎或 ARDS，如临床上难于区分时应考虑行漂浮导管检查。

5.器官功能监测

器官功能监测包括脑功能、心功能、肾功能、胃肠功能、血液系统功能等，进行相应的血液生化和功能检查。一旦发现异常，要积极处理，注意防止多器官功能障碍综合征(multiple organ dysfunction syndrome，MODS)的发生。

6.血液监测

血液监测包括外周血白细胞计数、C 反应蛋白、降钙素原、血培养等。

(二)抗生素治疗

经验性联合应用抗生素治疗重症肺炎的理论依据是：联合应用能够覆盖可能的微生物并预防耐药的发生。对于铜绿假单胞菌肺炎，联用 β 内酰胺类和氨基糖苷类具有潜在的协同作用，优于单药治疗；然而氨基糖苷类抗生素的抗菌谱窄，毒性大，特别是对于老年患者，其肾损害的发生率比较高。临床应用氨基糖苷类时要注意其为浓度依赖性抗生素，一般要用足够剂量、提高峰药浓度以提高疗效，同时也应避免与毒性相关的谷浓度的升高。在监测药物的峰浓度时，庆大霉素和妥布霉素＞7 μg/mL，或阿米卡星＞28 μg/mL的效果较好。氨基糖苷类的另一个不足是对支气管分泌物的渗透性较差，仅能达到血药浓度的 40%。此外，肺炎患者的支气管分泌物 pH 较低，在这种环境下许多抗生素活性都降低。因此，有时联合应用氨基糖苷类抗生素并不能增加疗效，反而增加了肾毒性。

目前对于重症肺炎，抗生素的单药治疗也已得到临床医师的重视。新的头孢菌素、碳青霉烯类、其他 β 内酰胺类和氟喹诺酮类抗生素由于抗菌效力强、广谱，并且耐细菌 β 内酰胺酶，故可用于单药治疗。即使对于重症 HAP，只要不是耐多药的病原体，如铜绿假单胞菌、不动杆菌和耐甲氧西林金黄色葡萄球菌(MRSA)等，仍可考虑抗生素的单药治疗。对重症 VAP 有效的抗生素一般包括亚胺培南、美罗培南、头孢吡肟和哌拉西林/他唑巴坦。对于重症肺炎患者来说，临床上的初始治疗常联用多种抗生素，在获得细菌培养结果后，如果没有高度耐药的病原体就可以考虑转为针对性的单药治疗。

临床上一般认为不适合单药治疗的情况包括：①可能感染革兰阳性、革兰阴性菌和非典型病原体的重症 CAP。②怀疑铜绿假单胞菌或肺炎克雷伯杆菌的菌血症。③可能是金黄色葡萄球菌和铜绿假单胞菌感染的 HAP。三代头孢菌素不应用于单药治疗，因其在治疗中易诱导肠杆菌属细菌产生 β 内酰胺酶而导致耐药发生。

对于重症 VAP 患者，如果为高度耐药病原体所致的感染则联合治疗是必要的。目前有3 种联合用药方案，如下。①β 内酰胺类联合氨基糖苷类：在抗铜绿假单胞菌上有协同作用，但也应注意前面提到的氨基糖苷类的毒性作用。②2 个 β 内酰胺类联合使用：因这种用法会诱导出对两种药同时耐药的细菌，故虽然有过成功治疗的报道，仍不推荐使用。③β 内酰胺类联合氟喹诺酮类;虽然没有抗菌协同作用,但也没有潜在的拮抗作用;氟喹诺酮类对呼吸道分泌物穿透性很好,对其疗效有潜在的正面影响。

对于铜绿假单胞菌所致的重症肺炎,联合治疗往往是必要的。抗假单胞菌的β内酰胺类抗生素包括青霉素类的哌拉西林、阿洛西林、氨苄西林、替卡西林、阿莫西林;第三代头孢菌素类的头孢他啶、头孢哌酮;第四代头孢菌素类的头孢吡肟;碳青霉烯类的亚胺培南、美罗培南;单酰胺类的氨曲南(可用于青霉素类过敏的患者);β内酰胺类/β内酰胺酶抑制剂复合剂的替卡西林/克拉维酸钾、哌拉西林/他唑巴坦。其他的抗假单胞菌抗生素还有氟喹诺酮类和氨基糖苷类。

1.重症 CAP 的抗生素治疗

重症 CAP 患者的初始治疗应针对肺炎链球菌(包括耐药肺炎链球菌)、流感嗜血杆菌、军团菌和其他非典型病原体,在某些有危险因素的患者还有可能为肠道革兰阴性菌属包括铜绿假单胞菌的感染。无铜绿假单胞菌感染危险因素的 CAP 患者可使用β内酰胺类联合大环内酯类或氟喹诺酮类(如左氧氟沙星、加替沙星、莫西沙星等)。因目前为止还没有确立单药治疗重症 CAP 的方法,所以很难确定其安全性、有效性(特别是并发脑膜炎的肺炎)或用药剂量。可用于重症 CAP 并经验性覆盖耐药肺炎链球菌的β内酰胺类抗生素有头孢曲松、头孢噻肟、亚胺培南、美罗培南、头孢吡肟、氨苄西林/舒巴坦或哌拉西林/他唑巴坦。目前高达 40%的肺炎链球菌对青霉素或其他抗生素耐药,其机制不是β内酰胺酶介导而是青霉素结合蛋白的改变。虽然不少β内酰胺类和氟喹诺酮类抗生素对这些病原体有效,但对耐药肺炎链球菌肺炎并发脑膜炎的患者应使用万古霉素治疗。如果患者有假单胞菌感染的危险因素(如支气管扩张、长期使用抗生素、长期使用糖皮质激素)应联合使用抗假单胞菌抗生素并应覆盖非典型病原体,如环丙沙星加抗假单胞菌β内酰胺类,或抗假胞菌β内酰胺类加氨基糖苷类加大环内酯类或氟喹诺酮类。

临床上选取任何治疗方案都应根据当地抗生素耐药的情况、流行病学和细菌培养及实验室结果进行调整。关于抗生素的治疗疗程目前也很少有资料可供参考,应考虑感染的严重程度,菌血症、多器官功能衰竭、持续性全身炎症反应和损伤等。一般来说,根据疾病的严重程度和宿主免疫抑制的状态,肺炎链球菌肺炎疗程为 7～10 天,军团菌肺炎的疗程需要 14～21 天。ICU 的大多数治疗都是通过静脉途径的,但近期的研究表明只要病情稳定、没有发热,即使在危重患者,3 天静脉给药后亦可转为口服治疗,即序贯或转换治疗。转换为口服治疗的药物可选择氟喹诺酮类,因其生物利用度高,口服治疗也可达到同静脉给药一样的血药浓度。

由于嗜肺军团菌在重症 CAP 的相对重要性,应特别注意其治疗方案。虽然目前有很多体外有抗军团菌活性的药物,但在治疗效果上仍缺少前瞻性、随机对照研究的资料。回顾性的资料和长期临床经验支持使用红霉素 4 g/d 治疗住院的军团菌肺炎患者。在多肺叶病变、器官功能衰竭或严重免疫抑制的患者,在治疗的前 3～5 天应加用利福平。其他大环内酯类(克拉霉素和阿奇霉素)也有效。除上述之外可供选择的药物有氟喹诺酮类(环丙沙星、左氧氟沙星、加替沙星、莫西沙星)或多西环素。氟喹诺酮类在治疗军团菌肺炎的动物模型中特别有效。

2.重症 HAP 的抗生素治疗

HAP 应根据患者的情况和最可能的病原体而采取个体化治疗。对于早发的(住院 4 天内起病者)重症肺炎患者而没有特殊病原体感染危险因素者,应针对"常见病原体"治疗。这些病原体包括肺炎链球菌、流感嗜血杆菌、甲氧西林敏感的金黄色葡萄球菌和非耐药的革兰阴性细菌。抗生素可选择第二代、第三代、第四代头孢菌素、β内酰胺类/β内酰胺酶抑制剂复合剂、氟喹诺酮类或联用克林霉素和氨曲南。

对于任何时间起病、有特殊病原体感染危险因素的轻中症肺炎患者，有感染“常见病原体”和其他病原体危险者，应评估危险因素来指导治疗。如果有近期腹部手术或明确的误吸史，应注意厌氧菌，可在主要抗生素基础上加用克林霉素或单用β内酰胺类/β内酰胺酶抑制剂复合剂；如果患者有昏迷或有头部创伤、肾衰竭或糖尿病史，应注意金黄色葡萄球菌感染，需针对性选择有效的抗生素；如果患者起病前使用过大剂量的糖皮质激素、近期有抗生素使用史、长期ICU住院史，即使患者的HAP并不严重，也应经验性治疗耐药病原体。治疗方法是联用两种抗假单胞菌抗生素，如果气管抽吸物革兰染色见阳性球菌还需加用万古霉素（或可使用利奈唑胺或奎奴普丁/达福普汀）。所有的患者，特别是气管插管的ICU患者，经验性用药必须持续到痰培养结果出来之后。如果无铜绿假单胞菌或其他耐药革兰阴性细菌感染，则可根据药敏情况使用单一药物治疗。非耐药病原体的重症HAP患者可用任何以下单一药物治疗：亚胺培南、美罗培南、哌拉西林/他唑巴坦或头孢吡肟。

ICU中HAP的治疗也应根据当地抗生素敏感情况，以及当地经验和对某些抗生素的偏爱而调整。每个ICU都有它自己的微生物药敏情况，而且这种情况随时间而变化，因而有必要经常更新经验用药的策略。经验用药中另一个需要考虑的是“抗生素轮换”策略，它是指标准经验治疗过程中有意更改抗生素使细菌暴露于不同的抗生素从而减少抗生素耐药的选择性压力，达到减少耐药病原体感染发生率的目的。“抗生素轮换”策略目前仍在研究之中，还有不少问题未能明确，包括每个用药循环应该持续多久？应用什么药物进行循环？这种方法在内科和外科患者的有效性分别有多高？循环药物是否应该针对革兰阳性细菌同时也针对革兰阴性细菌等。

在某些患者中，雾化吸入这种局部治疗可用以弥补全身用药的不足。氨基糖苷类雾化吸入可能有一定的益处，但只用于革兰阴性细菌肺炎全身治疗无效者。多黏菌素雾化吸入也可用于耐药铜绿假单胞菌的感染。

对于初始经验治疗失败的患者，应该考虑其他感染性或非感染性的诊断，包括肺曲霉感染。对持续发热并有持续或进展性肺部浸润的患者可经验性使用两性霉素B。虽然传统上应使用开放肺活检来确定其最终诊断，但临床上是否活检仍应个体化。临床上还应注意其他的非感染性肺部浸润的可能性。

（三）支持治疗

支持治疗主要包括液体补充、血流动力学、通气和营养支持，起到稳定患者状态的作用，而更直接的治疗仍需要针对患者的基础病因。流行病学证据显示，营养不良影响肺炎的发病和危重患者的预后。同样，临床资料也支持肠内营养可以预防肺炎的发生，特别是对于创伤的患者。对于严重脓毒症和多器官功能衰竭的分解代谢旺盛的重症肺炎患者，在起病48小时后应开始经肠内途径进行营养支持，一般把导管插入到空肠进行喂养以避免误吸；如果使用胃内喂养，最好是维持患者半卧体位以减少误吸的风险。

（四）胸部理疗

拍背、体位引流和振动可以促进黏痰排出的效果尚未被证实。胸部理疗广泛应用的局限在于：①其有效性未被证实，特别是不能减少患者的住院时间。②费用高，需要专人使用。③有时引起PaO_2的下降。目前的经验是胸部理疗对于脓痰过多（>30 mL/d）或严重呼吸肌疲劳不能有效咳嗽的患者是最为有用的，如对囊性纤维化、COPD和支气管扩张的患者。

使用自动化病床的侧翻疗法，有时加以振动叩击，是一种有效地预防外科创伤及内科患者肺炎的方法，但其地位仍不确切。

（五）促进痰液排出

雾化和湿化可降低痰的黏度，因而可改善不能有效咳嗽患者的排痰，然而雾化产生的大多水蒸气都沉积在上呼吸道并引起咳嗽，一般并不影响痰的流体特性。目前很少有数据支持湿化能特异性地促进细菌清除或肺炎吸收的观点。乙酰半胱氨酸能破坏痰液的二硫键，有时也用于肺炎患者的治疗，但由于其刺激性，因而在临床应用上受到一定限制。痰中的 DNA 增加了痰液黏度，重组的 DNA 酶能裂解 DNA，已证实在囊性纤维化患者中有助于改善症状和肺功能，但对肺炎患者其价值尚未被证实。支气管舒张药也能促进黏液排出和纤毛运动频率，对 COPD 合并肺炎的患者有效。

四、急救护理

（一）护理目标

（1）维持生命体征稳定，降低病死率。

（2）维持呼吸道通畅，促进有效咳嗽、排痰。

（3）维持正常体温，减轻高热伴随症状，增加患者舒适感。

（4）供给足够营养和液体。

（5）预防传染和继发感染。

（二）护理措施

1.病情监护

重症肺炎患者病情危重、变化快，特别是高龄及合并严重基础疾病患者，需要严密监护病情变化，包括持续监护心电、血压、呼吸、血氧饱和度，监测意识、尿量、血气分析结果、肾功能、电解质、血糖变化。任何异常变化均应及时报告医师，早期处理。同时床边备好吸引装置、吸氧装置、气管插管和气管切开等抢救用品及抢救药物等。

2.维持呼吸功能的护理

（1）密切观察患者的呼吸情况，监护呼吸频率、节律、呼吸音、血氧饱和度。出现呼吸急促、呼吸困难，口唇、指（趾）末梢发绀，低氧血症（血氧饱和度＜80％），双肺呼吸音减弱，必须及时给予鼻导管或面罩有效吸氧，根据病情变化调节氧浓度和流量。面罩呼吸机加压吸氧时，注意保持密闭，对于面颊部极度消瘦的患者，在颊部与面罩之间用脱脂棉垫衬托，避免漏气影响氧疗效果和皮肤压迫。意识清楚的患者嘱其用鼻呼吸，脱面罩间歇时间不宜过长。鼓励患者多饮水，减少张口呼吸和说话。

（2）常规及无创呼吸机加压吸氧不能改善缺氧时，采取气管插管呼吸机辅助通气。机械通气需要患者较好的配合，事先向患者简明讲解呼吸机原理、保持自主呼吸与呼吸机同步的配合方法、注意事项等。指导患者使用简单的身体语言表达需要，如用动腿、眨眼、动手指表示口渴、翻身、不适等或写字表达。机械通气期间严格做好护理，每天更换呼吸管道，浸泡消毒后再用环氧乙烷灭菌；严格按无菌技术操作规程吸痰。护理操作特别是给患者翻身时，注意呼吸机管道水平面保持一定倾斜度，使其低于患者呼吸道，集水瓶应在呼吸环路的最低位，并及时检查倾倒管道内、集水瓶内冷凝水，避免其反流入气道。根据症状、血气分析、血氧饱和度调整吸入氧浓度，力求在最低氧浓度下达到最佳的氧疗效果，争取尽快撤除呼吸机。

（3）保持呼吸道通畅，及时清除呼吸道分泌物。①遵医嘱给予雾化吸入每天 2 次，有效湿化呼吸道。正确使用雾化吸入，雾化液用生理盐水配制，温度在 35 ℃左右。使喷雾器保持竖直向上，并根据患者的姿势调整角度和位置，吸入过程护士必须在场严密观察病情，如出现呼吸困难、口周发绀，应停止吸入，立即吸痰、吸氧，不能缓解时通知医师。症状缓解后继续吸入。每次雾化后，协助患者翻身、拍背。拍背时五指并拢成空心掌，由上而下，由外向内，有节律地轻拍背部。通过振动，使小气道分泌物松动易于进入较大气道，有利于排痰及改善肺通、换气功能。每次治疗结束后，雾化器内余液应全部倾倒，重新更换灭菌蒸馏水；雾化器连接管及面罩用0.5%三氯异氰尿酸(健之素)消毒液浸泡30分钟，用清水冲净后晾干备用。②指导患者定时有效咳嗽，病情允许时使患者取坐位，先深呼吸，轻咳数次将痰液集中后，用力咳出，也可促使肺膨胀。协助患者勤翻身，改变体位，每2小时拍背体疗1次。对呼吸无力、衰竭的患者，用手指压在胸骨切迹上方刺激气管，促使患者咳嗽排痰。③老年人、衰弱的患者，咳嗽反射受抑制者，呼吸防御机制受损，不能有效地将呼吸道分泌物排出时，应按需要吸痰。用一次性吸痰管，检查导管通畅后，在无负压情况下将吸痰管轻轻插入10～15 cm，退出1～2 cm，以便游离导管尖端，然后打开负压，边旋转边退出。有黏液或分泌物处稍停。每次吸痰时间应少于15秒。吸痰时，同一根吸痰管应先吸气道内分泌物，再吸鼻腔内分泌物，不能重复进入气道。

(4)研究表明，患者俯卧位发生吸入性肺炎的概率比左侧卧位和仰卧位患者低，定时帮助患者取该体位。进食时抬高床头30°～45°，减少胃液反流误吸机会。

3.合并感染性休克的护理

发生休克时，患者取去枕平卧位，下肢抬高20°～30°，增加回心血量和脑部血流量。保持静脉通道畅通，积极补充血容量，根据心功能、皮肤弹性、血压、脉搏、尿量及中心静脉压情况调节输液速度，防止肺水肿。加强抗感染，使用血管活性药物时，用药浓度、单位时间用量，严格遵医嘱，动态观察病情，及时反馈，为治疗方案的调整提供依据。体温不升者给予棉被保暖，避免使用热水袋、电热毯等加温措施。

4.合并急性肾衰竭的护理

少尿期准确记录出入量，留置导尿，记录每小时尿量，严密观察肾功能及电解质变化，根据医嘱严格控制补液量及补液速度。高血钾是急性肾衰竭患者常见死亡原因之一，此期避免摄入含钾高的食物；多尿期应注意补充水分，保持水、电解质平衡。尿量<20 mL/h或<80 mL/24 h的急性肾衰竭者需要血液透析治疗。

5.发热的护理

高热时帮助降低体温，减轻高热伴随症状，增加患者舒适感。每2小时监测体温1次。密切观察发热规律、特点及伴随症状，及时报告医师对症处理；寒战时注意保暖，高热给予物理降温，冷毛巾敷前额，冰袋置于腋下、腹股沟等处，或温水、酒精擦浴。物理降温效果差时，遵医嘱给予退热剂。降温期间要注意随时更换汗湿的衣被，防止受凉，鼓励患者多饮水，保证机体需要，防止肾血流灌注不足，诱发急性肾功能不全。加强口腔护理。

6.预防传染及继发感染

(1)采取呼吸道隔离措施，切断传播途径。单人单室，避免交叉感染。严格遵守各种消毒、隔离制度及无菌技术操作规程，医护人员操作前后应洗手，特别是接触呼吸道分泌物和护理气管切开、插管患者前后要彻底流水洗手，并采取戴口罩、手套等隔离手段。开窗通风保持病房空气流通，每天定时紫外线空气消毒30～60分钟，加强病房内物品的消毒，所有医疗器械和物品特别是呼吸治疗器械定时严格消毒、灭菌。控制陪护及探视人员流动，实行无陪人管理。对特殊感染、耐药菌株感染及易感人群应严格隔离，及时通报。

(2)加强呼吸道管理。气管切开患者更换内套管前，必须充分吸引气囊周围分泌物，以免含菌的渗出液漏入呼吸道诱发肺炎。患者取半坐位以减少误吸危险。尽可能缩短人工气道留置和机械通气时间。

(3)患者分泌物、痰液存放于黄色医疗垃圾袋中焚烧处理，定期将呼吸机集水瓶内液体倒入装有0.5%健之素消毒液的容器中集中消毒处理。

7.营养支持治疗的护理

营养支持是重要的辅助治疗。重症肺炎患者防御功能减退，体温升高使代谢率增加，机体需要增加免疫球蛋白、补体、内脏蛋白的合成，支持巨噬细胞、淋巴细胞活力及酶活性。提供重症肺炎患者高蛋白、高热量、富含维生素、易消化的流质或半流质饮食，尽量符合患者口味，少食多餐。有时需要鼻饲营养液，必要时胃肠外应用免疫调节剂，如免疫球蛋白、血浆、清蛋白和氨基酸等营养物质以提高抵抗力，增强抗感染效果。

8.舒适护理

为保证患者舒适，重视做好基础护理。重症肺炎急性期患者要卧床休息，安排好治疗、护理时间，尽量减少打扰，保证休息。帮助患者维持舒服的治疗体位。保持病室清洁、安静，空气新鲜。室温保持在22～24 ℃，使用空气湿化器保持空气相对湿度为60%～70%。保持床铺干燥、平整。保持口腔清洁。

9.采集痰标本的护理干预

痰标本是最常用的下呼吸道病原学标本，其检验结果是选择抗生素治疗的确切依据，正确采集痰标本非常重要。准确的采样是经气管采集法，但患者有一定痛苦，不易被接受。临床一般采用自然咳痰法。采集痰标本应注意必须在抗生素治疗前采集新鲜、深咳后的痰，迅速送检，避免标本受到口咽处正常细菌群的污染，以保证细菌培养结果准确性。具体方法是：嘱患者先将唾液吐出、漱口，并指导或辅助患者深吸气后咳嗽，咳出肺部深处痰液，留取标本。收集痰液后应在30分钟内送检。经气管插管收集痰标本时，可使用一次性痰液收集器。用无菌镊夹持吸痰管插入气管深部，注意勿污染吸痰管。留痰过程注意无菌操作。

10.心理护理

评估患者的心理状态，采取有针对性的护理。患者病情重，呼吸困难、发热、咳嗽等明显不适，导致患者烦躁和恐惧，加压通气、气管插管、机械通气患者尤其明显，上述情绪加重呼吸困难。护士要鼓励患者倾诉，多与其交流，语言交流困难时，用文字或体态语言主动沟通，尽量消除其紧张恐惧心理。了解患者的经济状况及家庭成员情况，帮助患者寻求更多支持和帮助。及时向患者及家属解释，介绍病情和治疗方案，使其信任和理解治疗、护理的作用，增加安全感，保持情绪稳定。

11.健康教育

出院前指导患者坚持呼吸功能锻炼，做深呼吸运动，增强体质。减少去公共场所的次数，预防感冒。上呼吸道感染急性期外出戴口罩。居室保持良好的通风，保持空气清新。均衡膳食，增加机体抵抗力，戒烟，避免劳累。

(李　丹)

第十二节 低血糖危象

低血糖危象又称低血糖症，是血葡萄糖(简称血糖)浓度低于正常的临床综合征。成人血糖低于2.8 mmol/L可认为血糖过低，但是否出现症状，个体差异较大。当血糖降低，引起交感神经过度兴奋和中枢神经异常的症状和体征时，就称为低血糖危象。

一、病因与发病机制

(一)病因

引起低血糖的病因有很多，根据低血糖发作的特点可分为空腹低血糖、餐后低血糖、药物引起的低血糖3类。

1.空腹低血糖

(1)内分泌性：胰岛素或胰岛素样物质过多。

(2)肝源性：肝炎，肝硬化，肝淤血，先天性糖原代谢酶缺乏。

(3)营养障碍：尿毒症，严重营养不良。

2.餐后低血糖

(1)胃切除术后饮食性反应性低血糖。

(2)功能性餐后低血糖：多在餐后2～4小时发作，特点是低血糖症状不经治疗可恢复。

(3)晚期或迟发性餐后低血糖：为糖尿病早期表现之一，进食后引起迟发性低血糖。

3.药物因素

(1)胰岛素：糖尿病患者因胰岛素应用不当而致低血糖是临床最常见的原因。

(2)口服降糖药：对初用降糖药的老年患者，若用量不当容易发生低血糖。

(3)其他药物：如乙醇、水杨酸、磺胺类、β受体阻滞剂等。

(二)发病机制

人体内维持血糖正常有赖于消化道、肝肾及内分泌腺体等多器官功能的协调一致。人体通过神经体液调节机制来维持血糖的稳定，当血糖下降时，体内胰岛素分泌减少，而胰岛素的反调节激素如肾上腺素、胰高血糖素、皮质醇分泌增加。使肝糖原产生增加，糖利用减少，以保持血糖稳定。其主要生理意义在于保证对脑细胞的供能。当血糖降到≤2.8 mmol/L时，一方面引起交感神经兴奋，大量儿茶酚胺释放，另一方面由于能量供应不足使大脑皮质功能抑制，皮质下功能异常，即表现为中枢神经低糖和交感神经兴奋两组症状。

二、护理评估

(一)临床表现

1.神经性低血糖症状

即脑功能障碍症状，受累部位可从大脑皮质开始，表现为精神不集中、头晕、迟钝、视物不清、步态不稳；也可有幻觉、躁动、行为怪异等精神失常表现；波及表层下中枢、中脑、延髓等时，表现为神志不清、幼稚动作、舞蹈样动作，甚至阵挛性、张力性痉挛，锥体束征阳性，乃至昏迷、血压下降。这些症状随着血糖逐渐下降而出现。

2.交感神经过度兴奋症状

因释放大量肾上腺素，临床表现为出汗、颤抖、心悸、饥饿、焦虑、紧张、软弱无力、面色苍白、流涎、肢凉震颤、血压轻度升高等。这些症状的严重性与低血糖的程度、持续时间以及血糖下降速度有关。

(二)病情判断

可依据 Whipple 三联征确定低血糖：①低血糖症状。②发作时检测血糖低于 2.8 mmol/L。③供糖后低血糖症状迅速缓解。

三、急救护理

(一)急救护理要点

(1)立即采血、测血糖。

(2)如患者尚清醒，有吞咽动作时，马上喂糖水。

(3)如患者已昏迷，立即建立静脉通道，遵医嘱升高血糖。①注射 50%葡萄糖注射液，大多数患者经过立即注射 50%葡萄糖注射液 50～100 mL 后能迅速清醒。未清醒者可反复注射直到清醒。因口服降糖药物引起的低血糖症，血液中较高的药物浓度仍在继续起作用，患者易再度陷于昏迷，故应继续静脉滴注 5%～10%的葡萄糖注射液。并应根据病情观察数小时至数天。②应用升糖激素：经上述处理患者神志仍不清醒或血糖未达到目标，必要时可选用以下方法。氢化可的松静脉推注或加入葡萄糖中静脉滴注，一天总量控制在 200～400 mg。胰升糖素 0.5～1 mg 皮下、肌内或静脉注射。

(二)一般护理要点

(1)严密观察病情：①密切监测血糖，观察生命体征及神志变化，持续多功能心电监护。②观察治疗前后的病情变化，评估治疗效果。③记录 24 小时出入量。

(2)采取适当的体位：采取头高脚低位，头部抬高 15°～30°角，并偏向一侧。

(3)保持呼吸道通畅，持续氧气吸入，氧流量为 2～4 L/min。

(4)注意保暖。

(5)昏迷患者按昏迷常规护理，加强安全防范。

(三)健康教育

(1)教会糖尿病患者自我监测血糖、尿糖。

(2)按时应用降糖药，按时进食，一旦发生心慌、冷汗、饥饿感等低血糖现象时，应及时处理，如自服糖水或进食含糖食物，缓解病情。

(3)定期门诊随访，有异常及时就医。

(4)饮食指导：平日饮食应少食多餐，低糖、高纤维素、高蛋白饮食，必要时咨询营养师。

(张　爽)

第十三节　高血压危象

在高血压过程中，由于某种诱因使周围小动脉发生暂时性强烈痉挛，使血压进一步地急剧增高，引起一系列神经-血管加压性危象、某些器官性危象及体液性反应，这种临床综合征称为高血压危象。

一、病因

本病可发生于缓进型或急进型高血压、各种肾性高血压、嗜铬细胞瘤、妊娠高血压综合征、卟啉病等，也可见于主动脉夹层动脉瘤和脑出血，在用单胺氧化酶抑制剂治疗的高血压患者，进食过含酪胺的食物或应用拟交感药物后，均可导致血压的急剧升高。精神创伤、情绪激动、过度疲劳、寒冷刺激、气候因素、月经期和更年期内分泌改变等为常见诱因。在上述诱因的作用下，原有高血压患者的周围小动脉突然发生强烈痉挛，周围阻力骤增，血压急剧升高而导致本病的发生。心、脑、肾动脉有明显硬化的患者，在危象发生时易发生急性心肌梗死、脑出血和肾衰竭。

二、发病机制

高血压危象的发生机制，多数学者认为是由于高血压患者在诱发因素的作用下，血液循环中肾素、血管紧张素、去甲基肾上腺素和精氨酸升压素等收缩血管活性物质突然急骤的升高，引起肾脏出入球小动脉收缩或扩张，这种情况若持续性存在，除了血压急剧增高外还可导致压力性多尿，继而发生循环血容量减少，又反射性引起血管紧张素Ⅱ、去甲肾上腺素和精氨酸升压素生成和释放增加，使循环血中血管活性物质和血管毒性物质达到危险水平，从而加重肾小动脉收缩。

三、病情评估

(一)主要症状

1.神经系统症状

剧烈头痛、多汗、视力模糊、耳鸣、眩晕或头晕、手足震颤、抽搐、昏迷等。

2.消化道症状

恶心、呕吐、腹痛等。

3.心脏受损症状

胸闷、心悸、呼吸困难等。

4.肾脏受损症状

尿频、少尿、无尿、排尿困难或血尿。

(二)主要体征

(1)突发性血压急剧升高，收缩压＞26.7 kPa(200 mmHg)，舒张压≥16.0 kPa(120 mmHg)，以收缩压升高为主。

(2)心率加快(＞110 次/分)心电图可表现为左心室肥厚或缺血性改变。

(3)眼底视网膜渗出、出血和视盘水肿。

(三)主要实验室检查

危象发生时,血中游离肾上腺素或去甲肾上腺素增高、肌酐和尿素氮增高、血糖增高,尿中可出现蛋白和红细胞,酚红排泄试验、内生肌酐清除率均可低于正常。

(四)详细评估

(1)有无突然性血压急剧升高。在原高血压的基础上,动脉血压急剧上升,收缩压高达26.7 kPa(200 mmHg),舒张压16.0 kPa(120 mmHg)以上。

(2)有无存在诱发危象的因素。包括情绪激动、寒冷刺激、精神打击、过度劳累、内分泌功能失调等。

(3)血压、脉搏、呼吸、瞳孔、意识,注意有无脑疝的前驱症状。

(4)患者对疾病、治疗方法以及饮食和限盐的了解。

(5)观察尿量及外周血管灌注情况,评估出入量是否平衡。

(6)用药效果及不良反应。

(7)有无并发症发生。

四、急救护理

(一)急救干预

(1)立即给患者半卧位,吸氧,保持安静。

(2)尽快降血压,一般收缩压<21.3 kPa(160 mmHg),舒张压<13.3 kPa(100 mmHg),平均动脉压<16.0 kPa(120 mmHg),不必急于将血压完全降至正常:一般采用硝酸甘油、压宁定(利喜定)静脉给药。

(3)有抽搐、躁动不安者使用安定等镇静药。

(4)如有脑水肿发生可适当使用脱水药和利尿药,常用药物有20%甘露醇和呋塞米。

(二)基础护理

(1)保持环境安静,绝对卧床休息。

(2)给氧,昏迷患者应保持呼吸道通畅,及时清除呼吸道分泌物。

(3)建立静脉通路,保证降压药的及时输入。

(4)做好心理护理,消除紧张状态,避免情绪激动,酌情使用有效镇静药。

(5)限制钠盐摄入,每天小于6 g,多食新鲜蔬菜和水果,保证足够的钾、钙、镁摄入;禁食刺激性食物如酒、烟等,昏迷患者给予鼻饲。

(6)保持大便通畅,排便时避免过度用力。

(7)严密观察血压,严格按规定的测压方法定时测量血压并做好记录,最好进行24小时动态血压监测,并进行心电监护,观察心率、心律变化,发现异常及时处理。

(8)观察头痛、烦躁、呕吐、视力模糊等症状经治疗后有无好转,精神状态有无由兴奋转为安静。高血压脑病随着血压的下降,神志可以恢复,抽搐可以停止,所以应迅速降压、制止抽搐以减轻脑水肿,按医嘱适当使用脱水剂。

(9)记录24小时出入量,昏迷患者给予留置导尿,维持水、电解质和酸碱平衡。

(三)预见性观察

(1)心力衰竭:主要为急性左心衰,应注意观察患者的心率、心律变化,做心电监护,及时观察有否心悸、呼吸困难、粉红色泡沫样痰等情况出现。

(2)脑出血表现为嗜睡、昏迷、肢体偏瘫、面瘫，伴有或不伴有感觉障碍，应加以观察，出现情况及时处理。

(3)肾衰竭观察尿量，定期复查肾功能，使用呋塞米时尤其应注意。

(张　爽)

第十四节　超高热危象

体温超过 41 ℃称为高热。超高热危象是指高热同时伴有抽搐、昏迷、休克、出血等，多有体温调节中枢功能障碍。超高热可使肌肉细胞快速代谢，引起肌肉僵硬、代谢性酸中毒及心脑血管系统等的损害，严重者可导致患者死亡。

一、病因

(一)感染性发热

任何病原体(各种病毒、细菌、真菌、寄生虫、支原体、螺旋体、立克次体等)引起的全身各系统器官的感染。

(二)非感染性发热

凡是病原体以外的各种物质引起的发热均属于非感染性发热。常见病因如下。

1.体温调节中枢功能异常

体温调节中枢受到损害，使体温调定点上移，造成发热。常见于中暑、安眠药中毒、脑外伤、脑出血等。

2.变态反应与过敏性疾病

变态反应时形成抗原抗体复合物，激活白细胞释放内源性致热源而引起发热，如血清病、输液反应、药物热及某些恶性肿瘤等。

3.内分泌与代谢疾病

如甲亢、硬皮病等。

二、临床表现

(一)体温升高

患者体温达到或超过 41 ℃，出现呼吸急促、烦躁、抽搐、休克、昏迷等症状。

(二)发热的特点

许多发热疾病具有特殊热型，根据不同热型，可提示某些疾病的诊断，如稽留热常见于伤寒、大叶性肺炎；弛张热常见于败血症、严重化脓性感染等。

(三)伴随症状

发热可伴有皮疹、寒战、淋巴结或肝脾肿大等表现。

三、实验室及其他检查

有针对性地进行血常规、尿常规、便常规、脑脊液等常规检查，病原体显微镜检查，细菌学检查，血清学检查，血沉、免疫学检查、X 线、超声、CT 检查等。

四、治疗要点

（一）治疗原则

迅速降温，有效防治并发症，加强支持治疗，对因治疗。

（二）治疗措施

1.降温

迅速而有效地将体温降至 38.5 ℃是治疗超高热危象的关键。

（1）物理降温的常用方法：①冰水擦浴。对高热、烦躁、四肢末梢灼热者可用。②温水擦浴。对寒战、四肢末梢厥冷的患者，用 32～35 ℃温水擦浴，以免寒冷刺激而加重血管收缩。③酒精擦浴。30%～50%酒精擦拭。④冰敷。用冰帽、冰袋置于前额及腋窝、腹股沟、腘窝等处。

物理降温的注意事项：①擦浴方法是自上而下，由耳后、颈部开始，直至患者皮肤微红，体温降至38.5 ℃左右。②不宜在短时间内将体温降得过低，以防引起虚脱。③伴皮肤感染或有出血倾向者，不宜皮肤擦浴。④降温效果不佳者可适当配合药物降温等措施。

（2）药物降温的常用药物：①复方氨基比林 2 mL 或柴胡注射液 2 mL 肌内注射。②阿司匹林、对乙酰氨基酚，地塞米松等。③对高热伴惊厥的患者，可用人工冬眠药物（哌替啶 100 mg、异丙嗪 50 mg、氯丙嗪50 mg）全量或半量静脉滴注。

药物降温的注意事项：降温药物可以减少产热和利于散热，故用药时要防止患者虚脱。及时补充水分，冬眠药物可引起血压下降，使用前应补足血容量、纠正休克，注意血压的变化。

2.病因治疗

（1）对于各种细菌感染性疾病，除对症处理外，应早期使用广谱抗生素，如有病原体培养结果及药敏试验，可针对感染细菌应用敏感的抗生素。

（2）非感染性发热，一般病情复杂，应根据患者的原发病进行有针对性的处理。

五、护理措施

（一）一般护理

保持室温在 22～25 ℃，迅速采取有效的物理降温方式，高热惊厥的患者，置于保护床内，防止坠床或碰伤，备舌钳或牙垫防止舌咬伤。建立静脉通路，保持呼吸道通畅。

（二）严密观察病情

注意观察患者生命体征、神志、末梢循环和出入量的变化，特别应注意体温的变化及伴随的症状，每4 小时测一次体温，降至 39 ℃以下后，每目测体温 4 次，直至体温恢复正常。观察降温治疗的效果。避免降温速度过快，防止患者出现虚脱现象。

（三）加强基础护理

（1）患者卧床休息，保持室内空气新鲜，避免着凉。

（2）降温过程中出汗较多的患者，要及时更换衣裤被褥。保持皮肤清洁舒适。卧床的患者，要定时翻身，防止压疮。

（3）给予高热量、半流质饮食，鼓励患者多进食、多饮水、每天液体入量达 3 000 mL；保持大便通畅。

(4)加强口腔和呼吸道护理,防止感染及黏膜溃破;协助患者排痰;咳嗽无力或昏迷无咳嗽反射者,可气管切开,保持呼吸道通畅。

(张 爽)

第十五节 甲状腺功能亢进危象

甲状腺功能亢进危象简称甲亢危象,是甲状腺毒症急性加重的一个临床综合征。甲亢危象是甲状腺功能亢进症患者在急性感染、精神创伤、高热、妊娠、甲状腺手术或放射碘治疗等诱因刺激下,病情突然恶化而发生的最严重并发症。主要表现为高热、大汗、心动过速、呕吐、腹泻、烦躁不安、谵妄甚至昏迷。甲亢危象病情凶险,必须及时抢救,否则患者常因高热、心衰、肺水肿及水、电解质紊乱而导致死亡。

一、病因与诱因

(一)病因

本病病因尚未完全阐明,目前认为可能与交感神经兴奋,垂体-肾上腺皮质轴应激反应减弱,大量 T_3、T_4 释放入血有关。

(二)诱因

1.严重感染

严重感染是临床上最常见的危象诱因,约占全部诱因的 40%,其中以呼吸道感染最为常见,其次为胃肠道、胆道及泌尿道,少数为败血症、腹膜炎、皮肤感染等,原虫、真菌、立克次体等全身性感染亦可诱发。危象发生一般与感染的严重程度成正比,且多发生于感染的高峰阶段。

2.各种应激

过度紧张、高温环境、过度疲劳、情绪激动等应激可导致甲状腺素突然大量释放。

3.精神创伤

甲亢患者受精神刺激时,交感神经-肾上腺兴奋性增强,机体对儿茶酚胺敏感性增加,很容易诱发危象的发生。

4.药物治疗不当

突然停用抗甲状腺药物,致使甲状腺素大量释放;口服过量甲状腺药物,使甲亢症状迅速加重。

5.严重躯体疾病

如心力衰竭、低血糖、脑卒中、急腹症等。

6.其他

手术前准备不充分、^{131}I 治疗以及过度挤压甲状腺,使大量甲状腺素释入血。

二、发病机制

甲状腺危象确切的发病机制未完全阐明,目前认为是由多种因素综合作用所导致的,其中血液中甲状腺素含量的急骤增多,是甲状腺危象发病的基本条件和中心环节。甲状腺手术、放射性碘治疗后，大量甲状腺激素释放至循环血液中。使患者血中的甲状腺素升高，而感染、手术等应激因素使血中甲状腺素结合蛋白浓度减少，游离甲状腺激素增加，而各系统的脏器及周围组织对过多的甲状腺激素适应能力减低，同时应激因素导致血液中儿茶酚胺增加，在游离甲状腺激素增加的基础上，机体对儿茶酚胺的敏感性增强，最终导致机体丧失对甲状腺激素反应的调节能力，从而出现甲亢危象的各症状和体征。

三、临床表现

患者除原有甲亢症状加重外，典型表现为高热、大汗淋漓、心动过速、频繁呕吐、腹泻、谵妄，甚至昏迷。

（一）高热

体温骤然升高可达 39 ℃以上，甚至达 41 ℃，一般降温措施无效，患者面色潮红、大汗淋漓、呼吸急促，继而汗闭、皮肤黏膜干燥、苍白、明显脱水甚至休克。

（二）神经精神改变

患者可因脱水、电解质紊乱、缺氧等导致脑细胞代谢障碍而出现精神神经症状，表现焦虑、极度烦躁不安、谵妄、表情淡漠、嗜睡甚至昏迷。

（三）心血管系统

心动过速出现较早，心率可达 140～240 次/分，心率的增快与体温的升高的程度不成比例，心率越快，病情越严重。可出现其他各种心律失常，如期前收缩、房颤等。心脏搏动增强、心音亢进，可闻及收缩期杂音，血压升高，以收缩压升高明显，脉压增大，可有相应的周围血管体征。一般来说，伴有甲亢性心脏病患者，容易发生甲状腺危象，当发生危象以后，促使心脏功能进一步恶化，较易发生心力衰竭、肺水肿。

（四）消化系统

患者可出现厌食、恶心、频繁呕吐、腹痛、腹泻、体重锐减，严重者可致水、电解质紊乱；肝功能损害明显者，可有肝脏肿大、黄疸，少数患者可发生腹水、肝昏迷。

（五）水、电解质紊乱

频繁呕吐、腹泻、大量出汗、进食减少等常导致水、电解质紊乱，表现为脱水、低钠、低钾、低钙血症等。

部分患者的临床症状和体征很不典型，无明显高代谢综合征及甲状腺肿大和眼征，而主要表现为表情淡漠、嗜睡、木僵、反射减弱、低热、乏力、心率减慢、血压下降、进行性衰竭等，最后陷入昏迷，临床上称为“淡漠型”甲亢，多见于老年甲亢患者，容易被漏诊或误诊而延误救治，易发生危象，应予以重视。

四、辅助检查

（一）血清甲状腺激素测定

血清甲状腺激素(T_4)、三碘甲状腺原氨酸(T_3)可明显增高，也可在一般甲亢范围，少数患者由于 TBG 浓度下降使 TT_3、TT_4 下降，而甲亢危象患者血清中游离甲状腺激素水平(FT_3、FT_4)明显增高，可直接反映甲状腺功能状态，其敏感性明显高于总 T_3(TT_3)和总血清甲状腺激素 T_4(TT_4)。

（二）血常规

血中白细胞、血清转氨酶及胆红素可升高。

五、护理诊断及合作性问题

(一)体温过高

体温过高与血中甲状腺激素明显增高引起产热增多有关。

(二)有体液不足的危险

体液不足与高热、频繁呕吐、腹泻、大量出汗引起脱水有关。

(三)焦虑

焦虑与交感神经兴奋性增高、担心预后等有关。

(四)知识缺乏

缺乏疾病的预防观察的知识。

(五)潜在并发症

水、电解质紊乱,心力衰竭。

六、护理措施

(一)紧急救护

1.迅速降低血液中甲状腺激素水平

(1)抑制甲状腺激素的合成:首选丙基硫氧嘧啶(PTU),可以抑制甲状腺内 T_3、T_4 的合成。同时抑制外周组织中 T_4 向 T_3 转化。首剂 600 mg,口服或由胃管灌入,以后每次 PTU 200 mg,每天 3 次,口服待危象消除后改用常规剂量。也可用其他抗甲状腺药。

(2)减少甲状腺激素释放:复方碘溶液可以抑制已经合成的甲状腺激素的释放,能够迅速降低循环血液中甲状腺激素水平。服用抗甲状腺药 1～2 小时后,用碘/碘化钾,首剂 30～60 滴,以后 5～10 滴,每 8 小时 1 次,口服或由胃管灌入,或碘化钠 0.5～1.0 g 加入 5%葡萄糖盐水 500 mL中,缓慢静脉滴注 12～24 小时,视病情好转后逐渐减量,危象消除即可停用,一般使用 3～7 天停药。

(3)降低周围组织对甲状腺激素的反应:应用肾上腺素能阻滞药普萘洛尔可抑制甲状腺激素对交感神经的作用,并阻止 T_4 转化为 T_3。若无心功能不全,40～80 mg,每 6～8 小时口服 1 次。或2～3 mg加于 5%葡萄糖盐水 250 mL 中缓慢静脉摘注。同时密切注意心率、血压变化。一旦危象解除改用常规剂量。

(4)拮抗应激:可用糖皮质激素提高机体应激能力,降低周围组织对甲状腺激素的反应性。一般氢化可的松 100 mg 或地塞米松 20～30 mg 加入 5%葡萄糖盐水 500 mL 中静脉滴注,每 6～8 小时一次。危象解除后可停用或改用泼尼松(强的松)小剂量口服,维持数天。

(5)降低和清除血液中甲状腺激素:上述治疗效果不满意时,可进行血液透析、腹膜透析或血浆置换等措施,能够迅速降低血浆甲状腺激素浓度。

2.迅速降温

尽快采取降温措施,多用物理降温,如冰袋、乙醇擦浴、冷生理盐水保留灌肠、输入低温液体等或物理降温加人工冬眠,使体温控制在 34～36 ℃之间,持续数天或更长,直至患者情况稳定为止。在应用人工冬眠时,注意体温的变化并以测肛温为准。

(二)护理要点

1.严密观察病情变化

持续进行心电监护,监测患者生命体征、神志、瞳孔等变化,及时发现有无危及生命的心律失常,发现异常情况及时通知医师,配合抢救。

2.活动与休息

绝对卧床休息,保持环境安静,避免一切不良刺激,协助做好生活护理。

3.对症护理

保持气道通畅,缺氧者给予氧气吸入。烦躁不安者遵医嘱给予地西泮 10 mg 肌内注射或静脉注射,或 10%水合氯醛 10～15 mL 灌肠。

4.饮食护理

能进食者给予高热量、高蛋白、高纤维素、忌碘饮食,鼓励患者多饮水,每天饮水量不少于 2 000 mL;昏迷患者给予鼻饲;极度消瘦、进食困难或厌食者,遵医嘱予以静脉补充营养。忌用咖啡、浓茶等兴奋性饮料。

5.用药护理

心功能不全、支气管哮喘、房室传导阻滞的患者慎用或禁用普萘洛尔;使用碘剂治疗者,应注意观察是否有碘过敏症状。

6.并发症观察护理

监测血清电解质,监护各重要器官功能,积极抗感染治疗,纠正水、电解质紊乱和防治各种并发症。

7.心理护理

以熟练的技术配合医师抢救,安慰患者及家属,稳定情绪,运用积极、镇静的态度给予心理支持。

(三)健康教育

(1)疾病知识指导:向患者及家人介绍甲亢及并发症防治知识,尤其是引起甲状腺危象的常见诱因,如感染、严重精神刺激、创伤、突然停抗甲状腺药等,指导如何预防及避免。合理安排工作与休息,避免过度紧张、劳累。学会自我调节,保持情绪稳定,增强应对能力。

(2)用药指导:指导教育患者严格按医嘱服药,强调抗甲状腺药物长期服用的重要性,不可随意减量、停药;指导患者避免摄入含碘多的饮食及药物;教会患者及家属观察病情,一旦出现发热、呕吐、大汗等表现,立即就医。

(3)上衣宜宽松,严禁用手挤压甲状腺以免甲状腺受压后甲状腺素分泌增多,加重病情。

(4)甲亢患者手术者,必须完善各项检查,做好充分的术前准备,防止手术诱发危象发生。

(张　爽)

第十六节　糖尿病酮症酸中毒

糖尿病酮症酸中毒(DKA)为最常见的糖尿病急症,是由于体内胰岛素缺乏引起的以高血糖、高血酮和代谢性酸中毒为主要表现的临床综合征。当代谢紊乱发展至脂肪分解加速、血清酮体积聚超过正常水平时称为酮血症,尿酮体排出增多称为酮尿,临床上统称为酮症。当酮酸积聚而发生代谢性酸中毒时称为酮症酸中毒,常见于 1 型糖尿病患者或 β 细胞功能较差的 2 型糖尿病患者伴应激时。

一、病因

DKA 发生在有糖尿病基础,在某些诱因作用下发病。DKA 多见于年轻人,1 型糖尿病易发,2 型糖尿病可在某些应激情况下发生。发病过程大致可分为代偿性酮症酸中毒与失代偿性酮症酸中毒 2 个阶段。诱发 DKA 的原因如下。

(一)急性感染

以呼吸、泌尿、胃肠道和皮肤的感染最为常见。伴有呕吐的感染更易诱发急性感染。

(二)胰岛素和药物治疗中断

胰岛素和药物治疗中断是诱发 DKA 的重要因素,特别是胰岛素治疗中断。有时也可因体内产生胰岛素抗体致使胰岛素的作用降低而诱发。

(三)应激状态

糖尿病患者出现精神创伤、紧张或过度劳累、外伤、手术、麻醉、分娩、脑血管意外、急性心肌梗死等。

(四)饮食失调或胃肠疾病

严重呕吐、腹泻、厌食、高热等导致严重失水,过量进食含糖或脂肪多的食物,酗酒,或每天糖类摄入过少(<100 g)时。

(五)不明病因

发生 DKA 时往往有几种诱因同时存在,但部分患者可能找不到明显诱因。

二、发病机制

主要病理基础为胰岛素相对或绝对不足、拮抗胰岛素的激素(胰高血糖素、皮质醇、儿茶酚胺类、生长激素)增加以及严重失水等,因此产生糖代谢紊乱,血糖不能正常利用,导致血糖增高、脂肪分解增加、血酮增高和继发性酸中毒与水、电解质平衡失调等一系列改变。本病发病机制中各种胰岛素拮抗激素相对或绝对增多起重要作用。

(一)脂肪分解增加、血酮增高与代谢性酸中毒的出现

DAK 患者脂肪分解的主要原因有:①胰岛素的严重缺乏,不能抑制脂肪分解。②糖利用障碍,机体代偿性脂肪动员增加。③生长激素、胰高血糖素和糖皮质激素的作用增强,促进脂肪的分解。此时因脂肪动员和分解加速,大量脂肪酸在肝经 β 氧化生成乙酰辅酶 A。正常状态下的乙酰辅酶 A 主要与草酰乙酸结合后进入三羧酸循环。DAK 时,由于草酰乙酸的不足,使大量堆积的乙酰辅酶 A 不能进入三羧酸循环,加上脂肪合成受抑制,使之缩合为乙酰乙酸,再转化为 β-羟丁酸、丙酮,三者总称为酮体。与此同时,胰岛素的拮抗激素作用增强,也成为加速脂肪分解和酮体生成的另一个主要方面。在糖、脂肪代谢紊乱的同时,蛋白质的分解过程加强,出现负氮平衡,血中生酮氨基酸增加,生糖氨基酸减少,这在促进酮血症的发展中也起了重要作用。当肝内产生的酮体量超过了周围组织的氧化能力时,便引起高酮血症。

病情进一步恶化将引起:①组织分解加速。②毛细血管扩张和通透性增加,影响循环的正常灌注。③抑制组织的氧利用。④先出现代偿性通气增强,继而 pH 下降,当 pH<7.2 时,刺激呼

吸中枢引起深快呼吸(Kussmaul 呼吸),pH<7.0 时,可导致呼吸中枢麻痹,呼吸减慢。

(二)胰岛素严重缺乏、拮抗激素增高及严重脱水

当胰岛素严重缺乏和拮抗激素增高情况下,糖利用障碍,糖原分解和异生作用加强,血糖显著增高,可超过 19.25 mmol/L,继而引起细胞外高渗状态,使细胞内水分外移,引起稀释性低钠。一般来说,血糖每升高 5.6 mmol/L,血浆渗量增加 5.5 mmol/L,血钠下降 2.7 mmol/L。此时,增高的血糖由肾小球滤过时,可比正常的滤过率[5.8～11 mmol/(L·min)]高出 5～10 倍,大大超过了近端肾小管回吸收糖[16.7～27.8 mmol/(L·min)]的能力,多余的糖由肾排出,带走大量水分和电解质,这种渗透性利尿作用必然使有效血容量下降,机体处于脱水状态。此外,由此而引起的机体蛋白质、脂肪过度分解产物(如尿素氮、酮体、硫酸、磷酸)从肺、肾排出,同时厌食、呕吐等症状,都可加重脱水的进程。在脱水状态下的机体,胰岛素利用下降与反调节激素效应增强的趋势又必将进一步发展。这种恶性循环若不能有效控制,必然引起内环境的严重紊乱。

(三)电解质失衡

因渗透性利尿作用,从肾排出大量水分的同时也丢失 K^+、Na^+ 和 Cl^- 等离子。血钠在初期可由于细胞内液外移和排出增多而引起稀释性低钠,但若失水超过失钠程度,血钠也可增高。血钾降低多不明显,有时由于 DKA 时组织分解增加使大量细胞内 K^+ 外移而使测定的血钾不低,但总体上仍以低钾多见。

三、临床表现

绝大多数 DKA 见于 1 型糖尿病患者,有使用胰岛素治疗史,且有明显诱因,小儿则多以 DKA 为首先症状出现。一般起病急骤,但也有逐渐起病者。早期患者常感软弱、乏力、肌肉酸痛,是为 DKA 的前驱表现,同时糖尿病本身症状也加重,常因大量尿糖及酮尿使尿量明显增加,体内水分丢失,多饮、多尿更为突出,此时食欲缺乏、恶心、呕吐、腹痛等消化道症状及胸痛也很常见。老年有冠心病者可并发心绞痛,甚而心肌梗死及心律失常或心力衰竭等。由于 DKA 时心肌收缩力减低,每搏量减少,加以周围血管扩张,血压常下降,导致周围循环衰竭。

(一)严重脱水

皮肤黏膜干燥、弹性差,舌干而红,口唇樱桃红色,眼球下陷,心率增快,心音减弱,血压下降;并可出现休克及中枢神经系统功能障碍,如头痛、神志淡漠、恍惚,甚至昏迷。少数患者尚可在脱水时出现上腹部剧痛、腹肌紧张并压痛,酷似急性胰腺炎或外科急腹症,胰淀粉酶亦可升高,但非胰腺炎所致,系与严重脱水和糖代谢紊乱有关,一般在治疗 2～3 天后可降至正常。

(二)酸中毒

可见深而快的 Kussmaul 呼吸,呼出气体呈酮味(烂苹果味),但患者常无呼吸困难感觉,少数患者可并发呼吸窘迫综合征。酸中毒可导致心肌收缩力下降,诱发心力衰竭。当 pH<7.2 时中枢神经系统受抑制则出现倦怠、嗜睡、头痛、全身痛、意识模糊和昏迷。

(三)电解质失衡

早期低血钾常因病情发展而进一步加重,可出现胃肠胀气、腱反射消失和四肢麻痹,甚至有麻痹性肠梗阻的表现。当同时合并肾功能损害,或因酸中毒致使细胞内大量钾进入细胞外液时,血钾也可增高。

(四)其他

肾衰竭时少尿或无尿,尿检出现蛋白、管型;部分患者可有发热,病情严重者体温下降,甚至降至35 ℃以下，这可能与酸血症时血管扩张和循环衰竭有关；尚有少数患者可因6-磷酸葡萄糖脱氢酶缺乏而产生溶血性贫血或黄疸。

四、实验室检查

（一）尿糖、尿酮检查

尿糖、尿酮强阳性，但当有严重肾功能损害时由于肾小球滤过率减少而导致肾糖阈增高时，尿糖和尿酮亦可减少或消失。

（二）血糖、血酮检查

血糖明显增高，多高达16.7～33.3 mmol/L，有时可达55.5 mmol/L以上；血酮体增高，正常为低于0.6 mmol/L，>1.0 mmol/L为高血酮，>3.0 mmol/L提示酸中毒。

（三）血气分析

代偿期pH可在正常范围，HCO_3^- 降低；失代偿期pH<7.35，HCO_3^- 进一步下降，BE负值增大。

（四）电解质测定

血钾正常或偏低，尿量减少后可偏高，血钠、血氯多偏低，血磷低。

（五）其他

肾衰竭时，尿素氮、肌酐增高，尿常规可见蛋白、管型，白细胞计数多增加。

五、诊断及鉴别诊断

DKA的诊断基于如下条件：①尿糖强阳性。②尿酮体阳性，但在肾功能严重损伤或尿中以β-羟丁酸为主时尿酮可减少甚至消失。③血糖升高，多为16.7～33.3 mmol/L，若超过33.3 mmol/L，要注意有无高血糖高渗状态。④血pH常小于7.35，HCO_3^-<10～15 mmol/L。在早期代偿阶段血pH可正常，但BE负值增大。关键在于对临床病因不明的脱水、酸中毒、休克、意识改变进而昏迷的患者应考虑到DKA的可能。若尿糖、尿酮体阳性，血糖明显增高，无论有无糖尿病史，都可结合临床特征而确立诊断。

DKA可有昏迷，但在确立是否为DKA所致时，除需与高血糖高渗状态、低血糖昏迷和乳酸性酸中毒进行鉴别外，还应注意脑血管意外的出现，应详查神经系统体征，特别要急查头颅CT，以资鉴别，必须注意二者同时存在的可能性。

六、急诊处理

治疗原则为尽快纠正代谢紊乱，去除诱因，防止各种并发症。补液和胰岛素治疗是纠正代谢紊乱的关键。

（一）补液

输入液体的量及速度应根据患者脱水程度、年龄及心脏功能状态而定。一般每天总需量按患者原体重的10%估算。首剂生理盐水1 000～2 000 mL，1～2小时静脉滴注完毕，以后每6～8小时输1 000 mL左右。补液后尿量应在每小时100 mL以上，如仍尿少，表示补液不足或心、肾功能不佳，应加强监护，酌情调整。昏迷者在苏醒后，要鼓励口服液体，逐渐减少输液，较为安全。

(二)胰岛素治疗

常规以小剂量胰岛素为宜，这种用法简单易行，不必等血糖结果；无迟发低血糖和低血钾反应，经济、有效。实施时可分两个阶段进行：

1.第一阶段

患者诊断确定后(或血糖>16.7 mmol/L)，开始先静脉滴注生理盐水，并在其中加入短效胰岛素，每小时给予每千克体重 0.1 U 胰岛素，使血清胰岛素浓度恒定达到 100～200 μU/mL，每 1～2 小时复查血糖，如血糖下降<30%，可将胰岛素加量；对有休克和/或严重酸中毒和/或昏迷的重症患者，应酌情静脉注射首次负荷剂量 10～20 U 胰岛素；如下降超过 30%，则按原剂量继续静脉滴注，直至血糖下降为≤13.9 mmol/L后，转第 2 阶段治疗；当血糖 8.33 mmol/L 及以下时，应减量使用胰岛素。

2.第二阶段

当患者血糖下降至 13.9 mmol/L 及以下时，将生理盐水改为 5%葡萄糖(或糖盐水)，胰岛素的用量则按葡萄糖与胰岛素之比为(3～4)：1(即每 3～4 g 糖给胰岛素 1 U)继续点滴，使血糖维持在11.1 mmol/L左右，酮体阴性时，可过渡到平日治疗剂量，但在停止静脉滴注胰岛素前1 小时酌情皮下注射胰岛素 1 次，以防血糖的回升。

(三)补钾

DKA 者从尿中丢失钾，加上呕吐与摄入减少，必须补充。但测定的血钾可因细胞内钾转移至细胞外而在正常范围内，因此，除非患者有肾功能障碍或无尿，一般在开始治疗即进行补钾。补钾应根据血钾和尿量：治疗前血钾低于正常，立即开始补钾，前 2～4 小时通过静脉输液每小时补钾为 13～20 mmol/L(相当于氯化钾 1.0～1.5 g)；血钾正常、尿量>40 mL/h，也立即开始补钾；血钾正常、尿量<30 mL/h，暂缓补钾，待尿量增加后再开始补钾；血钾高于正常，暂缓补钾。使用时应随时进行血钾测定和心电图监护。如能口服，用肠溶性氯化钾 1～2 g，3 次/天。用碳酸氢钠时，鉴于它有促使钾离子进入细胞内的作用，故在滴入 5%碳酸氢钠 150～200 mL 时，应加氯化钾 1 g。

(四)纠正酸中毒

患者酸中毒系因酮体过多所致，而非 HCO_3^- 缺乏，一般情况下不必用碳酸氢钠治疗，大多可在输注胰岛素及补液后得到纠正。反之，易引起低血钾、脑水肿、反常性脑脊液 pH 下降和因抑制氧合血红蛋白解离而导致组织缺氧。只有 pH<7.1 或 CO_2CP 4.5～6.7 mmol/L 甚至更低、HCO_3^-<5 mmol/L 时给予碳酸氢钠 50 mmol/L。

(五)消除诱因，积极治疗并发症

并发症是关系到患者预后的重要方面，也是酮症酸中毒病情加重的诱因，如心力衰竭、心律失常、严重感染等，都须积极治疗。此外，对患者应用鼻导管供氧，严密监测神志、血糖、尿糖、尿量、血压、心电图、血气、血浆渗量、尿素氮、电解质及出入量等，以便及时发现病情变化，及时予以处理。

七、急救护理

(一)急救护理要点

(1)补液：是抢救 DKA 首要的、极其关键的措施。补液可以迅速纠正失水以改善循环血容量与肾功能。通常使用 0.9%氯化钠注射液。一般补液应遵循以下原则：①若血压正常或偏低，血钠小于150 mmol/L，静脉输入0.9%氯化钠注射液。发生休克者，还应间断输入血浆或全血。②若血压正常，血钠高于或等于150 mmol/L，或伴有高渗状态，可开始就用低渗液体。③血糖降至13.9 mmol/L以下，改用5%葡萄糖注射液。补充的量及速度须视失水程度而定。一般按患者体重(kg)的10%估计输液。补液按先快后慢的原则进行。头4个小时补充总量的1/4～1/3，头8～12小时补充总量的2/3，其余的量在24～48小时内补足。补液途径以静脉为主，辅以胃肠内补液。

(2)应用胰岛素：静脉滴注或静脉推注小剂量胰岛素治疗，此法简单易行，安全有效，较少发生低血钾、脑水肿及后期低血糖等严重不良反应。每小时胰岛素用量0.1 U/kg(可用50 U RI加入500 mL 0.9%氯化钠注射液中以1 mL/min的速度持续静脉滴注)。

(3)保持呼吸道通畅，吸氧，提供保护性措施。

(二)一般护理要点

(1)严密观察生命体征和神志变化，低血钾患者应做心电图监测，为病情判断和观察治疗反应提供客观依据。

(2)及时采血、留尿，送检尿糖、尿酮、血糖、血酮、电解质及血气等。

(3)准确记录24小时出入量。

(4)补液时密切监测肺水肿发生情况。

(5)遵医嘱用药，纠正电解质及酸碱失衡：轻症患者经补液及胰岛素治疗后，酸中毒可逐渐得到纠正，不必补碱。重症酸中毒，二氧化碳结合力<8.92 mmol/L，pH<7.1，应根据血pH和二氧化碳结合力变化，给予适量碳酸氢钠溶液静脉输入。酸中毒时细胞内缺钾，治疗前血钾水平不能真实反映体内缺钾程度，治疗后4～6小时血钾常明显下降，故在静脉输入胰岛素及补液同时应补钾，最好在心电监护下，结合尿量和血钾水平，调整补钾量和速度。在使用胰岛素4小时后，只要有尿排出(>30 mL/h)，则应当补钾。

(6)对症护理：针对休克、严重感染、心力衰竭、心律失常、肾衰竭、脑水肿等进行处理，加强护理，注意口腔、皮肤的护理，预防压疮和继发性感染。昏迷患者应加强生活护理。

(张　爽)

第八章　消毒供应室护理

第一节　消毒供应室的性质与任务

一、消毒供应室的性质

消毒供应室是医院消毒灭菌系统中具备清洗、消毒、灭菌功能的核心部门，是无菌物品供应周转的物流中心，是临床医疗服务的重要保障科室。消毒供应室已成为一个独立的专业领域，依据消毒学的理论、方法和技术，去除和杀灭病原微生物，其工作质量与医院感染的发生密切相关，直接影响医疗护理质量和患者安全。

二、消毒供应室的任务

(1)根据临床科室需要，制作各种治疗包、器械包、布类包及敷料，经灭菌后供全院使用。

(2)按照医院感染管理有关规定，建立并健全各项制度、操作规程、质控措施，确保临床医疗用品使用安全。

(3)参与部分一次性使用的无菌医疗用品的院内管理。

(4)建立医院计算机网络中心系统，使物品供应流程更加便捷，物资管理更加经济科学。

(5)不断研究、改进工作内容和方法，保证及时有效的物品供应；实施在职人员培训，提高服务质量。

(张成程)

第二节　消毒供应室的分类

根据手术室与消毒供应室的相关性可将消毒供应室分为以下几类。

一、分散式消毒供应室

分散式消毒供应室又可分为以下两种形式。

(一)第一种形式

医院内消毒灭菌工作由功能相对独立的消毒供应室和手术室供应室完成:消毒供应室负责除手术室以外的临床各科室可重复使用物品的处理和供应;手术室供应室负责手术室内部器械及物品处理和供应。

(二)第二种形式

除处理及供应临床各科室可重复使用物品以外,还负责完成手术室物品处理的部分步骤(如灭菌)。

二、集中式消毒供应室

全院所有端要消毒灭菌的物品全部集中到供应中心(室)统一处理。整个过程由专业人员规范化操作,减少污染扩散。减少人员及设备的投入,提高工作效率,便于全院的质量控制和管理,有利操作的安全性及经济上的合理性,是国际及国内新建医院消毒供应室管理模式的发展趋势。

(张成程)

第三节 消毒供应室的设计及布局要求

一、消毒供应室的地理位置

消毒供应室的地理位置应靠近临床科室,方便临床物品供应和运输;有较好的通风采光条件;周围环境清洁,无异味,无粉尘,无污染源(如垃圾集中场所、公厕、煤堆等)。

二、消毒供应室的面积指标

200～800 张床位医院的集中式消毒供应室,执行 1996 年施行的《综合医院建设标准》,即 200 张床位医院消毒供应室建筑面积 229 平方米,300 张床位 327 平方米,400 张床位 398 平方米,500 张床位 474 平方米,600 张床位 578 平方米,700 张床位 655 平方米,800 张床位 709 平方米;分散式消毒供应室的建筑面积总和,应比集中式高 5%以上。1 000 张床位医院的集中式消毒供应室建筑面积不宜小于 800 平方米。20 张床位医院的消毒供应室使用面积不宜小于40 平方米。

新建消毒供应室,宜按规划发展的床位数确定消毒供应室的面积;达标验收时,按即时编制床位数计算面积指标。

三、消毒供应室的区域划分及流程

消毒供应室应形成相对独立的区域,以避免无关人流、物流的干扰。要合理安排可重复使用物品的回收、无菌物品发放、清洁物品递送和工作人员进出的通道。

(一)消毒供应室的工作流程(图 8-1)

一次性物品解除外包装 → 储存

回收 → 分类 → 浸泡 → 清洗 → 精洗 → 包装 → 灭菌 → 储存 → 发放

敷料 → 包装；手术室清洁包 → 灭菌

图 8-1 消毒供应室的工作流程图

该工作流程为强制性通行路线,不得逆行。在安排房间的功能时,不得出现违反强制性通行路线的物流交叉点。

(二)消毒供应室的分区

按工作流程分为三区,即污染区、清洁区、无菌区。这三区必须做到分区明确,区与区之间可用设备或墙等实际屏障隔断,有明显标志,无交叉。

1.污染区

包括重复使用物品分类、浸泡、去热原、清洗、回收车冲洗等区域。

2.清洁区

包括器械打包、敷料制作、物资存放、接收临床各科室(手术室)清洁自备包、质量监测等区域。

3.无菌区

包括无菌物品储存和发放等区域、一次性无菌物品解除外包装后储存在无菌区;储存间外部的发放空间和下送车存放空间应按清洁区要求管理。

为了使人流的合理行走和便于管理,消毒供应室内还需合理安排工作人员办公生活区。主要有更衣室、卫浴间、护士长办公室、工作人员学习室及休息室等。该区域属于清洁区范畴,但必须与操作区域分开,成为相对独立的区域。

消毒供应室工作人员进出无菌区,宜先通过缓冲间,该区域应具有卫生处置条件。

四、消毒供应室的其他建筑要求

(1)选材适宜,天花板应光滑无缝隙。墙壁要便于清洗和消毒,墙角宜采用弧形设计以减少死角。地面要求防滑、易清洗、防腐蚀,清洁区耐冲洗、污染区耐酸碱。

(2)有较好的室内采光和通风设计,编制床位大于 800 张的医院,无菌间应采用中央空调系统和正压空气净化装置,使室内温度保持在 18～22 ℃,湿度 35%～60%。400 张床位上的医院,应逐步采用中央空调系统和正压空气净化装置。

(3)无菌物品发放,应通过传递箱(窗)或缓冲间(区)完成交接。灭菌自备包由科室自取的消毒供应室可采用连杆锁式密闭传递箱,灭菌物品下送为主的消毒供应室,则宜通过缓冲间(区)发放,缓冲间(区)可采用不能同时开启的自控双门形成。

(4)无菌物品储存间应采用中空玻璃窗或双层外窗,400 张床位以上的医院,宜配备除湿机。

(5)灭菌间要解决好热蒸汽的快速排放问题。

(6)地漏和下水道出口应采取防鼠措施,宜采用防返溢式地漏和下水道。

(7)一般情况下,医院的消毒供应室应集中设置。消毒供应室要有与手术室等感染控制重点科室专用的污染和无菌物品电梯或通道。当条件受到限制需分解设置时，必须征得医院审批机构的同意。其中“清洗-精洗-包装”“灭菌-储存-发放”这两段工作流程不能分解。

(张成程)

第四节 消毒供应的基本工作流程

一、回收

(一)目的

对重复使用的医疗器械、器具和物品进行集中回收处理，防止污染扩散，减轻临床负担。

(二)操作规程

1.工作人员着装

穿外出服，戴网帽、口罩。

2.回收工具

密闭回收车、密封回收容器或贮物袋，密闭同收车要有污车标记。车上备有手套和快速手消毒液。同收工具存放在标示明确，固定的存放区域。

3.同收

(1)使用科室包括门诊、病区和手术室负责人员，应将重复使用的污染诊疗器械、器具和物品直接放置于密封的容器或贮物袋中，并注明科室、物品名称、数量。

(2)沾染较多血液和污物的器械应在使用科室进行简单冲洗，如手术器械、阴道窥镜、直肠窥镜，来不及处理的采用保湿液保湿并且密封储存。

(3)消毒供应室下收人员每天定时收回，回收时与使用科室负责人员当面点清已封存好的物品名称、数量，并做好登记，双方签字。在诊疗场所不再对污染的诊疗器械、器具和物品进行拆封清点，以减少对环境的污染。

(4)回收时，污染器械应放在有盖的容器中或使用密封专用车。精密器械应单独放置在容器中运送，防止损坏。

(5)被朊毒体、气性坏疽及突发原因不明的传染病病原体污染的诊疗器械、器具和物品，使用者应用双层黄色胶袋密封，胶袋外标明科室、传染病名称、器具数量，由消毒供应室单独回收处理。

(6)在回收过程中，应尽量缩短回收时间，防止有机污染物的干涸，降低清洗难度。

(7)保障运输过程中装载物不会发生掉落等意外，任何的撞击对手术器械都会造成一定的伤害，同时也会出现污染的问题。

(8)维护装载物的安全性，任何人不得私自打开/拆开密封容器。也就是说负责运送的操作人员对内装物品不具数量的责任，如容器在运送途中有打开过的迹象，责任就在运送人员，而如果封存完整则出问题就在临床或消毒供应室两者上。

(9)使用后的医疗废弃物和材料，不得进入消毒供应室处理或转运。

(10)回收人员将回收污染器械物品通过消毒供应室污物接收口与接收分类人员交接，无误后整理、清洗、消毒回收工具。

4.回收工具的处理

回收车、容器等用具，每次使用后用消毒液擦拭消毒，清水冲洗后擦干备用。消毒液通常使用含氯消毒剂擦拭消毒。

（三）质量标准

（1）按规定的时间到科室对被污染的、可重复使用的医疗器械器具和物品进行同收。

（2）与科室责任人做好交接登记，包括日期、时间、科室、物品名称、数量，交与接人员同时签全名。

（3）不在科室内清点数目，直接把科室移交的被封存的污染物品放入密封污物车或密封容器中。分类清楚，摆放整齐，运输途中无丢失、拆封、器械坏损。

（4）严格遵守消毒隔离原则，不得污染环境及工作人员，包括消毒供应室到科室之间途经的场所、通道、电梯、门等，携带快速手消毒液。

（5）做好个人防护，回收人员必须戴口罩、戴手套，不得徒手操作。

（四）注意事项

（1）回收科室物品时，与科室主管人员当面交接，并认真做好每项登记。

（2）采用密封回收方式，不得将污染液体外漏，以防污染环境。

（3）消毒供应室回收人员将回收的物品送到去污区及时清点数目，发现与登记不符按规定时间与科室联系，要求科室增补或记账赔偿。

二、分类

（一）目的

将回收后的污染器械、器具、物品进行接收清点、检查和分类，保证物品数量准确、结构完整，同时防止器械在清洗过程中被损坏、洗不干净以及工作人员被锐器刺伤。

（二）操作规程

（1）工作人员着装：隔离衣、圆帽、口罩、手套、防护鞋。

（2）在消毒供应室的去污区，回收人员与接收分类人员对回收的诊疗器械、器具和物品进行清点数目、检查其结构的完好性，并做好登记，包括：日期、科室、物品名称、数量、清点人员签字。发现问题立即与相关科室联系。

（3）根据器械物品材质、结构、污染程度、污染物性质、精密程度等进行分类处理。根据器械的材质可分为金属、橡胶、玻璃等，根据形状可分为尖锐器械、单管腔类器械，套管腔类器械、轴节器械、盆、盘、瓶等。各种分类的物品应放置在不同的容器或清洗装置上，注明标记防止混乱。

（4）根据器械、物品的材质、结构、污染程度，选择清洗的方式，如手工清洗、超声清洗机清洗、全自动消毒清洗机清洗。

（5）标有“特殊感染”的器械，按国家规定选择处理方法。

（6）一些专科器械可根据使用科室的要求，进行特别处理。

（三）质量标准

（1）数目清点及时准确，器械、器具、物品结构完好。

（2）分类清晰、摆放整齐。

（3）选择清洗方法正确。

（四）注意事项

（1）做好接收分类前的准备工作。将各类清洗容器、篮筐、清洗架等摆放在分类操作台上或周围，便于分类时物品有序摆放，操作便捷。

（2）尖锐器械摆放方向一致，避免清洗时人员被刺伤。

（3）对缺失、坏损的器械，在与科室及时沟通的同时要与护士长请领补充，以保证器械数量，使无菌物品正常供应。

（4）做好自身防护，严格按要求着装，手套破损时及时更换。

三、清洗

（一）目的

去除医疗器械、器具、物品上的污物（如微生物、颗粒异物、其他有害污染物），使物品灭菌前其污染量降低到可以接受的水平。

（二）操作规程

根据器械、器具、物品的材质、结构、污染程度、污染物性质、精密程度等选择手工清洗、机械清洗。机械清洗包括自动清洗消毒器清洗和超声清洗机清洗。选择不同的清洗方式遵循相应的工作流程。

1.工作人员着装

戴网帽、口罩、眼罩或面罩，戴手套，穿防水功能的隔离衣或防水围裙及工作鞋。

2.物品准备

（1）清洁剂：碱性清洁剂，PH≥7.5，对各种有机物有较好的去除作用，对金属腐蚀性小，不会加快返锈的现象。中性清洁剂：pH 6.5～7.5，对金属无腐蚀。酸性清洁剂：pH≤6.5，对无机固体粒子有较好的溶解去除作用，对金属物品的腐蚀性小。酶清洁剂：含酶的清洁剂，有较强的去污能力，能快速分解蛋白质等多种有机污染物。根据物品的性质及污染程度，选择适宜的清洁剂。不得使用去污粉。

（2）手工清洗用具：棉签，用于擦拭穿刺针针座内部。不同型号的管腔绒刷，用于管腔器械的刷洗。手握式尼龙刷，用于带轴节、咬齿器械的刷洗。禁止使用钢丝球，以防损坏器械。

（3）除垢除锈剂，用于去除器械上的锈迹或污垢。

3.机械清洗流程

（1）将待清洗器械、物品有序摆放在清洗架上，打开轴节，能拆卸的拆至最小结构，进入清洗机。

（2）检查清洗酶、润滑剂液面是否在吸管口之上，吸引管是否通畅和完好。检查电、蒸汽、自来水压力、蒸馏水制水机工作状况是否满足清洗机工作需要。

（3）根据需要选择清洗程序进行清洗。

（4）清洗过程注意观察机器运行情况并做好记录。如有故障，可根据报警提示原因及时处理。

（5）机械清洗程序。①冲洗：使用流动水去除器械、器具和物品表面污物。②洗涤：使用含有化学清洗剂的清洗用水，去除器械、器具和物品污染物。③漂洗：用流动水冲洗洗涤后器械、器具和物品上的残留物。④终末漂洗：用软水、纯化水或蒸馏水对漂洗后的器械、器具和物品进行最终的处理。

(6)进入消毒程序。

4.手工清洗流程

(1)工作人员洗手戴手套、穿专用鞋、戴圆帽、口罩、防水罩衣、面罩。

(2)将器械分类。

(3)将器械在流动自来水下冲洗。

(4)器械浸泡在规定配比浓度的多酶清洗液中5～10分钟。

(5)各种穿刺针座用棉签处理,有水垢、锈迹的除垢除锈处理。

(6)自来水清洗(管腔用高压水枪冲洗)。

(7)进入消毒程序:近年来,大量实验证明,物品的清洗质量直接影响灭菌质量,生物膜、有机物污垢均可阻碍灭菌因子的穿透,从而影响灭菌效果,造成医院内感染恶性事件的发生。所以清洗是消毒供应室工作的一项重要环节。

(三)质量标准

(1)工作人员着装符合要求和分区规定。

(2)环境清洁,地面无杂物、无水迹,垃圾分类处理。

(3)备用物品摆放整齐、保持台面、设备清洁。

(4)正确选择处置方式(机洗/手工清洗)。

(5)清洁剂浓度配制符合要求并做好记录、器械分类浸泡过面。

(6)每批次监测清洗消毒器的物理参数及运转情况并记录。

(7)清洗消毒器维护运转正常、腔体机面无锈迹,清洗程序选择正确。

(8)机洗器械摆放整齐、有轴节器械充分打开。

(9)保证金属类器械表面光亮,齿牙处无血迹、无锈迹、无污渍。

(10)橡胶类干爽,管内壁干净、无血迹。

(11)按要求进行清洗、制水设备的维修、保养并有记录。

(四)注意事项

(1)清洗组应做好个人防护工作,防护用具包括:帽子、面罩、口罩、防水罩袍、防护胶鞋、双层手套。清洗过程中,不慎污水溅入眼睛,立即用洗眼器彻底清洗眼睛,防止感染或化学试剂对眼睛的损伤。

(2)清洗时应保证待清洗器械关节全部打开,以保证清洗效果。

(3)手工清洗时应使用软毛刷,在水面下清洗,以防气溶胶对人体的危害。

(4)当使用自动清洗机时,每层摆放数量应最小化,能拆卸的器械拆卸到最小单位。

(5)管道器械应配合管道刷和气枪、水枪清洗。

(6)超声波清洗器(台式)适用于精密、复杂器械的洗涤。超声清洗时间宜3～5分钟,可根据器械污染情况适当延长清洗时间,不宜超过10分钟。

(7)清洗亚光手术器械禁用除锈除垢剂浸泡,以免破坏器械表面镀层而变色。应用清洗酶浸泡时严格掌握浸泡时间和浓度。

四、消毒

(一)目的

通过物理或化学方法,进一步降低清洗后器械、器具和物品的生物负荷,消除和杀灭致病菌,

达到无害化的安全水平

(二)操作规程

清洗后的器械、器具和物品应进行消毒处理。根据器械、器具、物品的材质及消毒后用途,选择消毒方式。消毒可分为物理消毒和化学消毒。物理消毒包括机械热力消毒、煮沸消毒,化学消毒应选择取得卫健委颁发卫生许可批件的安全、低毒、高效的消毒剂。

1.物理消毒

(1)机械热力消毒方法的温度、时间应参照下表的要求。此流程一般经过清洗程序后自动转入消毒程序,无需人工操作,但要密切观察机器运行参数,温度和时间达到表 8-1 的规定标准。

表 8-1 湿热消毒的温度与时间

温度	消毒时间	温度	消毒时间
90 ℃	≥1 分钟	75 ℃	≥30 分钟
80 ℃	≥10 分钟	70 ℃	≥100 分钟

(2)煮沸消毒,将清洗后清洁的耐湿热的器械、物品放入盛有软水的加热容器中煮沸,有效消毒时间从水沸腾开始计算并保持连续煮沸。在水中加入 1%～2%碳酸氢钠,可提高水沸点 5 ℃,有灭菌防腐作用。一般在水沸后再煮 5～15 分钟即可达到消毒目的,可杀死细菌繁殖体、真菌、立克次氏体、螺旋体和病毒。水温 100 ℃,时间≥30 分钟,即可杀死细菌芽孢达到高水平消毒。

2.化学消毒

(1)按要求着装。

(2)根据选用的化学消毒剂使用说明配制消毒液。消毒供应室常用的化学消毒剂,一般为高水平消毒剂和中度水平消毒剂。高水平消毒剂包括:2%戊二醛,浸泡 20～90 分钟,主要用于内窥镜的消毒;0.2%过氧乙酸,浸泡 10 分钟,或 0.08%过氧乙酸,浸泡 25 分钟,主要用于手工清洗器械的消毒处理。中水平消毒剂包括:500～1 000 ppm(百万分之一)含氯消毒剂,浸泡 10～30 分钟,主要用于手工清洗器械的消毒;250～500 ppm 含氯消毒剂用于擦拭操作台面、车、储物架等物品消毒。75%乙醇,用于台面、手的消毒。0.5%碘伏,用于皮肤损伤时的消毒。2%三效热原灭活剂,浸泡 1 小时以上,主要用于器械的消毒和去热原。

(3)将清洗达标的器械、物品浸泡在消毒液面以下,记录时间。

(4)浸泡规定的时间后进行自来水彻底冲洗,去离子水再次冲洗后进入干燥程序。

(三)质量标准

(1)消毒后直接使用的诊疗器械、器具和物品,湿热消毒温度应≥90 ℃,时间≥5 分钟,或 A0 值≥3 000;消毒后继续灭菌处理的,其湿热消毒温度应≥90 ℃,时间≥1 分钟,或 A0 值≥600。

(2)在全自动或半自动清洗消毒器工作运行中要密切观察各项参数并有记录,以保证消毒质量。

(3)煮沸消毒每次消毒物品的锅次、器械名称、数量、水沸腾时间、停止煮沸时间有记录。

(4)化学消毒剂配制浓度、浸泡时间有记录,可测试浓度的,将测试结果留档。消毒剂在有效期内使用。

(四)注意事项

严格按照器械、物品的材质要求选择消毒方式。

1.物理消毒

(1)煮沸消毒时,器械、物品浸没在水面以下,煮沸时容器要加盖。

(2)水沸腾开始计时后,中途不增加其他物品。

(3)防止烫伤。

2.化学消毒

(1)配置化学消毒剂时要注意安全防护,戴手套、口罩和眼罩。

(2)正确选择和使用消毒剂,严格按照产品使用说明书配置消毒剂浓度,测试消毒剂浓度达到有效浓度标准时方可使用。

(3)消毒剂现用现配,浸泡消毒时一定要加盖。

(4)使用对金属器械有强腐蚀作用的消毒剂时,按产品要求加放抗腐蚀剂,并严格控制浸泡时间,以免损坏器械。

(5)亚光金属器械禁止使用强腐蚀性消毒剂,以防破坏表面镀层而变色。

五、保养干燥

(一)目的

防止器械表面及轴节腐蚀生锈、藏污纳垢,保证各种灭菌方法的灭菌质量,延长器械的使用寿命。

(二)操作规程

清洗消毒后的器械应及时干燥处理。保养干燥目前也有机械和手工两种方式,如经济条件允许应首选机械保养干燥。消毒后直接使用的物品,应机械干燥,不允许使用手工干燥或自然干燥方法,以防止细菌污染。

1.机械器械保养干燥

保养液应该使用水溶性润滑剂,以利于灭菌因子穿透,保证灭菌效果。其流程如下。

(1)根据选用的水溶性润滑剂的产品使用说明书,调节全自动或半自动清洗消毒器抽吸润滑剂的时间,达到需要的浓度。

(2)根据器械的材质选择适宜的干燥温度,金属类干燥温度 70～90 ℃,需时间为 20～30 分钟;塑胶类干燥温度 65～75 ℃,防止温度过高造成器械变形,材质老化等问题,一般烘干所需时间约需要 40 分钟。

(3)机器根据设定的干燥时间结束程序自动开门。

2.手工器械保养干燥

(1)根据选用的水溶性润滑剂的产品使用说明书配置润滑剂浓度。

(2)将器械浸泡在润滑剂液面以下,浸泡时间遵照产品说明书的要求。

(3)捞出器械,用低纤维絮擦布擦干。穿刺套管针及手术吸引头等管腔器械可用高压气枪或 95%的酒精干燥,软式内窥镜等器械和物品根据厂商说明书和指导手册可用也可选用 95%的酒精处理,保证腔内彻底干燥。

(三)质量标准

(1)器械、物品干燥无水迹。

(2)器械有光泽,无锈迹(润滑剂浓度过低易生锈)。

(3)器械表面无白斑、花纹(出现此现象可能是润滑剂浓度过高或水质不达标所致)。

(4)操作台面用 500 mg/L。含氯消毒剂擦拭 2 次/天。

(5)低纤维絮擦布一用一清洗、消毒、干燥备用。

(四)注意事项

(1)禁止使用石蜡油(液状石蜡)作为润滑剂保养。石蜡油为非水溶性油剂,阻碍水蒸气等灭菌因子的穿透,影响灭菌效果。

(2)消毒后直接使用的器械、物品禁止采用手工干燥处理,以防在擦拭过程中再次污染。

(3)不使用容易脱落棉纤维的棉布类擦布,如纱布等。避免影响器械洁净度,造成微粒污染。

(4)不允许采用自然干燥方法进行器材干燥。

六、检查

(一)目的

保证器械物品的清洗、消毒、干燥质量,以及器械物品的功能完好,便于临床科室使用。

(二)操作规程

(1)物品准备:设备设施(应备带光源的放大镜、带光源的包布检查操作台)、棉签、纱布等。

(2)着装:戴圆帽、口罩,穿专用鞋,戴手套。

(3)器械检查:在打开光源的放大镜下逐个查看器械,如刀子、剪子、各种钳子表面、轴节、齿牙是否光亮、洁净,用棉签检查穿刺针座内部是否清洁。用纱布检查管腔器械腔体内部是否洁净,擦拭器械表面是否有油污。

(4)将检查出的有污渍、锈迹的器械进行登记,并由传递窗传回去污区,重新浸泡、去污、除锈、清洗处理,按登记数目及时索要,保证临床供应数目相对恒定。

(5)检查有轴节松动的器械,将轴节螺钉拧紧。穿刺针尖有钩、不锋利的可在磨石上修复。检查剪刀是否锋利,尖部完好。

(6)将不能修复的坏损器械进行登记,交护士长报损并以旧换新。

(7)检查合规的器械进入包装程序。

(8)敷料检查:将各种敷料如包布、手术中单、手术衣等单张放在打开光源的包布检查操作台上检查,检查是否有小的破洞、棉布纱织密度是否均匀、清洁、干燥。检查手术衣带子是否齐全、牢固,袖口松紧是否适度。洗手衣腰带、橡皮带、扣子是否整齐牢固。

(9)将不合规的手术敷料挑拣并登记数量,以备到总务处报损,领取新敷料。护士长补充当天检出的敷料,保证临床和手术室无菌物品的供应。

(10)检查质量合规的敷料进入包装程序。

(三)质量标准

1.日常检查有记录

其意义有二,首先便于器械物品流通时的查找,保证器械物品数量的恒定,满足临床工作需要;其次,为管理者提供数据资料,便于管理者发现问题,保证器械物品清洗、消毒质量,使灭菌合格率达 100%。

2.每周定期抽查有记录

记录内容包括:检查时间、检查内容、检查者、责任人、出现的问题、原因分析、整改措施。

3.每月定期总结有记录

记录整月出现问题整改后的效果,对屡次出现而本科室采取积极措施不能解决的问题,报有关职能部门请求帮助解决。

(四)注意事项

(1)有效应用带光源放大镜和操作台,使其保持功能完好。

(2)各项检金记录要翔实,不能流于形式,对工作确实起到督促指导作用,以保证工作质量。

(3)定期进行清洗、消毒等各个环节质量标准的培训学习,对检查中发现的问题及时组织讨论,查找原因,提高消毒供应室全员的责任心和业务水平。

七、制作

(一)目的

根据临床各个科室的工作特点和需要,制作出不同规格、数量、材质的无菌物品。

(二)操作规程

制作过程是消毒供应室一项细致而严谨的工作。把好这一关,不但能满足临床工作需要,提高临床科室对消毒供应室的满意度,而且能降低消耗,避免浪费。需要制作的物品种类繁多,大体可遵循如下原则。

(1)明确物品的用途。

(2)明确物品制作的标准。

(3)物品、原料准备。

(4)制作后、包装前检查核对(此项工作需双人进行)。

(5)放置灭菌检测用品(生物或化学指示物)。

(6)进入包装流程。

(三)质量标准

(1)用物准备齐全,做到省时省力。

(2)物品制作符合制作标准。

(3)器械、物品数量和功能满足临床科室需要。

(4)例行节约原则,无浪费。

(四)注意事项

(1)敷料类、器械包类分室制作,以防棉絮污染。

(2)临床科室的特殊需求,要与科室护士长或使用者充分沟通并得到其认可后制作。

(3)定期随访临床科室使用情况,根据反馈信息及时调整制作方法。

八、包装

(一)目的

需要灭菌的物品,避免灭菌后遭受外界污染,需要进行打包处理。

(二)操作规程

1.包装材料的准备

根据包装工艺和消毒工艺的需要选择包装材料的材质、规格。无菌包装材料包括医用皱纹纸、纸塑包装袋、棉布、医用无纺布等。

(1)医用皱纹纸。有多种规格型号,用于包装各种诊疗器械及小型手术器械,为一次使用包装材料,造价贵,抗拉扯性差。

(2)纸塑包装袋。用于各种器械和敷料的包装,需要封口机封口包装。为一次性使用包装材料,造价贵,对灭菌方式有要求,高温高压蒸汽灭菌的有效期相对低温灭菌短,适用于低温灭菌。

(3)棉布。用于各种器械、敷料的包装。要求其密度在140支纱/每平方英寸以上,为非漂白棉布。初次使用应使用90℃水反复去浆洗涤,防止带浆消毒后变硬、变色。严禁使用漂白剂、柔顺剂,防止对棉纱的损伤和化学物品的残留。棉质包布可重复使用,价格低廉,其适用于高温高压蒸汽灭菌,皱褶性、柔顺性强,抗拉扯性强。但需要记录使用次数,每次使用前要检查其质量完好状态。当出现小的破洞、断纱、致密度降低(使用30～50次后)时,其阻菌效果降低,应检出报废。

(4)医用无纺布。用于各种器械、敷料的包装。其皱褶性、柔顺性强,抗拉扯性次于棉布。阻菌性强,适用于高温高压蒸汽灭菌和指定低温灭菌的包装。为一次性使用包装材料,造价贵。

(5)包装材料的规格根据需要包装的物品大小制定。

2.包装

(1)打器械包和敷料包的方法通常采用信封式折叠或包裹式折叠,这样打开外包装平铺在器械台上,形成了一个无菌界面,有利于无菌操作。这种打包方法适用于布类、纸类和无纺布类包装材料。①信封式包装折叠方法:内层包装,将内外双层包布平铺在打包台上,将器械托盘沿包布对角线放置包布中央,将离身体近的一角折向器械托盘,将角尖向上反折,将有侧一角折向器械,角尖向上反折,重复左侧,将对侧一角盖向器械,此角尖端折叠塞入包内,外留置角尖约5 cm长度。外层包布的包装方法同内层。用封包胶带粘贴两道封严包裹,在一侧封包胶带上粘贴5 cm长带有化学指示剂的胶带。并贴上标有科室、名称、包装者、失效日期的标示卡。②包裹式包装折叠方法:内层包装,将内外双层包布平铺在打包台上,将器械托盘沿包布边缘平行的十字线放置包布中央,将身体近侧一端盖到器械托盘上,向上反折10 cm,将对侧一端盖到器械托盘上,包裹严密,边缘再向上反折10 cm,将左有两侧分别折叠包裹严密。外层包布的包装方法同内层。用封包胶带粘贴两道封严包裹,在一侧封包胶带上粘贴5 cm长带有化学指示剂的胶带。并贴上标有科室、名称、包装者、失效日期的标示卡。

(2)用包装袋包装的物品,应根据所包装物品的大小选择不同规格的包装袋,剪所需要的长度,装好物品,尖锐物品应包裹尖端,以免穿破包装袋。包内放化学指示卡,能透过包装材料看到指示卡变色的包外不再贴化学指示标签。用医用封口机封口。在封口外缘注明科室、名称、包装者、失效日期。

(三)质量标准

(1)包装材料符合要求。有生产许可证、营业执照、卫生检验报告。

(2)物品齐全。

(3)体积、重量不超标。用下排气式压力蒸汽灭菌器灭菌,灭菌包体积不超过30 cm×30 cm×25 cm,预真空或脉动真空压力灭菌器灭菌,灭菌包体积不超过30 cm×30 cm×50 cm,敷料包重量不超过5 kg。金属器械包重量不超过7 kg。

(4)标示清楚。包外注明无菌包名称、科室、包装者、失效日期。

(5)植入性器械包内中央放置生物灭菌监测指示剂或五类化学指示卡或称爬行卡,其他可放普通化学指示卡以监测灭菌效果。

(6)准确的有效期。布类和医用皱纹纸类包装材料包装的物品有效期为1周,其他根据包装材料使用说明而定。

(7)清洁后的物品应在4小时内进行灭菌处理。

(8)包布干燥无破洞,一用一清洗。

(9)封口应严密。

(四)注意事项

(1)手术器械应进行双层包装,即包装两次。

(2)手术器械筐或托盘上垫吸水巾。

(3)手术器械码放两层时中间放吸水巾,有利于器械的干燥。

(4)纸塑包装袋封口和压边宽度不少于6 mm。

(5)新的棉布包装必须彻底洗涤脱浆后使用,否则变硬、变黄呈地图状。每次使用后要清洗。

(6)化学气体低温灭菌应使用一次性包装材料。

(7)等离子气体低温灭菌使用专用的一次性包装材料。

九、灭菌

(一)目的

通过压力蒸汽或气体等灭菌方法对需要灭菌的物品进行处理,使其达到无菌状态。

(二)操作规程

压力蒸汽灭菌器。

1.灭菌操作前灭菌器的准备

(1)清洁灭菌器体腔,保证排汽口滤网清洁。

(2)检查门框与橡胶垫圈有无损坏、是否平整、门的锁扣是否灵活、有效。

(3)检查压力表、温度表是否在零位。

(4)由灭菌器体腔排汽口倒入500 mL水,检查有无阻塞。

(5)检查蒸汽、水源、电源情况及管道有无漏气、漏水情况。打开压缩机电源、水源、蒸汽、压缩机,蒸气压力达到0.3～0.5 MPa;水源压力0.15～0.30 MPa;压缩气体压力≥0.4 MPa等运行条件符合设备要求。

(6)检查与设备相连接的记录或打印装置处于备用状态。

(7)进行灭菌器预热,当夹层压力≥0.2 MPa时,则表示预热完成。排尽冷凝水,特别是冬天,冷凝水是导致湿包的主要原因。

(8)预真空压力蒸汽灭菌器做B-D试验,以测试灭菌器真空系统的有效性,B-D测试合格后方可使用。

具体操作如下:①待灭菌器预热之后,由消毒员将B-D测试包平放于排气孔上方约10 cm处,关闭灭菌器门,启动B-D运行程序(标准的B-D测试程序即121 ℃、15分钟或134 ℃、3.5分钟)。②B-D程序运行结束,即在B-D测试纸上注明B-D测试的日期、灭菌锅编号、测试条件以及操作者姓名或工号。③查看B-D测试结果:查看B-D测试纸变色是否均匀,而非变黑的程度。B-D测试纸变色均匀则为B-D测试成功,即可开始运行灭菌程序;否则B-D测试失败,查找失败原因予以处理后,连续进行3次B-D测试,均合格后方可使用。④B-D测试资料需留存3年以上。

标准B-D测试包的制作方法如下:①100%脱脂纯棉布折叠成长30±2 cm、宽25±2 cm、高25～28 cm大小的布包,将专门的B-D测试纸放入布包中心位置;所使用的纯棉布必须一用一清洗。②测试包的重量为 4 kg+5%(欧洲标准为 7 kg;美国标准为 4 kg)。

标准 B-D 包与一次性 B-D 包的区别如下:①标准 B-D 包需每次打包,费时费力;打包所用材料多次洗涤,洗涤剂的残留,影响到测试的稳定性;受人为因素影响大,打包的松紧程度不同会影响到测试的结果。②一次性 B-D 包使用简便,受人为及环境因素影响小,但成本较高。③模拟 B-D 测试装置,使用简便,包装小,灭菌难度可控,但处于发展阶段。

2.灭菌物品装载

装载前检查灭菌包外标志内容,并注明灭菌器编号、灭菌批次、灭菌日期及失效日期。具体装载要求如下。

(1)装载时应使用专用灭菌架或篮筐装载灭菌物品,物品不可堆放,容器上下均有一定的空间,灭菌包之间间隔距离≥2.5 cm(物品之间至少有足够的空间可以插入伸直的手),以利灭菌介质的穿透,避免空气滞留、液体积聚,避免湿包产生。

(2)灭菌物品不能接触灭菌器的内壁及门,以防吸入冷凝水。

(3)应将同类材质的器械、器具和物品,置于同一批次进行灭菌。若纺织类物品与金属类物品混装时,纺织类物品应放置于灭菌架上层竖放,且装载应比较宽松;金属类则置于灭菌架下层平放;底部无孔的盘、碗、盆等物品应斜放,且开口方向一致;纸袋、纸塑袋亦应斜放。

(4)预真空灭菌器的装载量不得超过柜室容积的 90%,下排气灭菌器的装载量不能超过柜室容积的 80%,同时预真空和脉动真空压力蒸汽灭菌器的装载量义分别不得小于柜室容积的 10%和 5%,以防止“小装量效应”残留空气影响灭菌效果。

(5)各个储槽的筛孔需完全打开。

(6)易碎物品需轻拿轻放,轻柔操作。

(7)将批量监测随同已装载好的灭菌物品一同推入灭菌器内,批量监测放置在灭菌柜腔内下部、排气孔上方。

3.灭菌器工作运行中

(1)关闭密封门,根据被灭菌物品的性质选择灭菌程序,检查灭菌参数是否正确,启动运行程序。如根据蒸汽供给的压力,判断灭菌所能达到的最高温度,选择采用温度 132~134 ℃,压力 205.8 kPa,灭菌维持时间 4 分钟;或温度 121 ℃,压力 102.9 kPa,灭菌维持时间 20~30 分钟。目前多数灭菌器采用电脑自动控制程序,当温度达不到 132 ℃时自动转入 121 ℃灭菌程序。

(2)灭菌过程中,操作人员必须密切观察设备的运行时仪表和显示屏的压力、温度、时间、运行曲线等物理参数,如有异常,及时处理。

(3)每批次灭菌物品按要求做好登记工作:灭菌日期、灭菌器编号、批次号、装载的主要物品、灭菌程序号、主要运行参数、操作员签名或工号,便于物品的跟踪、追溯。

4.无菌物品卸载

(1)灭菌程序结束后,从灭菌器中拉出灭菌器柜架或容器,放于无菌保持区或交通量小的地方,直至冷却至室温,冷却时间应>30 分钟,防止湿包产生。

(2)灭菌质量确认。确认每批次的化学批量监测或生物批量监测是否合格;对每个灭菌包进行目测,检查包外的化学指示标签及化学指示胶带是否合格,检查有无湿包现象,湿包或无菌包掉落地上均应视为污染包,污染包应重新进入污染物品处理程序,不得烘烤。

(三)质量标准

(1)物品装载正确:①包与包之间留有空间符合要求。②各种材质物品摆放位置、方式符合要求。③在灭菌器柜室内物品的摆放符合要求，避免接触门或侧壁，以防湿包。④有筛孔的容器必须把筛孔打开，其开口的平面与水平面垂直。

(2)按《消毒技术规范》要求完成灭菌设备每天检查内容。

(3)灭菌包规格、重量符合标准。装载容量符合要求，容量不能超出限定的最大值和最小值。

(4)灭菌包外应有标志，内容包括物品名称、检查打包者姓名或编号、灭菌器编号、批次号、灭菌日期和失效日期。

(5)每天灭菌前必须进行 B-D 检测，检测结果合格方可使用，B-D 检测图整理存档，保留 3 年。

(6)根据灭菌物品的性能，所能耐受的温度和压力确定灭菌方式。凡能耐受高温、高压的医疗用品采用压力蒸汽灭菌。油剂、粉剂采用干热灭菌。不耐高温的精密仪器、塑料制品等采用低温灭菌。

(7)选择正确的灭菌程序。根据灭菌物品的材质如器械、敷料等选择相应的灭菌程序。

(8)选择正确的灭菌参数，每锅次灭菌的温度、压力、灭菌时间等物理参数有记录。

(9)严格执行灭菌与非灭菌物品分开放置。

(10)每周每台灭菌器进行生物检测 1 次，结果登记并存档保留 3 年。

(11)每批次有化学指示卡检测，检测结果有记录并存档保留 3 年。

(12)植入性器械每批次有生物检测合格后方可发放，急诊手术有五类化学指示卡 PCD 批量检测合格后可临时发放并做好登记以备召回。

(13)无菌物品合格率达 100%。确认灭菌合格后，批量监测物存档并做好登记。

(14)按要求做好设备的维护和保养，并有记录。

(四)注意事项

(1)开放式的储槽不应用于灭菌物品的包装。

(2)严格执行安全操作，消毒员经过培训合格，持证上岗。

(3)排冷凝水阀门开放大小要适当，过大蒸汽大量释放造成浪费，过小冷凝水不能排尽，造成湿包，灭菌失败。

(4)灭菌器运行过程，消毒员不得离开设备，应密切观察各个物理参数和机器运行情况，出现漏气、漏水情况及时解决。

(5)灭菌结束，开门操作时身体避开灭菌器的门，以防热蒸汽烫伤。

(6)待冷却的灭菌架应挂有防烫伤标示牌，卸载时戴防护手套，防止烫伤。

(7)压力蒸汽灭菌器不能用于凡士林等油类和粉剂的灭菌，不能用于液体的灭菌。

十、储存

(一)目的

灭菌物品在适宜的温度、湿度独立空间集中保存，在有效期内保持无菌状态。

(二)操作规程

1.空间要求

无菌物品应存放在消毒供应室洁净度最高的区域，尽管卫健委对无菌物品存放区未做净化要求，对其空气流向及压强梯度做了明确规定：空气流向由洁到污；无菌物品存放区为洁净区，其气压应保持相对正压。湿度低于 70%，温度低于 24 ℃。目前有些医院消毒供应室的无菌物品存放区与消毒间无菌物品出口区域连通，其弊病是造成无菌物品储存区域温度、湿度超标。无菌物品存放间与灭菌间的无菌物品出口区域应设屏障。

2.无菌物品储存架准备

无菌物品的储存架最好选用可移动、各层挡板为镂空的不锈钢架子，优点是根据灭菌日期排序时不用搬动无菌包，直接推动架子，减少对无菌包的触摸次数且省时省力。挡板为镂空式，有利于散热，及时散发无菌包内残留的热量，防止大面积接触金属，蒸汽转化为冷凝水造成湿包现象。

3.无菌物品有序存放

无菌物品品种名称标示醒目且位置固定。根据灭菌时间的先后顺序固定排列，先灭菌的物品先发放，后灭菌的后发放。库存无菌物品基数有备案，每天或每班次物品查对有记录。

4.及时增补

根据临床需要无菌物品情况，及时增补，以保证满足临床使用。

(三)质量标准

(1)进入无菌物品存放区按要求着装。

(2)无菌物品存放区不得有未灭菌或标示不清物品存放。

(3)外购的一次性使用无菌物品，须先去掉外包装方可进入无菌物品存放区。

(4)室内温度保持在 24 ℃以下，湿度在 70%以下。

(5)存放间每月监测一次：空气细菌数≤200 cfu/m³；物体表面数<5 cfu/cm²；工作人员手细菌数<5 cfu/cm²；灭菌后物品及一次性无菌医疗器具不得检出任何种类微生物及热原体。

(6)物品存放离地 20～25 cm、离顶 50 cm、离墙 5 cm。

(7)无菌包包装完整，手感干燥，化学指示剂变色均匀，湿包视为污染包应重新清洗灭菌。

(8)无菌包一经拆开，虽未使用应重新包装灭菌，无过期物品存放，物品放置部位标示清楚醒目，并按灭菌日期有序存放，先人先发，后人后发。

(9)凡出无菌室的物品应视为污染，应重新灭菌。

(四)注意事项

环境的温度、湿度达到标准时，使用纺织品材料包装的无菌物品有效期宜为 14 天；未达到环境标准时，有效期宜为 7 天。医用一次性纸袋包装的无菌物品，有效期宜为 1 个月；使用一次性医用皱纹纸、医用无纺布包装的无菌物品，有效期宜为 6 个月；使用一次性纸塑袋包装的无菌物品，有效期宜为 6 个月。硬质容器包装的无菌物品，有效期宜为 6 个月。

十一、发放

(一)目的

根据临床需要，将无菌物品安全、及时运送到使用科室。

(二)操作规程

(1)与临床科室联系，确定各科室需要的无菌物品名称、数量。并记录在无菌物品下送登记本上。根据本院工作量进行分组，按省时省力的原则分配各组负责的科室。

(2)准备下送工具。无菌物品下送工具应根据工作量采用封闭的下送车或封闭的整理箱等。下送工具每天进行有效消毒处理，并存放在固定的清洁区域内。

(3)于无菌物品发放窗口领取并清点下送无菌物品。

(4)发放车上应备有下送物品登记本，科室意见反馈本。与科室负责治疗室工作人员认真交接，并在物品登记本上双方签字。定期征求科室意见，并将科室意见反馈给护士长。

(三)质量标准

(1)运送工具定点存放标示清楚。

(2)无菌物品下送车或容器不得接触污染物品，污车、洁车严格区分，并分别定点放置。每次使用后彻底清洗、消毒，擦干备用。

(3)严格查对无菌物品的名称、数量、灭菌日期、失效期、包装的完整性、灭菌合格标示及使用科室。

(4)物品数目登记完善准确；下发物品账目清楚。

(5)及时准确将消毒物品送到临床科室。

(6)对科室意见有记录，并有相应整改措施和评价。

(四)注意事项

发放无菌物品剩余物品不得返同无菌物品存放区，按污染物品重新处理。

(张成程)

第五节　消毒供应室的管理制度

消毒供应室(central sterile supply department，CSSD)是医院内承担各科室所有重复使用诊疗器械、器具和物品清洗消毒、灭菌以及无菌物品供应的部门，在医院感染/医源性预防与控制中发挥着举足轻重的作用。医院 CSSD 管理模式分为集中式和分布式。集中式是将医院所有需要清洗消毒和灭菌的器械、器具和物品回收至消毒供应室进行处理。分散型的特点为既有消毒供应室，又有手术部消毒物品供应中心，也有的医院采用在手术室清洗、打包后送消毒供应室灭菌，使用物品由各个使用部门分别进行管理，消毒供应室处于从属地位。20 世纪 80 年代以前，消毒供应室称为供应室或消毒供应室，供应室或消毒供应室的主要任务是满足科室对玻璃注射器、针头、输液(血)器以及共享的导尿包、腰穿包等的需要；专科器械种类和数量较少，手术器械、妇产科、五官科、口腔等科室的诊疗护理器械以及急诊科的开胸包等，由手术室和各临床科室自行负责清洗包装，部分供应室或消毒供应室仅承担灭菌工作，输液热源反应及注射部位感染时有发生，有时甚至威胁患者生命。

加强医疗机构消毒供应室的管理，可以从源头上预防和控制医源性传播工作，保障医疗安全。医疗机构应按照集中管理的方式，对所有重复使用并需要清洗消毒、灭菌的诊疗器械、器具、物品集中由消毒供应室处理和供应，对一次性使用的医疗用品和卫生用品由消毒供应室统一提供。医疗机构的消毒供应室为其他医疗部门提供消毒供应服务，必须经辖区卫生行政部门审核、批准。医疗机构消毒供应室的建设应当与其规模、任务和发展规划相适应，将消毒供应工作管理作为医疗质量管理的重要组成部分，保障医疗安全。医疗机构消毒供应室的消毒工作必须符合《医院感染管理办法》与《消毒管理办法》的基本要求。特殊感染性疾病(破伤风、炭疽、朊毒体等)污染的器械应执行专门的操作规程和处理流程。

一、消毒供应室工作制度

(1)在院长和相关职能部门的领导下进行工作。

(2)工作人员要有高度的责任心,着装整洁,服务热情,严格遵守供应中心各项规章制度。

(3)严格执行各项技术操作程序和标准。按照每月预算向有关科室请领器材,凡需要新添或改装医疗器械时,必须经院长或主管业务副院长批准。

(4)严格执行消毒供应室人员的岗位职责培训和相关制度的培训工作。

(5)消毒或灭菌后重复使用的诊疗器械、器具和物品由消毒供应室(CSSD)回收,集中清洗、消毒、灭菌和供应。对内镜、口腔诊疗器械以及朊毒体、气性坏疽以及突发原因不明的传染病的病原体污染的诊疗器械、器具及物品按照《医院消毒供应室管理规范》由CSSD统一清洗、消毒、灭菌。

(6)执行质量管理追溯制度,完成质量管理的相关记录,保证供应的物品安全。

二、供应手续等回收规范

(1)实行下收下送办法,有计划的安排到各科室发放兑换物品,兑换中若有错误和损坏,应立即纠正和复核。

(2)各科室如需特殊器材,应预先订好计划,供应室定时收取,以便准备。

(3)各种用过的物品,由科室先行清洗后,再进入供应室。传染病者所用物品要严格进行消毒后单独交供应室处理。

(4)凡无菌物品超过规定时间或封口已被拆开者,一律不得再次使用。

(5)按预定计划将护理用一次性物品定时送至各科室。临时急用电话通知,供应室及时送到科室。

(6)不在诊疗区对污染的诊疗器械、器具和物品进行清点,采取封闭方式回收,避免重复装卸。

三、准备器材敷料规范

(1)包布、治疗巾或毛绒布、皱纹纸及洞巾必须清洁无损,有破洞时,要及时进行更换,每次用后一律换洗。

(2)金属器械每次清洗后上油,以免生锈损坏。

(3)玻璃类器皿应按规定冲洗、清洁。严格灭菌。

(4)刀、剪类锐利器械应与一般器械分开,单独包装保管。

(5)橡皮类物品应保存于阴凉地方,禁止折叠。

(6)各种穿刺针应做到清洁、通畅、锐利、无卷钩、无断裂、无弯曲。

(7)所有包装物品,必须挂牌标明品名、包装者与核对者编号,以便检查。

(8)敷料轻松、柔软、平滑易于吸水。所有毛边折在里面,无异物,大小适宜,使用前严格灭菌。

四、消毒灭菌工作规范

(1)采用高压蒸汽灭菌法,灭菌前检查包布必须是双层无破损,物品清洁,包扎严密,放置玻璃器材不得挤压,消毒员不得擅自离开,应严格掌握压力时间,以保证灭菌效果。灭菌完毕后,必须待气压表的指标下降至"0"处,方可打开锅门,以免发生危险,定期监测高压锅的灭菌效能并有记录,注意高压灭菌器的保养工作,每天使用前要洗刷一次,并按时维修。

(2)各类人员取无菌物品时，必须洗净双手，戴口罩、帽子，穿工作服。进入无菌区时，要更换衣裤及鞋。

(3)三区划分标志牌醒目，无菌物品和有菌物品严格分开放置，以免混淆。

(4)操作室每天空气消毒一次，每月做空气、细菌培养、消毒物品抽样培养，化验单保留。

(5)每周卫生大扫除一次，水池经常用消毒液擦洗。

(6)下班前认真检查水、电、高压锅阀门和门窗关闭情况，以确保安全。

(7)常用急救无菌物品，适量多备，以供“突发事件”发生时急用。

五、业务学习制度

(1)根据供应室工作性质，每月进行业务学习一次。

(2)学习与本专业有关的医学基础理论，专业知识及技术操作。

(3)学习新的消毒技术规范，更新知识，跟上消毒学科的不断发展。

(4)若有特殊情况，学习未能保证，应及时补课。

(5)对新引进的医疗仪器应熟练掌握使用、保养和清洁维护。

(6)认真完成护理部安排的各种业务学习，积极参加院内的考核考试。

六、消毒隔离制度

(1)消毒供应室工作区应严格区分去污区、检查包装及灭菌区、无菌物品存放区，三区之间要设有实际屏障。

(2)进入消毒供应室人员必须更衣换鞋，按规定的路线和入口进入，在制订区域中进行操作，外部人员未经许可不得进入操作区。

(3)物品由污到洁不交叉、不逆流。地漏应采用防逆溢式。污水应集中至医院污水集中处理系统。

(4)严格执行《医院消毒供应室管理规范》要求，对诊疗器械、器具和物品进行处理。

(5)操作人员要认真进行消毒灭菌效果的监测，并做好登记。

(6)操作区域门、窗需保持关闭状态，人员进入要随手关门。

(7)去污区工作人员接触污染物品时应配备个人防护用具，包括圆帽、口罩、隔离衣或防水围裙、手套、专用鞋、护目镜、面罩等。并配备洗眼装置。

(8)被朊毒体、气性坏疽以及突发原因不明的传染病的病原体污染的诊疗器械、器具及物品要严格按照《医院消毒供应室管理规范》要求的处理流程进行操作。

七、无菌物品保管制度

(1)灭菌后物品应分类、分架存放在无菌物品存放区。一次性使用无菌物品应去除外包装后，进入无菌物品存放区。物品存放架或柜应距地面高度 20～25 cm，离墙 5～10 cm，距天花板 50 cm。

(2)物品放置应固定位置，设置标识。接触无菌物品前应洗手或手消毒。消毒后直接使用的物品应干燥、包装后专架存放。

(3)无菌物品储存有效期：①环境的温度低于 24 ℃、湿度低于 70%，机械通风每小时 4～10 次时，使用纺织品材料包装的无菌物品的有效期宜为 14 天；未达到环境标准时，有效期宜为

7天。②医用一次性纸袋包装的无菌物品，有效期宜为1个月；使用一次性医用皱纹纸、医用无纺布包装的无菌物品，有效期宜为6个月；使用一次性纸塑袋包装的无菌物品，有效期宜为6个月。硬质容器包装的无菌物品，有效期宜为6个月。

(4)运送无菌物品的工具每天清洗和消毒并保持清洁干燥，当受到意外污染时，应立即进行清洁消毒，物品顺序摆放，并加防尘罩，以防再污染。

(5)无菌物品包装应密封完整，标明灭菌日期、灭菌合格标志，若包装破损不可作为无菌包。

(6)无菌物品、无菌包要保持清洁干燥，若湿包有明显水渍的不可作为无菌包。

(7)用化学指示胶带贴封或其中放有化学指示剂的包，在灭菌后应检查是否达到已灭菌的色泽或状态，未达到或有疑问者，不可作为无菌包使用。

(8)取出的无菌物品，掉落在地面或误放不洁之处或沾有水渍，均视为受到污染，不可作为无菌物品。

八、安全管理制度

(1)加强安全管理，杜绝事故发生。

(2)贵重仪器固定专人管理。

(3)贵重仪器必须挂牌，注明负责人和保管人。

(4)无菌与非无菌物品，要标记醒目、定点放置，不得混放。

(5)做好个人防护，在配制各种药物及做强酸强碱处理时，必须佩带劳保用品。

九、质量管理制度

(1)建立健全各项质量管理制度，强化科室质量管理，加强质量意识教育。

(2)严格操作规程，各项物品的处理必须按照《医院消毒供应室管理规范》执行。

(3)严格控制环节质量，对各种物品的处理，不定时抽查，落实各岗位责任制。

(4)发挥质检小组的作用，定期对工作质量进行认真检查，每月至少两次，及时回馈、及时记录和总结。

(5)积极配合医院护理部组织的质量考核工作，虚心接受有关质量回馈问题，并及时纠正不足之处。

十、质量监督制度

(1)消毒供应室应设专职或兼职质量监督员。

(2)对购进的原敷料材料，消毒供应室本身的半成品或成品质量进行监督。

(3)对各岗位操作规程执行情况，各种检测中操作方法的正确性进行监督指导。

(4)对各岗位尤其是灭菌岗位操作和记录进行核实审查。收集全院有关科室对供应室工作质量评价的信息，总结质量检查中的经验与教训，提出制订或修改各种操作规程、质量标准的意见供有关部门参考认定。

十一、差错事故防范制度

(1)对工作要有高度的责任心，工作时严肃认真，一丝不苟。

(2)严格执行各项操作规程，各类物品严格按照标准处理，各种包均须两人核对后包装。

(3)严格交接班制度,定点放置,做到“交的准”“接的明”,每周大交班一次。

(4)各种物品器械定点放置,并保证性能良好,护士长合理安排,分清轻重缓急,有计划性,做到忙而不乱。

(5)对新调入的人员、实习同学、进修人员由专人带领,使其尽快熟悉工作。

(6)高压的物品经监测不合格者,不允许进入无菌间,要重新灭菌。

(7)消毒员在进行消毒工作前,要仔细检查仪器的性能,发现异常及时报告检修。

十二、供应室查对制度

(1)准备器械包时,要查对品名、数量、质量和清洁度。

(2)发放无菌物品时,要查对名称、消毒日期及灭菌效果。

(3)回收用过的物品时,要查数量、质量、有无破损及清洁处理情况。

十三、热源反应追查制度

(1)本制度由病房、消毒供应室、制剂室共同遵守,设专人负责监督本制度执行。

(2)发生热源反应后,由病房立即送检全套输液器及其中的药液和原瓶的存留液。

(3)立即由护士登记“输液热源反应登记表”。

(4)热源检验人员为判断热源原因,可根据需要抽检其他样品。被抽检单位不得拒绝。

(5)由负责人分析热源原因,得出结论,提出防范措施,送交有关部门。

(6)供应室每月将输液反应人次及热源反应原因进行汇总,上报护理部。

十四、消毒灭菌效果监测制度

(1)消毒供应室应配有质量监督员。

(2)消毒后直接使用物品应每季度进行监测,监测方法及监测结果符合标准要求,每次检测3～5件有代表性的物品。

(3)物理、化学、生物监测不合格的灭菌物品不得发放,并应分析原因进行改进,直至监测结果符合要求。

(4)灭菌植入型器械应每批次进行生物监测,生物检测合格后,方可发放。

(5)按照灭菌装载物品的种类,可选用具有代表性的 PCD 进行灭菌效果的监测。

(6)蒸汽灭菌器必须进行工艺监测、化学监测和生物监测。每次消毒均应做工艺监测,并做具体详细记录,化学监测每包进行,生物监测每月一次,并保留监测结果。

(7)预真空压力蒸汽灭菌器每天灭菌前进行 B-D 测试。

(8)新灭菌器使用前必须先进行生物监测,合格后才能使用,对拟采用的新包装容器、摆放方式、排气方式及特殊灭菌方式也必须进行生物监测,合格才能采用。

(9)每月空气、物体表面、医务人员手监测一次,并有记录。

十五、一次性医疗用品管理制度

(1)医院所有一次性医疗用品,必须由国家规定统一招标,集中采购、运输、存放,使用科室不得自行购入。

(2)医院采购一次性医疗用品,须向供货单位索要合格证,每次购置必须进行质量验收,符合标准后发放使用。

(3)存放一次性无菌物品有追溯记录，记录其出库日期、名称、规格、数量、生产厂家、生产批号、灭菌日期、失效期等。

(4)所有一次性物品应分类明确，包装完整，包内物品数量准确。

(5)严格保管，库房存放，阴凉干燥，通风良好，存放于地板架上，离地面大于或等于 20 cm，距房顶 50 cm。

(6)对于一次性医疗用品用后必须毁型和无害化处理，严禁重复使用和回流市场。

十六、下收、下送制度

(1)每天两次由当班护士将灭菌物品送到各个科室，同时要收回需处理的污染物品，工作人员要认真负责，服务热情。

(2)发放与回收要做到数目清楚，质地完好，若数量短缺，质量有损，即当面分清责任，事后妥善处理。

(3)各器械、穿刺针用后立即清水冲净血渍、污渍。否则供应室人员有权退回，暂不回收，传染患者使用物应由科室先做初步消毒处理后，标明记号，再交供应室做单独处理。

(4)各种器具包布不得用做其他用处。

(5)穿刺包与治疗包用后，由使用科室护士初步处理，将包内的器具如数清点更换。

(6)如在下收下送中与使用科室发生分歧，由双方护士长稳妥处理。

十七、污物回收制度

(1)各类需供应室回收的污染物品，必须经污物回收口回收。

(2)工作人员坚守工作岗位，回收污染物品时要仔细清点，账物相符，双方签字，以免误差。

(3)凡传染患者用过的物品，送供应室要有明确的标志，严格管理，定点放置，单独消毒。

(4)凡沾有脓血和药迹的物品，须经使用科室初步清洗或消毒后再回收。

(5)各科室自用的物品打包后，一律由清洁口进入供应室。

十八、清洁卫生制度

(1)供应室是医院内污染医疗器具的集散处，在完成日常工作后，务必坚持室内消毒制度。

(2)根据各房间的工作性质与房间大小的不同特点，灵活选用消毒方法，确定消毒时间，同时要适时做消毒效果监测。

(3)无菌室人员应严格遵守无菌原则，室内门窗及无菌柜要洁净无尘，每天用 500 mg/L 含氯消毒液做地面消毒，空气净化 1 小时。要定期做空气培养，并保留化验单。

(4)洗涤间各洗涤池，工作完毕将池内外洗刷干净，清理滤水口杂物，用 500 mg/L 含氯消毒液消毒池内。空气消毒 1 小时。

(5)各房间每天要进行卫生消毒，每周进行一次全室大扫除。

(张成程)

第六节　消毒供应室的护理要求

一、消毒供应室护士长岗位职责

(1)在护理部主任、科主任、总护士长领导下,负责组织医疗器材、敷料的制备、灭菌、保管、供应和供应室的行政管理。

(2)督导本室人员认真贯彻执行各项规章制度和技术操作规程,严防医院感染和差错事故。

(3)定期检查消毒灭菌设备的效能和各种消毒液的浓度,经常鉴定器材和敷料的灭菌效果,如发现异常,应立即组织检修。

(4)根据临床需要做好敷料供应和维修保养。

(5)负责医疗器材、敷料等物资的请领和一次性医疗器具的验收、发放、回收、销毁,确保使用安全和处理无害化。

(6)组织所属人员深入临床科室,实行下送下收。了解供应器材、敷料的使用意见,不断改进工作,保证临床需求。

(7)组织开展技术革新,不断提高工作效率。

二、供应室护士职责

(1)在护士长领导下进行工作。负责医用器材的清洗,敷料的制作、包装、消毒、保管、登记和分发、回收工作,实行下收下送。

(2)经常检查医疗器材质量,如有损坏及时修补、登记,并向护士长报告。

(3)协助护士长请领各种医疗器材、敷料和药品,经常与临床科室联系,征求意见,改进工作。

(4)认真执行各项规章制度和技术操作规程,积极开展技术革新,不断提高消毒供应工作质量,严防差错事故。

(5)指导护理员(消毒员)、卫生员进行医疗器材、敷料的制备、消毒灭菌工作。

三、消毒供应室护理技术

(一)手工清洗器械方法

1.操作前准备

(1)护士准备:穿防水隔离衣、专用防护鞋、戴圆帽、面罩、口罩、手套。

(2)环境准备:清洁、室温湿达标、气压负压。

(3)物品准备:专用清洗刷、多酶清洗液(浓度根据产品要求配制)、蒸馏水或纯水、清洗篮筐、U型架、回收的静脉切开包一个,清洗容器、90 ℃热水、超声机、干燥机。

2.操作方法与程序

(1)清点、核查污染器械的污染程度、功能完好性、数目。

(2)将直剪关节打开,单独摆放于篮筐中,血管钳、持针器上U形架、弯盘、镊子等器械放置篮筐。

(3)冲洗:将器械置于<45 ℃流动温热水下冲洗,初步去除污染物。

(4)洗涤:冲洗后,应用多酶清洗液浸泡 5 分钟后用在水面下刷洗,精密复杂器械应超声清洗。

(5)漂洗:洗涤后,再用流动水冲洗,水温≤40 ℃。

(6)终末漂洗:应用软水、纯化水或蒸馏水进行冲洗。

(7)消毒:90 ℃热水(蒸馏水)消毒 1 分钟。

(8)将器械放置于干燥机进行干燥。

3.效果评价

(1)操作顺序正确,动作轻柔、熟练。

(2)器械清洗品质达标。

(二)管腔器械的清洗(手工)

1.操作前准备

(1)护士准备:服装整洁、穿防水隔离衣、专用防护鞋、戴圆帽、面罩、口罩、手套。

(2)环境准备:清洁、室温湿度达标、气压负压。

(3)物品准备:专用清洗刷、多酶清洗液(浓度根据产品要求配制)、蒸馏水或纯水、清洗篮筐、清洗容器、90 ℃热水、吸头一根。

2.操作方法与程序。

(1)冲洗:用<45 ℃温热水冲洗管腔器械表面的污垢、血渍。用高压水枪冲洗管腔内的残留物、血渍。

(2)洗涤:将管腔器械浸泡于多酶清洗液中 5～10 分钟后在水面下用长软刷刷洗管腔。将管腔器械再置于多酶清洗液的超声清洗机中清洗 5 分钟。

(3)漂洗:流动水冲洗。

(4)终末漂洗:用软水(蒸馏水)冲净管腔器械表面的清洗液。

(5)消毒:90 ℃热水(蒸馏水)消毒一分钟。

(6)用气枪干燥管腔内外水渍,使管腔内外无水分。

3.效果评价

(1)操作顺序正确,动作熟练。

(2)器械清洗品质达标。

(三)超声清洗机使用

1.操作前准备

(1)护士准备:着装符合要求,穿防水围裙;戴圆帽、口罩、面罩、手套;着防护鞋。

(2)环境准备:清洁安全,温湿度达标,负压。

(3)物品准备:超声清洗机、清洗剂、清洗篮筐、清洗器械。

2.操作方法与程序

(1)打开设备上的水电开关,再单击操作面板上的电源开关。

(2)配置清洗液:选择“进液”,按比例加入清洗剂。

(3)加热清洗液。

(4)流动水下冲洗器械。

(5)将器械均匀码放入清洗篮筐,直接放置在清洗机腔体底部。

(6)盖上清洗机盖子,选择“超声”。

(7)机器自动停止工作后取出清洗物品。

(8)选择“排液”,关闭电源。

(9)终末处理:超声机表面及内部进行消毒、清洁。

3.效果评价

(1)动作熟练。

(2)操作顺序正确。

(3)周围环境未被污染,标准预防措施得当。

(4)时间、温度等参数正确。

(四)器械清洗质量检查方法

1.操作前准备

(1)护士准备:护士着装整洁,符合要求,洗手、戴圆帽、穿专用防护鞋。

(2)环境要求:环境清洁、无尘。温度、湿度达标。

(3)物品准备:带光源放大镜、血管钳、不锈钢罐、带芯吸引器头、关节轴管器械、纱布、干棉签、喷雾润滑剂。

2.操作方法与程序。

(1)打开血管钳,查血管钳端咬合面、关节轴处、手柄咬合齿处及钳体表面无血渍、无污垢、无锈斑,功能完好。

(2)不锈钢罐:查罐体表面无污垢、无水渍、无锈斑,用纱布擦拭、罐体筒内面、底部无污垢、无锈斑、无水渍,罐盖闭合严密。

(3)带芯吸引器头:查吸引器头表面无血渍、无污垢、无锈渍,抽出吸引器芯,用干棉签插入吸引器头管腔内擦拭无血渍、无残留物、无锈渍,管腔通畅,吸引器头、芯型号吻合。

(4)关节轴管器械:经拆洗干燥后的器械在组装前查器械的表面,轴节管腔内、外,关节螺丝处无污垢、无血渍、无锈斑后再组装,经组装后的器械关轴节灵活无阻力,功能完好。

(5)使用润滑剂进行润滑。

3.效果评价

(1)动作流畅熟练。

(2)器械物品各面无水垢、无血渍、无污渍、无锈斑。

(3)器械无损伤,关轴节灵活无阻力,功能完好。

(五)无菌物品存放

1.操作前准备

(1)护士准备:着装整洁,符合要求。洗手(剪指甲),戴帽。

(2)环境准备:清洁、安静、无尘,温度低于 24 ℃、湿度<70%、换气次数 4~10 次/小时。

(3)物品准备:手消一瓶、清洁干燥货架一个。

2.操作方法与程序

(1)取无菌物品前使用手消。

(2)检查无菌包外化学指示胶带变黑色达标。

(3)检查无菌包的名称。

(4)检查无菌包的灭菌日期、失效期,无菌包在有效期内。

(5)检查灭菌包消毒灭菌时的锅号,锅次。

(6)检查灭菌包的编号。

(7)将灭菌包按灭菌包的名称、灭菌日期、锅号锅次、编号的先后顺序分别放置于清洁、干燥距地面 20 cm、距墙壁 5 cm、距天花板 50 cm 的货架上。

3.效果评价

(1)灭菌观念明确。

(2)灭菌物品放置准确。

(六)无菌物品发放

1.操作前准备

(1)护士准备:着装整齐,符合要求。洗手(剪指甲),戴帽。

(2)环境准备:清洁、安静、无尘,温度<24 ℃、湿度<70%、换气次数 4~10 次/小时。

(3)物品准备:手消一瓶、无菌物品发放质量追溯登记本。

2.操作方法与程序

(1)接到清洁区接收的治疗包通知后,在无菌发放窗接待临床科室人员。

(2)取无菌物品前使用手消。

(3)检查无菌包的名称。

(4)检查灭菌日期、失效日期,无菌包在有效期内。

(5)检查无菌包消毒灭菌时的锅号,锅次。

(6)检查灭菌包的编号。

(7)按灭菌物品先进先出、后进后出的原则,根据无菌包的名称、灭菌日期、锅号锅次、编号先后进行发放。

(8)将无菌包的发放日期、名称、灭菌日期、失效日期、锅号锅次、编号、发放至科室逐项及时记录在无菌物品发放质量追溯登记本。

3.效果评价

(1)无菌观念强。

(2)无菌物品发放正确。

(3)质量追溯登记本记录及时准确。

(七)脉动真空压力蒸汽灭菌法

1.操作前准备

(1)护士准备:服装整洁。

(2)环境准备:清洁、室温达标。

(3)物品准备:标准监测包、待灭菌的器械敷料包、各包注明锅号锅次、按科室标明包的序号。

2.操作方法与程序

(1)将待灭菌的物品放入灭菌柜内,关好柜门。

(2)将蒸汽通入夹层,使压力达 107.6 kPa,预热 4 分钟。

(3)启动真空泵,抽除柜室内空气使压力达 8.0 kPa。

(4)停止抽气,向柜室内输入饱和蒸汽,使柜室内压力达 49 kPa,温度达 106~112 ℃,关闭蒸汽阀。

(5)抽气,再次输入蒸汽,再次抽气,如此反复 3~4 次。

(6)最后一次输入蒸汽,使压力达 205.8 kpa,温度达 134 ℃,维持灭菌时间 4 分钟。

(7)停止输入蒸汽,抽气,当压力降到 8.0 kpa,打开进气阀,使空气经滤器进入柜室内,使内外压力平衡。

(8)重复上述抽气进气操作 2～3 次。

(9)待柜室内外压力平衡(恢复到零位),温度降至 60 ℃以下,即可开门取出物品。

3.效果评价

(1)操作动作熟练。

(2)气压表压力指标准确。

(八)消毒液配制法

1.操作前准备

(1)护士准备:穿防护衣、防护鞋、戴圆帽、面罩、口罩、手套。

(2)物品准备:配制消毒液的容器、含氯消毒原液、量杯、量筒、G-1 型消毒剂浓度试纸、标识带、搅棒。

(3)环境要求:清洁、温湿度、空气压力、照明达标。

2.操作方法与程序

(1)往配制消毒液容器内用量筒放入自来水 40 000 mL。

(2)用量杯盛含氯消毒原液 400 mL 后倒入消毒液容器内。

(3)用搅棒将含氯消毒液搅拌均匀。

(4)用一条试纸浸入消毒液内,片刻取出,30 秒后与标准色块比较,达 500 mg/L 变色区。

(5)容器上加盖,防止消毒液挥发。

(6)贴上标识带,注明消毒液名称、浓度、配制日期、配制时间、配制人。

(7)整理用物。

3.效果评价

(1)操作动作熟练。

(2)配制溶液精确。

(3)配制浓度达标。

(4)标识清晰。

(九)下收污物法

1.操作前准备

(1)护士准备:穿外出衣、外出鞋、戴帽,着装符合要求。

(2)物品准备:下收车、快速消毒剂、含氯消毒液、高压冲洗设备、专用抹布、清洗盆。

2.操作方法与程序

(1)8∶30 与 15∶00 推下收车至治疗室门口。

(2)将密闭回收箱放至回收车。

(3)使用快速消毒剂。

(4)特殊感染器械和物品应用医疗废弃物专用袋,双层包扎,标明感染疾病类型,单独放置。

(5)按规定路线,返回消毒供应室。

(6)交与去污区工作人员。

(7)冲洗下收车后用专用抹布擦拭干净,摆放于专门位置。

(8)回收箱清洗消毒干燥保存于清洁区不锈钢架上。

(9)使用后的抹布消毒清洗晾干。

3.效果评价

(1)操作顺序正确、熟练。

(2)路线正确、不逆流。

(3)下收车标识清楚。

(4)快速消毒剂使用正确、手消无过期。

四、各类突发事件的应对措施

(一)停水

1.预知停水

(1)接到停水通知后,优先处理急需器械,同时做好储水准备,保证重要器械的清洗。

(2)重新安排作息时间,尽可能在停水前完成工作,以适应停水的时间安排。

(3)通知手术室调整手术时间。

2.突然停水

(1)发生突然停水后,立即与动力科联系。尽快了解停水原因,必要时报告院办。

(2)如需要较长时间才能供水,报告护理部、院感科,同时请护理部在局域网通知各科室做好相应的准备工作,消毒供应室备好一次性物品,满足使用科室需要。

(3)必要时请护理部说明联系去外单位进行清洗、消毒灭菌;同时请院办安排车辆运送物品并指派工作人员随车装载物品。

(4)重新安排作息时间,恢复供水后组织工作人员集中处理物品。

(5)巡查各个水龙头是否关好,以防突然来水造成泛水。做好相关事件记录。

(二)停电

1.预知停电

(1)接到停电通知后,优先处理急需器械,保证重要器械的清洗。

(2)重新安排作息时间,尽可能在停电前完成工作,以适应停电的时间安排。

2.突然停电

(1)即启用应急照明设备,保证工作区域不混乱、有序。

(2)立即与电工组联系,尽快了解停电原因;必要时报告院办。

(3)设备均无法使用,立即关闭设备电源,以防来电后损坏设备。

(4)如需要较长时间才能供电,报告护理部、院感科,同时电话通知各科室做好相应的准备工作,消毒供应室备好一次性物品,满足使用科室需要。

(5)必要时请护理部说明联系去外单位进行清洗、消毒、灭菌;同时请院办安排车辆运送物品,并指派工作人员随车装载物品。

(6)重新安排作息时间,恢复供电后组织工作人员集中处理物品。做好相关事件记录。

(三)停蒸气

1.预知停气

(1)接到停气通知后,优先处理急需器械,保证重要器械的清洗、消毒、灭菌。

(2)将清洗消毒机及压力蒸气灭菌器由蒸气阀改为电力阀门,由机械清洗改为人工清洗。

(3)重新安排作息时间,尽可能在停气前完成工作,以适应停气的时间安排。

(4)通知手术室调整手术时间。

2.突然停气

(1)发生突然停气后,立即与锅炉房联系,尽快了解停气原因;必要时报告院办。将清洗消毒机及压力蒸气灭菌器由蒸气阀改为电力阀门,由机械清洗改为人工清洗。巡查各个蒸气开关是否关好,以防突然来气造成蒸气阀门的损坏。

(2)如需要较长时间才能供气,报告护理部、院感科,同时专职带教老师在局域网通知各科室做好相应的准备工作,消毒供应室备好一次性物品,满足使用科室需要。

(3)必要时请护理部说明联系去外单位进行灭菌,同时请院办安排车辆运送物品并指派工作人员随车装载物品。

(4)重新安排作息时间,恢复供气后组织工作人员集中处理物品。做好相关事件记录。

(四)泛水

(1)发生突然泛水后,立即关闭水源总开关。

(2)及时与管道组联系,请他们帮助尽快寻找泛水原因,从源头进行治理。

(3)组织人员在最短时间内转移物资,使损失降低到最小。

(4)泛水停止后,组织人员对环境进行清洁和相应消毒。

(5)每天下班时巡查各个水源开关是否关好。

(6)做好相关事件记录。

(五)环氧乙烷气体泄漏

(1)发现环氧乙烷气体泄漏,立即戴上防毒面具,关闭电源开关和送气开关,打开门窗和排气扇,使环氧乙烷尽快排除,待环氧乙烷气体排尽,请工程师及时查找漏气的原因并进行维修。

(2)工作人员出现中毒症状时应立即离开现场,至通风良好处休息,严重者送医院急诊室进行治疗。

(3)做好相关事件记录。

(六)高压灭菌器故障

(1)由于停水、停气、停电导致灭菌器无法正常工作时,先关闭各开关,按以上停水、停气、停电的处理程序,待供水、供气、供电恢复正常,再进行工作。

(2)由灭菌器的机械问题出现的故障,马上停用。然后根据报警显示代码表寻找原因,同时通知护士长和设备维修工程师进行维修。

(3)灭菌器若需要较长时间才能修好时,报告护理部、院感科,同时请护理部在局域网通知各科室做好相应的准备工作,消毒供应室备好一次性物品,满足科室的使用需要。

(4)必要时请护理部说明联系去外单位进行灭菌;同时请院办安排车辆运送物品并指派工作人员随车装载物品。

(5)灭菌器维修好后,做 3 次 BD 试验和 3 次生物监测,待生物监测结果全部合格后灭菌物品才能交临床科室使用。

(6)出现严重故障时,如灭菌器爆炸,应立即疏散人员,组织抢救伤员,并报告总值班和派出所。

(7)做好相关事件记录。

(七)环氧乙烷灭菌器故障

(1)操作员在第一时间通知本科室护士长和相关科室护士长,由于灭菌器故障本批次物品无法使用。

(2)科室护士长根据报警显示代码表查找原因,立即通知本院工程师进行维修,同时报告护理部与院感科。

(3)质检员负责协调本院工程师与厂家工程师的联络。

(4)主班负责通知临床各科室由于灭菌器故障,昨日进行的灭菌物品无法使用。

(5)灭菌器若需要较长时间才能修好时,专职带教老师在局域网通知各科室做好相应的准备工作,消毒供应室备好一次性物品,满足科室的使用需要。

(6)必要时请护理部说明联系去外单位进行灭菌,同时请院办安排车辆运送物品并指派工作人员随车装载物品。

(7)灭菌器维修好后,需做 3 次生物监测,结果合格后方可使用该灭菌器。

(8)做好相关事件记录。

(八)清洗消毒机故障

(1)由于停水、停气、停电导致清洗机无法正常工作时,先关闭各开关,按以上停水、停气、停电的处理程序,待供水、供气、供电恢复正常,再进行工作。

(2)由清洗机的机械问题出现的故障,马上停用。然后根据报警显示代码表寻找原因,同时通知护士长和设备维修工程师进行维修。

(3)清洗机若需要较长时间才能修好时,增加去污区工作人员,由机械清洗改为人工清洗。

(4)质检员加大监测力度,保证清洗效果。

(5)做好相关事件记录。

(九)火灾

(1)一旦发生火灾,立即报告派出所;根据火势情况拨打"119",准确报告着火地点、部位、目前情况。

(2)初步判断着火原因,进行紧急处理。电起火,马上关闭总电源,然后使用干粉灭火器,忌用水扑火,以免触电。

(3)火势较小时,组织科室人员使用灭火器进行灭火;尽快组织疏散人员,转移贵重物资。

(4)协助维护秩序,为灭火救援人员、救援设备进入现场创造条件。

(5)平时加强消防安全培训,保持安全通道畅通。

(十)灭菌物品质量缺陷

(1)一旦发生灭菌物品质量问题,质检员立即通知科室领导、消毒员、无菌间工作人员和其他相关人员。

(2)立即停用现场灭菌物品,并妥善封存、登记。

(3)立即查找缺陷原因,停发已灭菌物品并召回自上次生物监测合格以来的已发物品。

(4)及时下送一次性无菌物品到使用科室。

(5)及时请专业人员进行灭菌器的检修、监测。

(6)如果是人为原因,追究相关人员的责任并做好相关记录。

五、新形势下消毒供应室护理人员要求

(一)调整工作流程,改善护理服务

1.转变观念

组织全科人员认真学习优质护理服务活动内容,大家统一认识,明确目标,以"服务临床为中

心”，不断拓宽范围，增加服务项目，为临床护理人员提供更好的专业服务，进一步减轻临床护士非专业性，事务性工作。

2.调整工作职责

经过调查并征求临床科室意见，全科讨论，发现目前工作安排和新形势不相适应环节，需要调整、改变的方面，将工作重新定位，调整工作职责。根据 WS 310.1-2009《医院消毒供应室管理规范》要求，建立建全消毒供应室岗位职责，各岗位职责明确，责任到人，为临床做好优质护理服务提供保障。

3.调整工作流程

为满足临床优质护理服务需要，将工作流程和物品供应安排进行调整；内部流程和时间重新安排；下收下送时间重新调整等。打破了以往的常规，将人员在分组和时间上做出相应调整。如将送班人员分成 2 组，每组 1 人，分车分人进行下送，减少了人力，节约了时间，同时增加了送无菌物品的次数，每天 3 次以上，尽量满足临床科室需要。

(二)完善规章制度，设置环节质量监控员

(1)重新修订规章制度，针对消毒供应专业的特殊性，完善了“无菌物品发放前质量控制制度”“无菌物品卸除制度”“无菌物品质量追溯制度”等。

(2)设置环节质量监控员 3 人，保证无菌物品质量合格。

(三)完善物品质量管理，持续改进质量

(1)从物品回收到清洗、消毒、包装、灭菌、发放等环节均有严格的质量检查标准，并建立灭菌物品质量追溯制度，发现问题及时调查与改正，充分保证供应的物品安全。

(2)加强灭菌质量的监控，做到物理监测每锅进行，化学监测每包进行，压力蒸汽灭菌生物监测每周进行，植入物每批次监测合格才可发放，B-D 实验每天灭菌前第一锅监测，B-D 实验合格后方可进行物品灭菌。

(3)护士长和质量监控员严把质量关，保证每天有一名质量监控人员在岗，不定期抽查，检查各班各岗位的工作质量，指导工作，对于存在问题及时回馈、改正，并制订改正措施，保证无菌物品质量达到 100%合格。

(四)消毒供应室护士应具备的专业素质

1.具备丰富的专业知识

根据 WS 310.1-2009《医院消毒供应室管理规范》要求，对所有需要消毒或灭菌后重复使用的诊疗器械、器具和物品均由消毒供应室集中清洗、消毒、灭菌和供应。因此，供应室人员要胜任消毒供应室的工作，就必须认真学习、加强培训，把“以患者为中心，服务于临床”作为工作目标和行动指南。全面掌握消毒供应室专业知识，如各种物品的清洗、消毒、包装、灭菌以及各种仪器设备的使用、保养等知识，供应室护士都必须做到全面掌握并能灵活运用。

2.具备熟练的操作技能

供应室护士要为临床做好优质护理服务，必须掌握各种消毒液的性能、功效、浓度、配制、使用方法、注意事项及浓度监测方法；熟练掌握各种医疗用品的消毒、灭菌方法和程序；掌握脉动真空高压蒸汽灭菌器和过氧化氢低温等离子体灭菌器的操作程序、工作原理和常见故障及紧急事故应急预案的处理等，并能熟练操作，只有这样，才能提高工作效率，更好地服务于临床科室。

3.具备良好的沟通技巧和协调能力

消毒供应室护士与临床科室人员的接触较为密切，需要具备良好的沟通技巧和协调能力。

在与临床科室人员交接物品过程中，注意文明礼貌服务，相互信任，相互尊重，耐心解释，与对方达成有效的沟通与理解。这样，既能保证工作的顺利完成，又有利于不断促进护理工作质量的提高。

4.具备不断提高个人素质的能力

医疗护理形势的发展日新月异，要适应新的发展形势，就必须不断提高自身的素质。消毒供应室护士要注意不断学习新知识、新理论、新方法和新技术，注意掌握新的操作技能，加快知识更新，不断改进工作方法，提高工作效率。

(五)建立特色服务项目，提高临床科室满意度

主动为临床一线提供优质护理服务，发挥团队协作精神，最大限度地提高工作效率。为满足临床科室需求，除了每天日常下收下送外，我们还重新制订送班职责，凡接到临床科室急需物品电话，尽量以最短的时间将急需物品送到，为临床护理工作提供保障。

(六)其他

医院消毒供应室要适应新的医院管理模式和临床诊疗发展，消毒供应室护士必须具备高尚的职业道德素质，热爱本职工作，恪守职业道德和行为规范，认真细致地做好消毒供应室工作。此外还要学习相关学科知识，刻苦钻研业务技术，不断加强自身修养，以适应新形势下护理发展的需要。这样才能更好地履行自己的职责，为临床一线服务，从而圆满地完成消毒供应室的工作任务，真正做到“将时间还给护士，将护士还给患者”。

(张成程)

第七节　消毒供应室的常用消毒方法

一、热力消毒与灭菌

在所有的可利用的消毒和灭菌方法中，热力消毒是一种应用最早、效果最可靠、使用最广泛的方法。热可以杀灭一切微生物，包括细菌繁殖体、真菌、病毒和细菌芽孢。

(一)热力消毒与灭菌的方法

热力消毒和灭菌的方法分为两类：干热和湿热消毒灭菌。由于微生物的灭活与其本身的水量和环境水分有关，所以两种灭菌方法所需的温度和时间不同。表 8-2 所提供的数据可作为实际应用时的参考。

表 8-2　不同温度下干、湿热灭菌的时间

灭菌方法	温度(℃)	持续时间(分钟)
干热	160	120
	170	60
	180	30
湿热(饱和蒸汽)	121	20
	126	15
	134	4

1.干热消毒与灭菌

干热对微生物的作用主要有氧化、蛋白质变性、电解质浓缩引起中毒而致细胞死亡。

(1)焚烧:焚烧是一种灭菌效果很好的方法,可直接点燃或在焚烧炉内焚烧,适用于对尸体、生活垃圾、诊疗废弃物、标本等废弃物的处理。

(2)烧灼:烧灼是直接用火焰灭菌。适用于微生物实验室的接种针、接种环、涂菌棒等不怕热、损坏小的金属器材的灭菌,在应急的情况下,对外科手术器械亦可用烧灼灭菌。烧灼灭菌温度很高,效果可靠,但对灭菌器械有一定的损伤性或破坏性。

(3)干烤:干烤灭菌是在烤箱内进行的,烤箱又可分为重力对流型烤箱、机械对流型烤箱、金属传导型烤箱、电热真空型烤箱等四类,适用于在高温下不损坏、不变质、不蒸发的物品的灭菌,例如玻璃制品、金属制品、陶瓷制品、油脂、甘油、液状石蜡、各种粉剂等。不适用于纤维织物、塑料制品、橡胶制品等的灭菌。对导热性差的物品或放置过密时,应适当延长作用时间;金属、陶瓷和玻璃制品可适当提高温度,从而缩短作用时间。但对有机物品,温度不宜过高,因为超过 170 ℃时就会炭化。常用温度为 160～180 ℃,灭菌时间为30～120 分钟。

使用烤箱灭菌时,应注意下列事项:①器械应洗净后再烤干,以防附着在其表面的污物炭化;②玻璃器皿干烤前亦应洗净并完全干燥,灭菌时勿与烤箱的底及壁直接接触,灭菌后应待温度降至 40 ℃以下再打开烤箱,以防炸裂;③物品包装不宜过大,放置的物品勿超过烤箱内容积的2/3,物品之间应留有空隙,以利于热空气对流,粉剂和油脂不宜太厚,以利热的穿透;④灭菌过程中不得中途打开烤箱放入新的待灭菌物品;⑤棉织品、合成纤维、塑料制品、橡胶制品、导热性差的物品及其他在高温下易损坏的物品,不可用干烤灭菌;⑥灭菌时间应从烤箱内温度达到要求温度时算起。

(4)红外线辐射灭菌:红外线辐射被认为是干热灭菌的一种。红外线是波长 0.77～1 000 μm 的电磁波,有较好的热效应,以 1～10 μm 波长最强。红外线由红外线灯泡产生,不需要经空气传导,加热速度快,但热效应只能在直射到的物体表面产生。因此不能使一个物体的前后左右均匀加热。物体的不同颜色对红外线的吸收不同,颜色越深吸收越多,反之则少。物体离光源的距离越近受热越多,反之则少。

2.湿热消毒与灭菌

(1)煮沸消毒:煮沸消毒方法简单、方便、经济、实用,且效果比较可靠。在家庭和基层医疗卫生单位,煮沸消毒目前仍然是一种常用的消毒方法。煮沸消毒的杀菌能力比较强,一般水沸腾以后再煮 5～15 分钟即可达到消毒目的。当水温达到 100 ℃时,几乎能立刻杀死细菌繁殖体、真菌、立克次体、螺旋体和病毒。水的沸点受气压的影响,不同高度的地区气压不同,水的沸点亦不同。因此,地势较高的地区,应适当延长煮沸时间。煮沸消毒时,在水中加入增效剂,如 2%碳酸钠,煮沸5 分钟即可达到消毒要求,同时还可以防止器械生锈。对不能耐热 100 ℃的物品,在水中加入0.2%甲醛,煮 80 ℃维持 60 分钟,也可达到消毒。肥皂(0.5%)、碳酸钠(1%)等亦可作为煮沸消毒的增效剂。但选用增效剂时,应注意其对物品的腐蚀性。

煮沸消毒适用于消毒食具、食物、棉织品、金属及玻璃制品。塑料、毛皮、化学纤维织物等怕热物品则不能用煮沸法消毒。煮沸消毒可用煮锅,亦可用煮沸消毒器。国产煮沸消毒器有两类:电热煮沸器和酒精灯加热煮沸器。

煮沸消毒时应注意:消毒时间应从水煮沸后算起,煮沸过程中不要加入新的消毒物品,被消毒物品应全部浸入水中,消毒物品应保持清洁,消毒前可作冲洗。消毒注射器时,针筒、针心、针头都应拆开分放，碗、盘等不透水物品应垂直放置，以利水的对流。一次消毒物品不宜过多，一般应少于消毒器容量的 3/4。煮沸消毒棉织品时，应适当搅拌。

(2)流通蒸汽消毒法：流通蒸汽消毒法又称为常压蒸汽消毒，是在 1 个大气压下，用 100 ℃左右的水蒸气进行消毒。其热力穿透主要依靠两个因素：①水蒸气凝聚时释放的潜伏热(2 259.4 J/g)；②水蒸气凝聚收缩后产生的负压(体积缩小 99.94%)。蒸汽一方面放出潜伏热，另一方面由于产生的负压，使外层的水蒸气又补充进来。因此热力不断穿透到深处。

流通蒸汽消毒设备很多，最简单的工具是蒸笼。其基本结构包括蒸汽发生器、蒸汽回流罩、消毒室与支架(图 8-2)，所需时间同煮沸法。

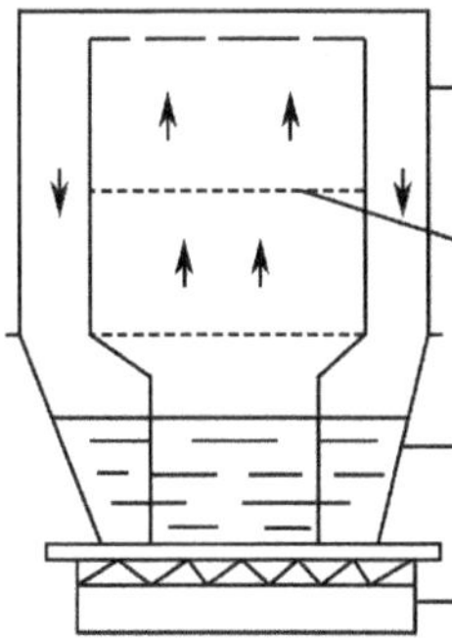

图 8-2 **流通蒸汽消毒器**

流通蒸汽有较强的杀菌作用，它可以使菌体蛋白含水量增加，使其易被热力所凝固，加速微生物的灭活。这种消毒方法常用于食品、餐具消毒和其他一些不耐高热物品的消毒。流通蒸汽消毒的作用时间应从水沸腾后有蒸汽冒出时算起。

流通蒸汽也可采用间歇灭菌，尤其是对细菌芽孢污染的物品，即：第 1 天、第 2 天、第 3 天各消毒 30 分钟，间隔期间存放在室温中。对不具备芽孢发芽条件的物品，则不能用此法灭菌。

(3)巴斯德消毒法：巴斯德消毒法起源于对酒加热 50～60 ℃以防止其腐败的观察，至今国内外仍广泛应用于对牛奶的消毒，可以杀灭牛奶中的布鲁司菌、沙门菌、牛结核杆菌和溶血性链球菌，但不能杀灭细菌芽孢和嗜热性细菌。牛奶的巴氏消毒有两种方法：一是加热至 62.8～65.6 ℃，至少保持 30 分钟，然后冷却至 10 ℃以下；二是加热至 71.7 ℃，至少保持 15 分钟，然后冷却至 10 ℃以下。巴氏消毒法可用于血清的消毒和疫苗的制备。对血清一般加热至 56 ℃，作用 1 小时，每天 1 次，连续3 天，可使血清不变质。制备疫苗时一般加热至 60 ℃，作用 1 小时。

(4)低温蒸汽消毒：低温蒸汽消毒最初用于消毒羊毛毡，它的原理是：将蒸汽输入预先抽真空的压力锅内后，其温度的高低取决于蒸汽压的大小，因此，可以通过控制压力锅的压力来精确地控制压力锅内蒸汽的温度，消毒时多采用 60～80 ℃。

(5)热浴灭菌：将物品放于加热的介质中，例如油类、甘油、液状石蜡或各种饱和盐类溶液，将温度维持在一定的高度上进行灭菌，称为热浴灭菌法。热浴灭菌是在不具备专门的压力蒸汽灭菌设备或其他特殊情况下使用的一种简易方法。由于它不能处理大型物品，并需专人守候调节控制温度，使用受到限制。可用于小量药品的灭菌，热浴可在一般煮锅中进行，必须有一温度计用以测定介质的温度。

(6)压力蒸汽灭菌：压力蒸汽灭菌除具有蒸汽和高压的特点外，因处于较高的压力下，穿透力比流通蒸汽要强，温度要高得多。①常用压力蒸汽灭菌器及其使用方法：常用的压力蒸汽灭菌器有下排气式压力蒸汽灭菌器、预真空压力蒸汽灭菌器和脉动真空压力蒸汽灭菌器。前者下部设有排气孔，用以排出内部的冷空气，后两者连有抽气机，通入蒸汽前先抽真空，以利于蒸汽的穿透。

手提式压力蒸汽灭菌器：是实验室、基层医疗、卫生、防疫单位等常用的小型压力蒸汽灭菌器。由铝合金材料制造，为单层圆筒，内有 1 个铝质的盛物桶，直径 28 cm，深 28 cm，容积约为 18 L。灭菌器12 kg左右，使用压力<1.4 kg/cm^2。①主要部件：压力表 1 个，用以指示锅内的压力；排气阀 1 个，下接排气软管，伸至盛物桶的下部，用以排除冷空气；安全阀 1 个，当压力锅内的压力超过 1.4 kg/cm^2 时，可自动开启排气。②使用方法：在压力锅内放入约 4 cm 深的清水；将待消毒物品放入盛物桶内，注意放入物品不宜太多，被消毒物品间留有间隙，盖上锅盖，将排气软管插入盛物桶壁上的方管内，拧紧螺丝将压力锅放火源上加热，至水沸腾 10～15 分钟后，打开排气阀，放出冷空气，至有蒸汽排出时，关闭排气阀，使锅内压力逐渐上升；至所需压力时，调节火源，维持到预定时间，对需要干燥的固体物品灭菌时，可打开放气阀，排出蒸汽，待压力恢复到“0”位时，打开盖子，取出消毒物品；若消毒液体，则应去掉火源，慢慢冷却，以防止因减压过快造成猛烈沸腾而使液体外溢和瓶子破裂。

立式压力蒸汽灭菌器：是一种老式压力锅，亦是下排气式。由双层钢板圆筒制成，两层之间可以盛水，盖上有安全阀和压力表，内有消毒桶，桶下部有排气阀，消毒桶容积为 48 L。压力锅一侧装有加水管道和放水龙头。灭菌器全重 60 kg 左右，可用于实验室、医院及卫生防疫机构的消毒和灭菌。使用时需加水16 L左右。使用方法同手提式压力蒸汽灭菌器。一般物品灭菌常用 1.05 kg/cm^2 压力，在此压力下温度为 121 ℃，维持 15 分钟。

卧式压力蒸汽灭菌器：这种灭菌器的优点是，消毒物品的放入和取出比较方便。消毒物品不至于因堆放过高影响蒸汽流通，多使用外源蒸汽，不会发生因加水过多而浸湿消毒物品。卧式压力蒸汽灭菌器常用于医院和消毒站，适用于处理大批量消毒物品。

卧式压力蒸汽灭菌器有单扉式和双扉式两种。前者只有一个门，供放入污染物品和取出消毒物品；后者有前后两个门，分别用于取出消毒物品和放入污染物品。主要部件有：消毒柜室和柜室压力表，夹层外套和外套夹层压力表，蒸汽进入管道和蒸汽控制阀，压力调节阀，柜室压力真空表，空气滤器等。柜室内有蒸汽分流挡板和放消毒物品的托盘，门上有螺旋插销门闩，使用压力为 2.8～5.6 kg/cm^2。

预真空压力蒸汽灭菌器：是新型的压力蒸汽灭菌器，这种灭菌器的优点有灭菌前先抽真空，灭菌时间短，对消毒物品损害轻微，在消毒物品放置拥挤重叠情况下亦能达到灭菌，甚至有盖容器内的物品亦可灭菌，而且工作环境温度不高，消毒后的物品易干燥等。整个灭菌过程采用程序控制，既节省人力又稳定可靠。缺点是价格较贵，发生故障时修理较困难。

脉动真空压力蒸汽灭菌器：依据真空泵的不同可分为水循环式和低压蒸汽喷射式真空泵两种。脉动真空压力蒸汽灭菌器是目前医学领域使用最广泛、最安全有效的医疗器械灭菌方法。对脉动真空压力蒸汽灭菌监测 6 480 锅次，包内化学指示卡监测合格率 99.9%，温度监测合格率 99.8%，生物指示剂监测合格率 100%，因此，运行良好的脉动真空压力蒸汽灭菌器灭菌效果可靠。

快速压力蒸汽灭菌器：随着医疗技术的快速发展，医院手术及口腔、内镜诊疗患者的增多，医疗器械库存不足的问题日益突出，传统的消毒灭菌方法渐渐不能满足临床的需要，一系列快速灭菌方法便应运而生，快速压力灭菌技术就是其中之一。新的快速压力蒸汽灭菌器体积小，智能化程度高，基本能满足临床的需要。但是也暴露了不少问题，一是缺乏过程监控和结果的监测记录；二是存在二次污染的问题；三是器械灭菌前很多清洗不彻底，因此要加强培训和管理。②压力蒸汽灭菌的合理应用：压力蒸汽灭菌虽然具有灭菌速度快、温度高、穿透力强、效果可靠等优点，但如果使用不得当，亦会导致灭菌的失败。

压力蒸汽灭菌器内空气的排除：压力蒸汽灭菌器内蒸汽的温度不仅和压力有关，而且和蒸汽的饱和度有关。如果灭菌器内的空气未排除或未完全排除，则蒸汽不能达到饱和，虽然压力表达到了预定的压力，但蒸汽的温度却未达到要求的高度，结果将导致灭菌失败。检查灭菌器内冷空气是否排净的方法是：在排气管的出口处接一皮管，将另一端插入冷水盆中，若管内排出的气体在冷水中产生气泡，则表示尚未排净，仍需继续排气；若不产生气泡，则表示锅内的冷空气已基本排净。如果待灭菌器内有一定量的蒸汽之后再排气，则有利于空气的排净。

灭菌的时间计算：应从灭菌器腔内达到要求温度时算起，至灭菌完成为止。灭菌时间的长短取决于消毒物品的性质、包装的大小、放置位置、灭菌器内空气排空程度和灭菌器的种类。灭菌时间由穿透时间、杀灭时间和安全时间三部分组成。穿透时间随不同包装、不同灭菌物品而不同。杀灭微生物所需时间，一般用杀灭脂肪嗜热杆菌芽孢所需时间来表示，在 121 ℃时需 12 分钟，132 ℃时需 2 分钟，115 ℃时需 30 分钟。安全时间，一般为维持时间的一半。

消毒物品的包装和容器要合适：消毒物品的包装不宜过大、过紧，否则不利于蒸汽的穿透。下排气式的敷料包一般不应大于 30 cm×30 cm×25 cm，预真空和脉动真空的敷料包不应大于 30 cm×30 cm×50 cm。盛装消毒物品的盛器应有孔，最好用铁丝框。过去常将消毒物品，尤其是注射器，放入铝饭盒内，但饭盒加盖后蒸汽难以进入，内部的空气亦不易排出，按规定时间灭菌常不能达到预定效果。顾德鸿(1984 年)研制的注射器灭菌盒，解决了这一问题。该盒的盖和底上有许多小孔，内面各固定一张耐高压滤纸，蒸汽可以自由通过而尘埃和细菌则不能进入。

消毒物品的合理放置：消毒物品过多或放置不当均可影响灭菌效果。一般来说，消毒物品的体积不应超过灭菌室容积的 85%，也不能少于 15%，防止小装量效应；放置消毒物品时应注意物品之间留有一定空隙，以利于蒸汽的流通；大敷料包应放在上层，以利于内部空气的排出和热蒸汽的穿透，空容器灭菌时应倒放，以利于冷空气的排出，垂直放置消毒物品可取得更佳的灭菌效果。

控制加热速度：使用压力蒸汽灭菌时，灭菌时间是从柜室内温度达到要求温度时开始计算的。升温过快，柜室温度很快达到了要求温度，而消毒物品内部达到要求温度则还需较长时间，因此，在规定的时间内往往达不到灭菌要求，所以必须控制加热速度，使柜室温度逐渐上升。

消毒物品的预处理：带有大量有机物的物品，应先进行洗涤，然后再高压灭菌；橡皮管灭菌前应先浸泡于 0.5%氢氧化钠或碱性洗涤剂磷酸三钠溶液中，使溶液流入管内，并应注意防止发生气泡，然后煮沸15～20 分钟，以除去管内遗留的有机物。煮沸后用自来水冲洗干净管内外遗留的碱性洗涤液，再用蒸馏水冲洗，并随即进行压力灭菌。由于管内有水分，温度升高快，易达到灭菌效果。

防止蒸汽超热：在一定的压力下，若蒸汽的温度超过饱和状态下应达到的温度 2 ℃以上，即成为超热蒸汽。超热蒸汽温度虽高，但像热空气一样，遇到消毒物品时不能凝结成水，不能释放潜热，所以对灭菌不利。防止超热现象的办法是：勿使压力过高的蒸汽进入柜室内，吸水物品灭菌前不应过分干燥，灭菌时含水量不应低于 5%；使用外源蒸汽灭菌器时，不要使夹套的温度高于柜室的温度，两者应相接近，控制蒸汽输送管道的压力，勿使蒸汽进入柜室时减压过多，放出大量的潜热，灭菌时不要先用压力高的蒸汽加热到要求温度，然后再降低压力，蒸汽发生器内加水量应多于产生蒸汽所需水量。

注意安全操作：每次灭菌前应检查灭菌器是否处于良好的工作状态，尤其是安全阀是否良好；加热和送气前检查门或盖是否关紧，螺丝是否拧牢，加热应均匀，开、关送气阀时动作应轻缓；灭菌完毕后减压不可过猛，压力表回归"0"位时才可打开盖或门；对烈性污染物灭菌时，应在排气孔末端接一细菌滤器，防止微生物随冷空气冲出形成感染性气溶胶。

除各种专用的高压灭菌器之外，炊事压力锅亦可用于消毒灭菌，适用于家庭、没有压力灭菌器的基层医疗卫生单位和私人诊所的消毒灭菌。在野战和反生物战条件下，家用压力锅亦是简单、方便、效果可靠的消毒灭菌器材。

家用压力锅使用方法：首先根据压力锅的大小加入适量的水，将消毒物品放在锅内的支架上，勿使物品靠得太紧，密封盖口，放热源上加热，待有少量蒸汽从排气孔排出时，将限压阀扣在排气孔的阀座上，当限压阀被排出的蒸汽抬起时减少加热，维持压力 15～20 分钟，然后退火，冷却，取下限压阀，使蒸汽排出，待蒸汽排尽后，打开压力锅，取出消毒物品。有报道以脂肪嗜热杆菌芽孢为指示菌，检查了家用压力锅对牙科器材的灭菌效果，结果试验组芽孢条全部被灭菌，而对照组均有菌生长，认为家用压力锅是一种快速、有效、廉价的灭菌方法，可用于少量器械的灭菌。

(二)热对微生物的杀灭作用和影响因素

1.热对微生物的杀灭作用

热可以杀灭各种微生物，但不同种类的微生物对热的耐受力不同。细菌繁殖体、真菌和病毒容易被杀灭。细菌芽孢的抵抗力比其繁殖体抗热力强得多，炭疽杆菌的繁殖体在 80 ℃只能存活 2～3 分钟，而其芽孢在湿热 120 ℃，10 分钟才能杀灭，肉毒杆菌芽孢对湿热亦有较强的抵抗力，在 120 ℃可存活 4 分钟，而在 100 ℃需作用 330 分钟才能杀死。立克次体对热的抵抗力较弱，一般能杀灭细菌繁殖体的温度亦可杀灭立克次体。大多数病毒对热的抵抗力与细菌繁殖体相似。抵抗力较强的病毒例如脊髓灰质炎病毒，在湿热 75 ℃，作用 30 分钟才能杀死。而婴儿腹泻病毒对湿热 70 ℃可耐受 1 小时以上，在 100 ℃时 5 分钟才能灭活。肝炎病毒亦是抗热力较强的病毒，甲型肝炎病毒在 56 ℃湿热 30 分钟仍能存活，煮沸 1 分钟可破坏其传染性，压力蒸汽 121 ℃能迅速致其死亡。乙型肝炎病毒在 60 ℃能存活 4 小时以上，85 ℃作用60 分钟才能杀死，压力蒸汽 121 ℃作用 1 分钟才能将其抗原性破坏，它对干热 160 ℃能耐受 4 分钟，180 ℃作用 1 分钟可以灭活。因为病毒抗原的破坏晚于病毒的杀灭，所以用乙型肝炎表面抗原作为乙型肝炎病毒灭活指标的方法有待商榷。

在不同温度下培养的微生物对热的抵抗力也不一样。一般来说，在最适宜温度下培养的微生物和生长成熟的微生物抵抗力强，不易杀灭(表 8-3)。

从表 8-3 可以看出，无论是干热还是湿热，对繁殖体微生物的杀灭作用都比对芽孢的杀灭作用大得多。热对不同芽孢的灭活能力不同。用饱和蒸汽 121 ℃灭活 10^6 个枯草杆菌黑色变种芽孢，所需时间<1 分钟，而在同样暴露的情况下，杀灭嗜热脂肪杆菌芽孢 10^5 个，则需要 12 分钟。但在干热灭菌时，枯草杆菌黑色变种芽孢的抵抗力则比嗜热脂肪杆菌芽孢更强。

2.微生物热灭活的影响因素

一般认为，影响微生物热死亡的因素可以概括为 3 类：①由遗传学决定的微生物先天的固有抗热性；②在细菌生长或芽孢形成的过程中，环境因素对其抗热力的影响；③在对细菌或芽孢加热时，有关环境因素的影响。

表 8-3 热对各种微生物的致死时间

抵抗力	微生物	热致死时间(分钟)				
		煮沸	压力蒸汽		干热	
		100 ℃	121 ℃	130 ℃	160 ℃	180 ℃
弱	非芽孢菌、病毒、真菌和酵母菌	2	1	<1	3	<1
较弱	黄丝衣菌素、肝炎病毒、产气荚膜杆菌	5	2	<1	4	
中等	腐败梭状杆菌(芽孢)、炭疽杆菌芽孢	10	3	<1	6	<1
高等	破伤风杆菌(芽孢)	60	5	1	12	2
特等	类脂嗜热杆菌芽孢、肉毒杆菌芽孢	500	12	2	30	5
	泥土嗜热杆菌芽孢	>500	25	4	60	10

(1)影响微生物对热抵抗力的因素。①微生物的种类：不同种类的微生物或同种微生物的不同株，对热的抵抗力有很大的差别。由强到弱依次为朊病毒>肉毒杆菌芽孢>嗜热脂肪杆菌芽孢、破伤风杆菌芽孢>炭疽杆菌、产气荚膜杆菌>乙型肝炎病毒、结核杆菌、真菌>非芽孢菌和普通病毒。②微生物的营养条件：研究证明，不同营养条件下生长的微生物的抗热力不同。不同培养基上生长的微生物 D_{100} 值变化范围相差 10 倍。不同的培养基成分，例如糖、氨基酸、脂肪酸、阳离子、磷酸盐等，均可影响微生物生长的数量，亦可影响微生物的抵抗热的能力。干酪素消化培养基、各种植物抽提物培养基均能形成抵抗力强的芽孢。在培养基内加入磷或镁，甚至加入可利用的碳水化合物、有机酸或氨基酸时，微生物的抗热性也增高，表 8-4 列出了不同蛋白质含水量与凝固温度的关系。③生长温度的影响：微生物生长环境的温度对其抗热力有明显的影响。有报道，炭疽杆菌芽孢的抵抗力随培养温度的升高而增强；一些嗜热杆菌芽孢在较高温度下生长，抗热力更强。生长在 30 ℃、45 ℃、52 ℃的凝结杆菌芽孢，随温度升高，抵抗力增强。④菌龄和生长阶段：一般认为，成熟的微生物比未成熟的微生物抵抗力强。繁殖体型微生物在不同生长阶段对热的抵抗力亦不相同。耐热链球菌在生长对数期的早期，对热的抵抗力强；大肠埃希菌试验证明，在静止期对热的抵抗力较强，增长最快时抵抗力最强。⑤化学物质：化学处理可以改变芽孢的抗热能力。钙离子可使芽孢的抗热力增强，而水合氢离子可使芽孢的抵抗力降低。两种状态的芽孢之间对湿热的 D 值相差大于 10 倍。

表 8-4 蛋白质含水量与凝固温度的关系

卵清蛋白含水量(%)	凝固温度(℃)
50	56
25	74～80
18	80～90
6	145
0	160～170

(2)微生物所处的环境。①有机物的影响：当微生物受到有机物保护时，需要提高温度或延长加热时间，才能取得可靠的消毒效果。用热杀灭在脂肪内的芽孢比杀灭在磷酸盐缓冲液中的芽孢困难得多。不同类型的脂肪提高芽孢抗热力的作用大小不同，依次为：橄榄油<油酸甘油酯

＜豆油＜葵酸甘油酯＜月桂酸甘油酯。②物体的表面性质：污染在不同物体表面的微生物对热的抵抗力不同。污染在3种不同载体上的微生物，加热时其D值依次为：沙＞玻璃＞纸。

(3)加热环境的影响。①pH和离子环境：培养液的pH、缓冲成分、氯化钠、阳离子、溶液的类型等，对热力消毒均有一定的影响。②相对湿度：相对湿度(relative humidity，RH)是指实际水蒸气的压力与在同等条件下饱和水蒸气压力之比，是微生物周围大气中水分的状况。湿热灭菌时RH＝100%，干热灭菌时RH＜100%，可以是0～100%之间的任何数值。干热灭菌时，微生物的灭活率是其水含量的函数，而微生物的含水量是由其所处的环境RH决定的，所以灭活率随灭菌环境的RH变化，RH越高，灭菌效果越好。③温度：温度表示热能的水平，是热力消毒和灭菌的主要因素。无论是干热还是湿热，均是随温度的升高，微生物灭活的速度加快。在干热灭菌时，细菌芽孢热灭活的Z值变化范围是15～30 ℃；在湿热灭菌中，Z值的范围是5～12 ℃。干热和湿热灭菌Z值的差别，可能是由于它们的作用机制不同造成的。④大气压：气压直接影响水及蒸汽的温度，气压越高，水的沸点越高。不同海拔高度的大气压不同，水的沸点也不同，故在高原上煮沸消毒时应适当延长消毒时间。⑤被消毒物品的种类及大小：物品的传热能力可影响消毒效果。例如，煮沸消毒金属制品，一般15分钟即可，而消毒衣服则需30分钟。密封瓶子中的油比水更难消毒，因为油不产生蒸汽，与干热相似。被消毒物品的大小，对热力消毒也有影响，过大的物品其内部不易达到消毒效果，故需要根据物品的种类和大小确定消毒的时间。

(三)热力灭菌效果的检测

1.压力蒸汽灭菌器灭菌效果的监测

(1)工艺监测：压力蒸汽灭菌工艺监测包括灭菌设备故障检查，确保灭菌温度、时间、蒸汽质量不出问题，及灭菌物品包装材料、大小、摆放等。

(2)留点温度计测试法：留点温度计的构造和体温表相同，其最高指示温度为160 ℃。使用时先将温度计内的水银柱甩到50 ℃以下，然后放入消毒物品内的最难消毒处，灭菌完毕后取出观察温度示数。留点温度计指示的温度即灭菌过程中达到的最高温度。缺点是不能指示达到所指示温度的持续时间，仅可根据所达到的温度分析消毒效果。

(3)化学指示剂测试法：化学指示器材是检测压力蒸汽灭菌的最常用器材，主要有以下种类。①指示胶带和标签：这类器材使用时贴于待灭菌包外，灭菌处理后色带颜色由淡黄色变为黑色，用以指示已经灭菌处理，但不能指示灭菌效果。②化学指示卡：分121 ℃指示卡和132 ℃指示卡两种，既可指示灭菌时的温度，又可以指示达到灭菌温度的持续时间，用于间接指示压力蒸汽灭菌效果，使用时放于待灭菌包内，灭菌后取出观察指示色块是否达到标准颜色，以判断是否达到灭菌要求，使用很方便。③指示管：化学物质都有一定的熔点，只有当温度达到其熔点时才会熔化。熔化了的物质冷却后仍再凝固，但其形态可与未熔化时的晶体或粉末相区别。据此原理，可以把一些熔点接近于压力蒸汽灭菌要求温度的化学物质的晶体粉末装入小玻璃管内(一般长2 cm，内径0.2 mm)。高压灭菌时将指示管放入消毒物品内，灭菌完毕后取出观察指示管内的化学物质是否已熔化。但是无论加或不加染料的化学指示管，都只能指示灭菌过程是否达到了预定温度，而不能指示这一温度的持续时间，现在较少使用。

Brewer等为了使指示管既能指示温度，又能指示温度持续的时间，精心设计了一种温度和时间控制管。Diack指示管是国外专用于测试压力蒸汽灭菌效果的商品指示管之一。管内有1片Diack片，淡棕色，在温度为120～122.2 ℃时，经5～8分钟全部熔化，当温度为118.3 ℃时需20～30分钟才能熔化，使用时将其放在消毒物品内，消毒后可根据其是否熔化来分析灭菌效果。

Brown 小管是装有红色液体的小玻璃管，国外市售品，当温度为 120 ℃时经 16 分钟，或 130 ℃时经 6.5 分钟，小管内的红色液体变为绿色。

近几年来，国外市场上一种新的检测管被引用在消毒灭菌效果的监测上，这种管用来模拟各种有腔导管的灭菌，效果比较可靠。

(4)生物监测法：微生物学测试法是最可靠的检查方法，可直接取得灭菌效果资料。①指示菌株：国际通用的热力灭菌试验代表菌株为嗜热脂肪杆菌芽孢(ATCC7953)，它的抗湿热能力是所有微生物(包括芽孢)中最强的。煮沸 100 ℃死亡时间是 300 分钟；压力蒸汽 121 ℃时死亡时间是 12 分钟，132 ℃时死亡时间是 2 分钟；干热 160 ℃时死亡时间为 30 分钟，180 ℃时死亡时间为 5 分钟。这种芽孢对人不致病，在 56 ℃下生长良好，可以在溴甲酚紫葡萄糖培养基上生长，可使葡萄糖分解、产酸，使培养基由紫色变成黄色，用该菌制备生物指示剂要求每片含菌量在 $5.0\times10^5\sim5.0\times10^6$ cfu。②菌片制备和测试方法：嗜热脂肪杆菌芽孢菌液的制备，载体(布片或滤纸片)的制作和染菌方法等。

测试时将菌片装入灭菌小布袋内(每袋 1 片)，以防止菌片被污染。然后将装有菌片的布袋放入消毒物品内部。灭菌后取出菌片，接种于溴甲酚紫蛋白胨液体培养管内，56 ℃下培养 48 小时观察初步结果，7 天后观察最后结果。溴甲酚紫蛋白胨液体培养原为淡紫色，若培养后颜色未变，液体不发生浑浊，则说明芽孢已被杀灭，达到了灭菌效果；若变成了黄色，液体浑浊，则说明芽孢未被杀灭，灭菌失败。

常见的还有自含式生物指示剂，其将指示菌和培养液混为一体，不需要自己准备培养液，使用方法同菌片法，但培养时间由 7 天缩短为 48 小时，使用很方便，是目前医院中最为常用的生物指示剂。

(5)温度×时间自动记录仪：温度×时间自动记录仪是一种较先进的压力、温度和时间测定仪，以电子形式记录，人机界面，具有较高的精度，灭菌过程完毕后，可以用智能信号转换器将整个灭菌过程的状态在电脑上重现。

2.干热灭菌器灭菌效果的检查

(1)热电偶和留点温度计测试法：使用方法同压力蒸汽灭菌。此法可指示灭菌物品包内部的温度。但由于一般烤箱都设有温度计，可以从外部直接观察烤箱内部的温度，所以这两种测试法并不太常用。

(2)化学指示管：在压力蒸汽灭菌效果检查中应用仅能指示达到的温度而不能指示达到温度所需时间的化学指示管，在干热灭菌中一般是不用的。国外有专用于测定干热灭菌效果的指示管出售。BrowneⅢ号管在 160 ℃、60 分钟，可由红色变为绿色；BrowneⅣ号管在 170 ℃、30 分钟，可由红色变为蓝色。

(3)生物监测法：使用菌株为枯草杆菌黑色变种芽孢(ATCC9372)，含菌量在 $5.0\times10^5\sim5.0\times10^6$ cfu/mL。现在已经有商品化的生物监测管。

测试时将菌片装入灭菌试管内(每袋 1 片)，灭菌器与每层门把手对角线内、外角处放置 2 个含菌片的试管，试管帽置于试管旁，关好柜门，经一个灭菌周期后，待温度降至 80 ℃，加盖试管帽后取出试管。在无菌条件下，加入普通营养肉汤培养基，于 37 ℃培养 48 小时，初步观察结果，无菌生长管继续培养 7 天。若每个指示菌片接种的肉汤管均澄清，判为灭菌合格；若指示菌片之一接种的肉汤管浑浊，判为不合格；对难以判定的肉汤管，0.1 mL 接种于营养琼脂平板，37 ℃培养 48 小时，观察菌落形态并作涂片镜检，判断是否有菌生长，若有菌生长为不合格，若无菌生长判为合格。生物监测管的使用同上，无须接种，取出直接培养即可。

（四）过滤除菌

用物理阻留方法去除介质中的微生物，称为过滤除菌。大多数情况下，过滤只能除去微生物而不能将之杀死。处理时，必须使被消毒的物质通过致密的滤材从而将其中的微生物滤除，因此只适用于液体、气体等流体物质的处理。乳剂、水悬剂过滤后，剂型即被破坏，故不宜使用此法。过滤除菌的效率主要随滤材性能而异，微生物能否被滤除，则取决于它本身的大小。

近几年发展较快的是过滤除菌净化材料，特别是有机高聚物制备膜过滤材料，被认为是21世纪最有发展前途的高科技产品之一。常用的高分子膜材料有纤维素类、聚砜类、聚丙烯腈（PAN）、聚偏氟乙烯（PVDF）、聚醚酮（PEK）、聚酰亚胺（PI）等工程高分子材料。高分子纳米滤膜是近年国际上发展较快的膜品种之一，该类膜对相对分子质量在300以上的有机物的截留率较高，对细菌、病毒的过滤效果较好。

二、电离辐射灭菌

20世纪50年代，美国科学家用电子加速器进行实验，证明电子辐射能使外科缝合线灭菌，这种利用γ射线、X射线或离子辐射穿透物品、杀死其中的微生物的低温灭菌方法，统称为电离辐射灭菌。由于电离辐射灭菌是低温灭菌，不发生热的交换，与常用的压力蒸汽灭菌相比，具有穿透力强、灭菌彻底、可对包装后的产品灭菌、不污染环境、在常温常湿下处理等优点，所以尤其适用于怕热怕湿物品的灭菌，而且适合大规模的灭菌。目前，不少国家对大量医疗用品、药品、食品均采用辐射灭菌。对电离辐射中的安全问题，各国都有不同的法律和规章制度来保证。

（一）辐射能的种类

电离辐射能可以大致分为两类：即电离辐射（非粒子性的）和粒子辐射（加速电子流）。按其来源分为X射线、γ射线。

1.γ射线

γ射线是光子流，其波长很短，由于它们不带电，所以在磁场中不发生偏转。γ射线通常是在原子核进行衰变或衰变中伴随发射出来的。原子核发生α或β衰变时，所产生的子核常常处于较高的状态——核激发态，而当子核从激发态跃迁到能量较低的激发态或基态时，就会放出γ射线。

2.X射线

与γ射线的本质是一样的，统属电磁辐射。但它们发起的方式不同，X射线的发射是从原子发生的，当有一个电子从外壳层跃迁到内壳层时将能量以X线发射出来，或用人工制造的加速器产生的快中子轰击重金属所产生。

3.粒子辐射

粒子的辐射有多种，有天然的和人为的，包括α射线、β射线、高能电子、正电子、质子、中子、重于氢的元素离子、各种介子。天然存在的α、β射线穿透力弱，不适用于辐射加工。而人为的正电子、质子、中子、介子和重离子束穿透物质的能力有限，且价格昂贵难于生产，另一方面会导致被照物质呈现明显的放射性。电子加速器将电子加速到非常高的速度时，即获得了能量和穿透力，实际上是将电子获得的能量限制在不超过10 MeV的水平上（如果再增加能量将可能使被照物质获得放射性），其在单位密度的物质里的穿透深度是0.33 cm/MeV，远低于γ射线。

（二）电离辐射剂量和剂量单位

1.能量

电子伏特(eV)指单个电子在 1 V 电压作用下移动获得的能量。1 电子伏特(eV)等于 1.602×10^{-19} 焦耳(J)，该单位可用于电磁辐射和粒子辐射。$1\ MeV=10^6\ eV$。

2.吸收剂量

电离辐射照射物体时，通过上述的种种作用，将全部或部分能量传给受照射物体，或者说，受照射物体吸收电离辐射的全部或部分能量，这个能量通常称为剂量。

3.照射量

照射量是 X 或 γ 射线在每单位质量空气中释放出来的所有电子被空气完全阻止时，在空气中产生的带正电或负电的离子总电荷，照射量的单位是伦琴(R)。

4.剂量当量

一定的吸收剂量所产生的生物效应，除了与吸收剂量有密切关系外，还与电离辐射的类型、能量及照射条件等因素有关。对吸收剂量采用适当的修正因子后就可以与生物效应有直接的联系。这种经过修正的吸收剂量就称为剂量当量，专用单位是雷姆(rem)。

5.放射性强度及其单位

放射性强度是用来描写放射性物质衰变强弱的，表示单位时间内发生衰变的原子核数(以每秒若干衰变数表示)，放射性强度常用的单位为居里(Ci)，其定义为某一放射源每秒能产生 3.7×10^{10} 次原子核衰变，该源的放射性强度即为 1 Ci。

（三）电离辐射装置

大规模辐射灭菌通常使用两种类型的辐射源，一种是用放射性核素(如^{60}钴)作辐射源的装置，另一种是将电子加速到高能的电子加速器。

1.^{60}钴辐射源装置

^{60}钴(^{60}Co)是放射性核素，它是在反应堆中用于照射^{59}Co 产生的人工放射性核素，其半衰期为 5.3 年，每年放射性强度下降 12.6%，^{60}Co 是一种发电中核产物的副产品，造价相当低廉。常用的源强为 105～106 Ci，辐射装置必须放在能防辐射的特殊混凝土中，不用时放射源放入深水井中，工作人员可安全进入，需要照射时升到照射位置即可。

2.^{60}铯辐射源装置

^{60}铯也可释放 γ 射线，是一种常用的 γ 射线辐射源。

3.电子加速器

电子加速器实质上是把带电的粒子，例如电子或质子，或其他的重离子，在强电场力的作用下，经过真空管道，加速到一定能量的设备。辐射灭菌应用的加速器与工业上应用的加速器一样，必须具备以下的一些基本要求：①能连续地可靠工作；②有足够大的输出功率；③性能稳定；④有较高的效率；⑤操作方便，维修简单；⑥屏蔽条件良好，可以保证操作人员安全。加速的电场，可以是静电场，也可以是高频周期电场。一般将加速器分为两种：一种是脉冲流加速器，另一种是直流加速器。电子加速器的发明和完善，逐步替代了放射性核素的地位，与放射性核素相比，具有功率大、可以随时停机、停机后不消耗能量，没有剩余射线、可以直接利用电子进行辐射，射线的利用率高等特点。通常用于辐照灭菌的机器是 5～10 MeV 的电子加速器。

(四)影响辐射灭菌效应的因素及剂量选择

1.影响因素

(1)微生物的种类和数量:微生物对辐射固有的耐受性叫抗性,不同类型的微生物对辐射灭菌的效应是不同的,同一菌种其含菌量不同,则辐射敏感性也不同。

电离辐射灭菌剂量的确定与物品的初始污染菌对辐射的敏感性和拟达到的灭菌保证水平等因素有关。在众多因素中,以初始污染菌的数目与灭菌剂量的关系最为密切。初始污染菌量越多,灭菌后留下杀死的菌体多,这些死菌体都将成为致热原,因此必须降低产品的初始污染菌量。初始污染菌量与三大污染要素有关,即原料、环境和人员因素,操作技术因素,产品的存贮条件(时间、温度、湿度)因素等。

初始污染菌数量是决定该产品辐照灭菌剂量的一个重要依据,也关系到其他医疗产品辐射灭菌剂量和临床应用的安全性。①样品细菌回收率计算:平均回收率=(洗脱的平均菌数/洗脱前染菌平均菌数)×100%。②校正因子的计算:校正因子=100/平均回收率。③辐照剂量的确定:根据初始污染菌数,查找 ISO1137 标准附录 B 方法 1 获得最低灭菌剂量。

辐照产品初始污染菌情况是企业生产先进程度评判的重要指标之一,反映了企业生产环境的控制能力。因此,企业应通过改进生产工艺、治理生产环境,以高标准的卫生环境设施,精密的卫生学测试手段和易于清扫、消毒、净化、秩序井然的生产控制水平来降低初始污染菌量,确保产品卫生质量。

(2)介质:微生物所依附的介质对辐射效应影响很大。辐射灭菌间接作用是主要的,不同介质辐射后产生不同的自由基,这些不同的自由基和微生物相互作用的效果不同,因此,不同介质对辐射效应的影响是比较明显的。

(3)温度:许多生物大分子和生物系统的辐射敏感性随照射时温度降低而降低,这种效应主要原因是温度降低,使早期辐射作用产生的自由基减少或在低温下(冰点以下)限制了水自由基的扩散,从而减少了酶分子和自由基相互作用的机会,所以高温可使酶对辐射敏感增加。

(4)氧气:在氧气或空气中照射生物大分子(酶和核酸),其辐射敏感性一般比在真空或在惰性气体中照射高。但这种现象是指在于电离辐照干燥的生物大分子产生的。如在稀水溶液中,氧的增强作用极小或不增强,甚至还出现防护作用。这主要是因为氧气与辐射诱发的自由基具有高度亲和力,在水溶液中氧有清除水产生的自由基的作用。

(5)化学药剂:化学药品中的保护剂使微生物不敏感,如含巯基化合物、抗坏血酸盐、乙醇、甘油、硫脲、二甲亚砜、甲酸钠、蛋白等;而敏化剂使微生物致敏,如氨基苯酚、碘乙酰胺、N-乙基马来酰亚胺、卤化物、硝酸盐、亚硝酸盐、维生素 K 等。

2.剂量选择

剂量的选择直接关系到辐射灭菌的效果,通常考虑如下。

(1)从微生物学角度计算灭菌剂量:一般采用下式计算:$SD=D_{10}\times\log(\frac{N_0}{N})$。

式中,SD:灭菌剂量;D_{10}:杀灭 90%指示菌所需剂量;N_0:灭菌前污染菌数;N:灭菌后残存菌数。

指示菌一般采用短小芽孢杆菌芽孢;灭菌前的污染菌数 N_0 是影响灭菌剂量的重要因素,不必每次都测,但应定期测定,以观察有关变化及特殊情况;灭菌后的残余细菌数,一般采用 10^{-6},这一数值是以灭菌处理 100 万个试样品,全部作灭菌试验时,试验样品残余细菌发现率在 1 或

1 以下。

(2)从被灭菌的材料方面确定灭菌剂量：射线辐照被消毒用品，由于射线与物质发生一系列物理化学变化，将对材料产生影响，因此要综合考虑材料性能和微生物杀灭条件来确定灭菌剂量。

(3)2.5 Mrad 剂量的确定：不论灭菌的医疗用品类型如何，在大多数国家，最小或平均的吸收剂量以 2.5 Mrad 被认为是合适的灭菌剂量。

(五)辐射灭菌的应用

1.医疗用品的灭菌

(1)使用情况：辐射灭菌应用于医疗用品是从 20 世纪 50 年代逐步发展起来的。1975 年，世界上只有65 个γ射线辐照消毒装置，10 多台加速器用于辐射消毒，其中绝大多数是在 20 世纪 60 年代末到 20 世纪 70 年代初投入运行的。目前，辐射灭菌用于医疗用品的灭菌已经非常普遍，我国各大中城市、医学院校几乎都有放射源，并且对外开展辐射灭菌技术服务，灭菌服务的领域已经延伸到敷料、缝合线、注射器和输液器、采血器械、导管和插管、手术衣、精密器械、人工医学制品、各种化验设备、节育器材、一次性使用医疗用品、患者和婴幼儿日常用品等。

(2)可用辐射灭菌的医疗用品：可用辐射灭菌的医疗用品有手术缝合线、注射针头、塑料检查手套、气管内插管、产科毛巾、输血工具、牙钻、脱脂棉、卫生纸、塑料皮下注射器、塑料及橡皮塞导管、塑料解剖刀、覆盖纱布、输血器杯、血管内开口术套管、外科刀具、透析带、人造血管、塑料容器、人工瓣膜、采血板、手术敷料、病员服、被褥等。

(3)灭菌效果：用酶联免疫吸附法确定电离辐射杀灭乙肝病毒的效果，用物理性能试验，确定其对高分子材料的影响。结果以^{60}钴为照射源，当剂量 20 kGy 时灭菌效果可靠，且不改变被消毒物(包括镀铬金属、乳胶、聚丙烯等)材料的理化性质，患者使用电离辐射灭菌后的物品无不良反应，进一步证明了电离辐射灭菌法是一种较为理想的灭菌方法。

2.药品的辐射灭菌

(1)应用情况：因为很多药品对湿、热敏感，特别是中药材、成药由于加工和保管困难，难于达到卫生指标，我国自20 世纪 70 年代以来，已对数百个品种的中成药做了研究，对其质量控制和保存作出了突出贡献。西药方面，药厂对抗生素、激素、甾体化合物、复合维生素制剂等大都采用辐射灭菌。照射后发现，经 2 Mrad 照射后除了少数例外，药物一般可保存四年，没有发现不利的化学反应。污染短小芽孢杆菌的冷冻干燥青霉素，用γ射线照射发现与在水中有同样的 D 值为 200 krad，没有发现有破坏效应，试验中发现大剂量照射对牛痘苗中病毒可能有些破坏，同时发现电离辐射对胰岛素有有害的影响。

(2)可用于辐射灭菌的药品：①抗生素类：青霉素 G 钾(钠)、苯基青霉素钠、普鲁卡因青霉素油剂(或水混悬液)，氯唑西林、氨苄西林、链霉素、四环素、金霉素、红霉素、万古霉素、硫酸多粘菌素，两性霉素 B，利福平，双氢链霉素、土霉素、氯霉素、卡那霉素、硫酸新霉素等。②激素类：丙酸睾酮及其油溶液、己烯雌酚、醋酸孕烯醇酮、可的松、雌二醇、孕甾醇、醋酸可的松、泼尼龙等。③巴比妥类：巴比妥、戊巴比妥、阿普巴比妥钠、苯巴比妥、异戊巴比妥、甲苯比妥等。

3.食品的辐射灭菌

(1)国内外食品辐照灭菌研究概况：我国自 1958 年开始食品照射研究以来，先后开展了辐射保藏粮食、蔬菜、水果、肉类、蛋类、鱼类和家禽等的研究，获得了较好的杀虫、灭菌和抑制发芽、延长保存期和提高保藏质量的效果。辐射杀菌过程包括以下步骤：①加热到 65～75 ℃。②在真空中包装。即在不透湿气、空气、光和微生物的密封容器中包装。③冷却至辐射温度(通常为-30 ℃)。④辐射 4～5 Mrad 剂量。在辐射工艺方面，辐射源和辐射装置不断增加和扩大，已经实现了食品辐照的商业化。据 1982 年不完全统计，世界上约有 300 个电子束装置和 110 个钴源装置用于辐射应用。1980 年 10 月底联合国粮农组织(FAO)、国际原子能机构(IAEA)和世界卫生组织(WHO)三个组织，组成辐照食品安全卫生专家委员会，通过一项重要建议：总体剂量为 100 万 rad(1 Mrad)照射的任何食品不存在毒理学上的危害，用这样剂量照射的食品不再需要进行毒理试验。这一决定大大有利于减少人们对辐照食品是否安全卫生的疑虑，亦进一步推动食品辐照加工工业的发展。

(2)食品辐射灭菌的发展：近年来，世界各国批准的辐射食品品种有了很大发展，1974 年只有 19 种，1976 年增加到25 种，目前已有超过 40 个国家的卫生部门对上百种辐射食品商业化进行了暂行批准，这些食品包括谷物、土豆、洋葱、大蒜、蘑菇、可可籽、草莓、肉类半成品、鱼肉、鸡肉、鲜鱼片、虾、患者灭菌食物等，随之而来的是一批商业化的食品加工企业诞生。

4.蛋白制品辐射灭菌

近年来，γ 射线辐照灭活蛋白制品中病毒的研究越来越多，如处理凝血因子、清蛋白、纤维蛋白原、α_1-蛋白酶抑制剂、单克隆抗体、免疫球蛋白等。

(1)γ 射线处理凝血因子Ⅷ：γ 射线辐照处理冻干凝血因子Ⅷ，14 kGy 剂量可灭活≥4 log 的牛腹泻病毒(BVDV)，23 kGy剂量可灭活 4log 的猪细小病毒(PPV)，在经 28 kGy 和 42 kGyγ 射线辐照后，凝血因子Ⅷ活性分别可保留 65%和 50%。

(2)γ 射线处理单克隆抗体：液态和冻干状态下的单克隆抗体在加和不加保护剂抗坏血酸盐的情况下分别用 15 kGy、45 kGy的 γ 射线辐照，ELISA 试验显示：15 kGy 辐照下，加保护剂的液态单克隆抗体，其活性及抗体结合力与照射前基本一致，不加保护剂的抗体活性下降了 3 个数量级。在 45 kGy 剂量辐照下，加保护剂的抗体结合力依然存在，而不加保护剂的抗体结合力消失。冻干状态下的单克隆抗体经 45 kGy 辐照后，不加保护剂组仍有抗体结合力，而加保护剂组抗体结合力更强，且前后试验对照发现不加保护剂时经 45 kGy，辐照冻干状态产品比液态产品表现出更强的抗体结合力。同样，在不加保护剂的情况下分别用 15 kGy、45 kGy 的 γ 射线辐照，SDS-PAGE 显示，在重链和轻链的位置上没有可观察到的蛋白条带，相反，加保护剂后有明显的蛋白条带。PCR 试验显示，加和不加保护剂的样品在 45 kGy γ 射线辐照后，PPV 的核酸经 PCR 扩增后无可见产物。研究表明，加保护剂或将样品处理成冻干状态均能降低 γ 射线辐照对蛋白活性的损伤。

(3)γ 射线处理蛋白制品：①处理纤维蛋白原：在 27 kGy 剂量照射下，至少有 4log 的 PPV 被灭活，在 30 kGy 剂量照射下，光密度测量显示，纤维蛋白原的稳定性＞90%。②处理清蛋白：SDS-PAGE 显示，随着照射剂量从 18 kGy 增加到 30 kGy，清蛋白降解和聚集性都有所增加，HPLC 试验显示，二聚体或多聚体含量有所增加。③处理 α_1-蛋白酶抑制剂：30 kGy 剂量照射下，≥4 log 的 PPV 被灭活，当照射剂量率为1 kGy/h时，α_1-蛋白酶在 25 kGy 剂量照射下活性保留 90%以上，在剂量增加到 35 kGy 时，其活性保留大约 80%。④处理免疫球蛋白(IVIG)：50 kGy剂量照射下，SDS-PAGE 显示，IVIG 基本未产生降解，也没有发生交联，免疫化学染色显示，Fc 区的裂解≤3%，免疫学实验表明照射前后 IVIG 的 Fab 区介导的抗原抗体结合力和Fc 区与 Fcγ 受体结合力均没有大的改变，定量 RT-PCR 显示，照射前后 I VIG 的 Fc 区介导1L-1βmRNA 表达的功能性是一致的。⑤处理冻干免疫球蛋白：30 kGy 处理冻干 IgG 制品中德比斯病毒灭活对数值≥5.5TCID50。IgG制品外观无变化，pH与未处理组相近，运用抗坏血酸、抗坏血酸钠、茶多酚等作为保护剂，效果明显。

一般情况下，20～50 kGy剂量的γ射线辐照几乎能灭活所有的病毒，但灭活病毒的同时，辐照剂量越大，对蛋白制品成分的损伤也越大，如何在灭活病毒的同时又保留蛋白有效成分、不破坏蛋白成分的活性，这将是γ射线辐照应用于蛋白制品病毒灭活的关键。下列条件可减少蛋白成分损伤：①清蛋白含量高；②加入辛酸钠；③低照射剂量率；④缺氧状态。加入抗氧化剂或自由基清除剂，或者利用一种手段使辐照过程中产生最小量的活性氧都可减少射线对蛋白成分的损伤。冻干状态下的蛋白制品由于所含水分少，经电离辐射后所产生自由基少，对蛋白制品的损伤也会减弱。⑥消毒冻干血浆：$^{60}Co\gamma$射线经30 kGy的辐照剂量能完全灭活冻干血浆中的有包膜病毒和无包膜病毒，照射后的血浆清蛋白等成分含量略有下降，凝血因子活性减少了30%～40%，因此消毒效果可靠但对血浆蛋白活性有一定影响。

5.辐射灭菌的优缺点

(1)优点：①消毒均匀彻底：由于射线具有很强的穿透力，在一定剂量条件下能杀死各种微生物(包括病毒)，所以它是一种非常有效的消毒方法。②价格便宜、节约能源：在能源消耗方面辐射法也比加热法低几倍。③可在常温下消毒：特别适用于热敏材料，如塑料制品、生物制品等。④不破坏包装：消毒后用品可长期保存，特别适用于战备需要。⑤速度快、操作简便：可连续作业，辐射灭菌法将参数选好后，只需控制辐射时间，而其他方法须同时控制很多因素。⑥穿透力强：常规的消毒方法只能消毒到它的外部，无法深入到内部，如中药丸这种直径十几毫米的固态样品，气体蒸熏或紫外线无法深入到它的中心去杀死菌体，从这一角度，辐射灭菌是个理想的方法。⑦最适于封装消毒：目前世界大量高分子材料应用于注射器、导管、连管、输液袋、输血袋、人工脏器、手套、各式医用瓶、罐和用具。而且很多国家对这些医疗用品采取“一次性使用”的政策。为此出厂前要灭菌好，并要求在包装封装好后再灭菌，以防止再污染，对这种封装消毒的要求，辐射处理是一种好方法。⑧便于连续操作：因为“一次性使用”的医疗用品用量很大，所以消毒过程要求进行连续的流水作业，以西欧、北美为例，这种用品的消耗量从1970年的10亿打(120亿件)增加到1980年的30亿打(360亿件)，澳大利亚每年灭菌一次性使用的注射器8 000万只，此外还有大量的缝合线、针头等。只有采取连续操作流水作业，才能满足需要，一炉一炉、一锅一锅地消毒，远不能满足需要。

(2)缺点：①一次性投资大。②需要专门的技术人员管理。

(六)电离辐射的损伤及防护

使用电离辐射灭菌时，不得不考虑电离辐射的损伤：一是对人的不慎损害；二是对被辐照物品的损害；三是要做好防护。

1.电离辐射的损害

(1)电离辐射对人体的损害：当电离辐射作用于人体组织或器官时，会引起全身性疾病，因接触射线的剂量大小、时间长短的不同，发病缓急也有所不同。多数专家认为，本病的发展是按一定的顺序呈阶梯式发展的，电离辐射是引起放射病的特异因子。

(2)对物品的损害：电离辐射对物品的损害主要表现在对稳定性产生的影响，电离辐射对聚合分子可引起交联或降解，并放出H_2、C_2H_6、CO、CO_2或HCl等气体，高剂量可使其丧失机械强度，如聚烯烃类塑料可变硬、变脆，聚四氟乙烯可破碎成粉末。但常用的塑料在灭菌剂量范围内影响不大，如聚乙烯和酚醛照射8 Mrad无明显破坏，甚至照射100 Mrad损坏也不大。

2.电离辐射的防护

电离辐射作用于机体的途径有内照射和外照射,从事开放源作业的危害主要是内照射,从事封闭源接触的主要是外照射。

(1)内照射防护:根据开放源的种类和工作场所进行分类和分级,对不同类、不同级的开放型工作单位的卫生防护均应按有关规定严格要求。

(2)外照射防护:从事这一行的操作人员须经专门的培训,合格后方可上岗,并且在操作过程中采取以下的防护措施。①时间防护:尽量减少照射时间。②距离防护:尽可能增加作业人员与辐射源的距离。③屏蔽防护:尽量在屏蔽条件下作业。④控制辐射源的强度。

三、微波消毒

波长为0.001～1 m,频率为300～300 000 MHz的电磁波称为微波。物质吸收微波能所产生的热效应可用于加热,在加热、干燥和食品加工中,人们发现微波具有杀菌的效能,于是又被逐渐用于消毒和灭菌领域。近年来,微波消毒技术发展很快,在医院和卫生防疫消毒中已有较广泛的应用。

(一)微波的发生及特性

微波是一种波长短而频率较高的电磁波。磁控管产生微波的原理是使电子在相互垂直的电场和磁场中运动,激发高频振荡而产生微波。磁控管的功率可以做得很大,能量由谐振腔直接引出,而无须再经过放大。现代磁控管一般分为两类:一类是产生脉冲微波的磁控管,其最大输出功率峰值可达10 000 kW;另一类是产生连续微波的磁控管,如微波干扰及医学上使用的磁控管,其最大输出功率峰值可达10 kW。用于消毒的微波的频率为2 450 MHz及915 MHz,由磁控管发生,能使物品发热,热使微生物死亡。微波频率高、功率大时,物体发热会内外同时发热且不需传导,故所需时间短,微波消毒的主要特点如下。

1.作用快速

微波对生物体作用的过程就是电磁波能量转换的过程,速度极快,可在10^{-9}秒之内完成,加热快速、均匀,热力穿透只需几秒至数分钟,不需要空气与其他介质的传导。用于快速杀菌时是其他因子无法比拟的。

2.对微生物没有选择性

微波对生物体的作用快速而且不具选择性,所以其杀菌具有广谱性,可以杀灭各种微生物及原虫。

3.节能

微波的穿透性强,瞬时即可穿透到物体内部,能量损失少,能量转换效率高,便于进行自动化流水线式生产杀菌。

4.对不同介质的穿透性不同

对有机物、水、陶瓷、玻璃、塑料等穿透性强;而对绝大部分金属则穿透性差,反射较多。

5.环保、无毒害

微波消毒比较环保、无毒害、无残留物、不污染环境,也不会形成环境高温。还可对包装好的、较厚的或是导热差的物品进行处理。

(二)微波消毒的研究与应用

1.医疗护理器材的消毒与灭菌

微波的消毒灭菌技术是在微波加热干燥的基础上发展而来的，这一技术首先是在食品加工业得到推广应用。随着科技的发展，微波的应用越来越广泛。现在微波除了用于医院和卫生防疫消毒以外，还广泛用于干燥、筛选及物理、化工等行业。但是微波消毒目前仍处于探索研究阶段，许多实验的目的主要是探索微波消毒的作用机制。目前使用较多的有以下几种。

(1)微波牙钻消毒器：目前市场上已有通过国家正式批准生产的牙钻涡轮机头专用微波消毒装置，WBY型微波牙钻消毒器为产品之一，多年临床使用证明，该消毒器有消毒速度快、效果可靠、不损坏牙钻、操作简单等优点。

(2)微波快速灭菌器：型号为WXD-650A的微波快速灭菌器是获得国家正式批准的医疗器械微波专用灭菌设备，该设备灭菌快速，5分钟内可杀灭包括细菌芽孢在内的各种微生物，效果可靠，可重复使用，小型灵活，适用范围广，特别适合用于需重复消毒、灭菌的小型手术用品，它可用于金属类、玻璃陶瓷类、塑料橡胶类材料的灭菌。

(3)眼科器材的专用消毒器：眼科器械小而精细、要求高、消毒后要求不残留任何有刺激性的物质，目前眼科器械消毒手段不多，越来越多的眼科器械、仿人工替代品、角膜接触镜(又称隐形眼镜)等物品的消毒开始使用微波消毒。

(4)口腔科根管消毒：王金鑫等将WB-200型电脑微波口腔治疗仪用于口腔急、慢性根尖周炎及牙髓坏死患者根管的治疗，微波消毒组治愈率为95.2%、好转率为3.1%、无效率为1.8%，常规组分别为90.0%、5.0%、5.0%，统计学处理显示，两者差别显著。

(5)微波消毒化验单：用载体定量法将菌片置于单层干布袋和保鲜袋内，用675 W微波照射5分钟，杀菌效果与双层湿布袋基本一致；照射8分钟，对前两种袋内的大肠埃希菌、金黄色葡萄球菌、枯草杆菌黑色变种芽孢杀灭率达到99.73%～99.89%，而双层湿布包达到100%。周惠联等报道，利用家用微波炉对人工染菌的化验单进行消毒，结果以10张为一本，800 W照射5分钟，以50张为一本，照射7分钟，均可完全杀灭大肠埃希菌、金黄色葡萄球菌和铜绿假单胞菌，但不能完全杀灭芽孢；以50张为一本，800 W作用7分钟可以杀灭细菌繁殖体，但不能杀灭芽孢。

(6)微波消毒医用矿物油：医用矿物油类物质及油纱条的灭菌因受其本身特性的影响，仍是医院消毒灭菌的一个难题。常用的干热灭菌和压力蒸汽灭菌都存在一些弊端，而且灭菌效果不理想。采用载体定性杀菌试验方法，观察了微波灭菌器对液状石蜡和凡士林油膏及油纱布条的杀菌效果。结果液状石蜡和凡士林油膏经650 W微波灭菌器照射20分钟和25分钟，可全部杀灭嗜热脂肪杆菌芽孢；分别照射25分钟和30分钟，可全部杀灭枯草杆菌黑色变种芽孢，但对凡士林油纱布条照射50分钟，仍不能全部杀灭枯草杆菌黑色变种芽孢。试验证明，微波照射对液状石蜡和凡士林油膏可达到灭菌效果。

2.食品与餐具的消毒

由于微波消毒快捷、方便、干净、效果可靠，将微波应用于食品与餐具消毒的报道亦较多。将250 mL酱油置玻璃烧杯中，经微波照射10分钟即达到消毒要求。江连洲等将细菌总数为312×10^{6} cfu/g的塑料袋装咖喱牛肉置微波炉中照射40分钟，菌量减少至413×10^{2} cfu/g。市售豆腐皮细菌污染较严重，当用650 W功率微波照射300 g市售豆腐皮5分钟，可使之达到卫生标准。用微波对牛奶进行消毒处理，亦取得了较好的效果。用微波炉加热牛奶至煮沸，可将铜绿假单胞菌、分枝杆菌、脊髓灰质炎病毒等全部杀灭；但白色念珠菌仍有存活。用 700 W 功率微波对餐茶具，如奶瓶、陶瓷碗及竹筷等照射 3 分钟，可将污染的大肠埃希菌全部杀灭，将自然菌杀灭 99.17%以上；照射 5 分钟，可将 HBsAg 的抗原性破坏。专用于餐具和饮具的 WX-1 微波消毒柜，所用微波频率为 2 450 MHz，柜室容积为 480 mm×520 mm×640 mm。用该微波消毒柜，将染有枯草杆菌黑色变种(ATCC9372)芽孢、金黄色葡萄球菌(ATCC6538)、嗜热脂肪杆菌芽孢和短小芽孢杆菌(E601 及 ATCC27142)的菌片放置于成捆的冰糕棍及冰糕包装纸中，经照射 20 分钟，可达到灭菌要求。

3.衣服的消毒

用不同频率的微波对染有蜡状杆菌(4001 株)芽孢的较大的棉布包(16 cm×32 cm×40 cm)进行消毒，当微波功率为 3 kW 时，杀灭 99.99%芽孢，2 450 MHz 频率微波需照射 8 分钟，而 915 MHz者则仅需 5 分钟。微波的杀菌作用随需穿透物品厚度的增加而降低。如将蜡状杆菌芽孢菌片置于含水率为 30%的棉布包的第 6、第 34 和第 61 层，用 2 450 MHz 频率(3 kW)微波照射 2 分钟，其杀灭率依次为 99.06%、98.08%和 91.57%。关于照射时间长短对杀菌效果影响的试验证明，用 2 450 MHz 频率(3 kW)微波处理，当照射时间由 1 分钟增加至 2、3、4 分钟时，布包内菌片上的残存芽孢的对数值由 3.8 依次降为 1.4、0.7 和 0。在一定条件下，微波的杀菌效果可随输出功率的增加而提高。当输出功率由 116 kW 增至 216 kW 和 316 kW 时，布包内菌片上的残存蜡状杆菌芽孢的对数值依次为 3.0、1.5 和 0。将蜡状杆菌芽孢菌片置于含水率分别为 0、20%、30%、45%的棉布包中，用 450 MHz(3 kW)微波照射 2 分钟。结果，残存芽孢数的对数值依次为 3.31、2.39、1.51 和 2.62。该结果表明，当含水率在 30%左右时最好，至 45%其杀菌效果反而有所降低。吴少军报道，用家用微波炉，以 650 W 微波照射 8 分钟，可完全杀灭放置于 20 cm×20 cm×20 cm 衣物包(带有少量水分)中的枯草杆菌黑色变种芽孢。丁兰英等报道，用 915 MHz(10 kW)微波照射 3 分钟，可使马鬃上蜡状杆菌芽孢的杀灭率达 100%。

4.废弃物等的消毒

用传送带连续照射装置对医院内废物，包括动物尸体及组织、生物培养物、棉签，以及患者的血、尿、粪便标本和排泄物等进行微波处理。结果证明，该装置可有效地杀灭废弃物中的病原微生物。为此，他建议在医院内，可用这种装置代替焚烧炉。在德国，污泥的农业使用有专门法规，如培育牧草用的污泥，必须不含致病微生物。传送带式微波处理为杀灭其中病原微生物的方法之一。用微波-高温压力蒸汽处理医疗废物，效果理想。处理流程见图 8-3。

5.固体培养基的灭菌

金龟子绿僵菌是一种昆虫病原真菌，在农林害虫生物防治中应用广泛。为了大批量培养绿僵菌，其培养基的灭菌工作十分重要。目前常用的灭菌方法是传统的压力蒸汽灭菌法，存在灭菌时间长，不能实现流水作业等缺点。微波灭菌具有灭菌时间短、操作简便及对营养破坏小等特点。

为探讨微波对金龟子绿僵菌固体培养基的灭菌效果及其影响因素，用家用微波炉、载体定量法对农业用绿僵菌固体培养基灭菌效果进行了实验室观察，结果随着负载量的增大，杀菌速度降低。负载量为 200 g 以下时，微波处理 3 分钟，全部无菌生长；负载量为 250 g 时，微波照射 4 分钟，存活菌数仍达 100 cfu/g。试验证明，随着微波处理时间的延长，灭菌效果增强。100 g 固体培养基加 60 g 水的比例经微波处理效果比较好，灭菌处理 3 分钟能达到灭菌目的。微波对绿僵菌固体培养基灭菌最佳工艺为：100 g 的固体培养基加 60 g 水，浸润 3 小时，在 800 W 的微波功率处理 3 分钟，可达到灭菌效果。

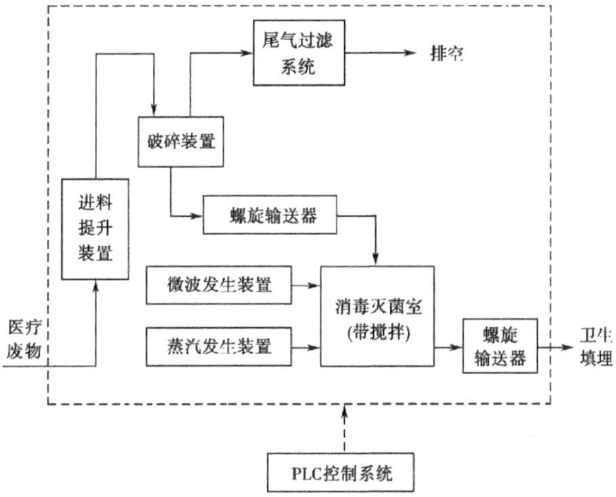

图 8-3　微波高温高压处理医疗废物流程图

(三)影响微波消毒的因素

1.输出功率与照射时间

在一定条件下，微波输出功率大，电场强，分子运动加剧，加热速度快，消毒效果就好。

2.负载量的影响

杨华明以不同重量敷料包为负载，分别在上、中、下层布放枯草杆菌芽孢菌片，经 2 450 MHz、3 kW 照射 13 分钟，结果 4.25～5.25 kg 者，杀灭率为 99.9%；5.5 kg 者，杀灭率为 99.5%；6.0 kg 者，杀灭率为 94.9%。

3.其他因素

包装方法、灭菌材料含湿量、协同剂等因素对微波杀菌效果的影响也是大家所认同的，这些因素在利用微波消毒时应根据现场情况酌情考虑。

(四)微波的防护

微波过量照射对人体产生的影响，可以通过个体防护而减轻，并加以利用，因此在使用微波时需要采取的防护措施如下。

1.微波辐射的吸收和减少微波辐射的泄漏

当调试微波机时，需要安装功率吸收天线，吸收微波能量，使其不向空间发射。设置微波屏障需采用吸收设施，如铺设吸收材料，阻挡微波扩散。做好微波消毒机的密封工作，减少辐射泄漏。

2.合理配置工作环境

根据微波发射有方向性的特点，工作点应置于辐射强度最小的部位，尽量避免在辐射束的前方进行工作，并在工作地点采取屏蔽措施，工作环境的电磁强度和功率密度，不要超过国家规定的卫生标准，对防护设备应定期检查维修。

3.个人防护

针对作业人员操作时的环境采取防护措施。可穿戴喷涂金属或金属丝织成的屏障防护服和防护眼镜。对作业人员每隔 1～2 年进行一次体格检查，重点观察眼晶状体的变化，其次为心血管系统、外周血常规及男性生殖功能。及早发现微波对人体健康危害的征象，只要及时采取有效的措施，作业人员的安全是可以得到保障的。

三、超声波消毒

近几年来，人们一直在努力寻找一种更迅速、更便宜而又能克服高温（饱和蒸汽或干热）消毒灭菌方法和化学消毒法的弱点的消毒方法，超声波消毒就是其中的一种。随着超声波的使用越来越广泛，人们对其安全性产生了担忧。事实上，临床实践证明，即使以超过临床使用数倍的剂量也难以观察到其对人体的损伤，现在普遍认为，强度小于 20 mW/cm^2 的超声波对人体无害，但对大功率超声波照射还是应注意防护。

（一）超声波的本质与特性

超声波和声波一样，也是由振动在弹性介质中的传播过程形成的，超声波是一种特殊的声波，它的声振频率超过了正常人听觉的最高限额，达到 20 000 Hz 以上，所以人听不到超声波。

超声波具有声波的一切特性，它可以在固体、液体和气体中传播。超声波在介质中的传播速度除了与温度、压强以及媒介的密度等有关外，还与声源的振动频率有关。在媒介中传播时，其强度随传播距离的增长而减弱。超声波也具有光的特性。可发生辐射和衍射等现象，波长越长，其衍射现象越明显。但由于超声波的波长仅有几毫米，所以超声波的衍射现象并不明显。高频超声波也可以聚焦和定向发射，经聚焦而定向发射的超声波的声压和声强可以很大，能贯穿液体或固体。

（二）超声波消毒的研究与应用

1.超声波的单独杀菌效果

用 2.6 kHz 的超声波进行微生物杀灭实验，发现某些细菌对超声波是敏感的，如大肠埃希菌、巨大芽孢杆菌、铜绿假单胞菌等可被超声波完全破坏。此外，超声波还可使烟草花叶病毒、脊髓灰质炎病毒、狂犬病毒、流行性乙型脑炎病毒和天花病毒等失去活性。但超声波对葡萄球菌、链球菌等效力较小，对白喉毒素则完全无作用。

2.超声波与其他消毒方法的协同作用

虽然超声波对微生物的作用在理论上已获得较为满意的解释。但是，在实际应用上还存在一些问题。例如超声波对水、空气的消毒效果较差，很难达到消毒作用，而要获得具有消毒价值的超声波，必须首先具有高频率、高强度的超声波波源，这样，不仅在经济上费用较大，而且与所得到的实际效果相比是不经济的。因此，人们用超声波与其他消毒方法协同作用的方式，来提高其对微生物的杀灭效果。例如，超声波与紫外线结合，对细菌的杀灭率增加；超声波与热协同，能明显提高对链球菌的杀灭率；超声波与化学消毒剂合用，即声化学消毒，对芽孢的杀灭效果明显增强。

(1)超声波与戊二醛的协同消毒作用：据报道，单独使用戊二醛完全杀灭芽孢，要数小时，在一定温度下戊二醛与超声波协同可将杀灭时间缩短为原来的 1/12～1/2。如果事先将菌悬液经超声波处理，则它对戊二醛的抵抗力是一样的。将戊二醛与超声波协同作用，才能提高戊二醛对芽孢的杀灭能力（表 8-5）。

(2)超声波与环氧乙烷的协同消毒作用：Boucher 等用频率为 30.4 kHz，强度为 2.3 W/cm^2 的连续性超声波与浓度 125 mg/L 的环氧乙烷协同，在 50 ℃恒温，相对湿度 40％的条件下对枯草杆菌芽孢进行消毒，作用 40 分钟可使芽孢的杀灭率超过 99.99％，如果单用超声波时只能使芽孢的菌落数大约减少 50％。因此认为环氧乙烷与超声波协同作用的效果比单独使用环氧乙烷或超声波消毒效果好，而且还认为用上述频率与强度的超声波，在上述的温度与相对湿度的条件下，与环氧乙烷协同消毒是最理想的条件。环氧乙烷与超声波协同消毒在不同药物浓度、不同温度条件及不同作用时间的条件下消毒效果有所不同。环氧乙烷与超声波协同消毒在相同药物浓度、相同温度时，超声波照射时间越长，杀菌率越高；在相同药物浓度、相同照射时间下，温度越高，杀菌率越高；而在相同照射时间、相同温度下，药物浓度越高，杀菌率也越高。

表 8-5　超声波与戊二醛协同杀菌效果

戊二醛含量(%)	温度(℃)	超声波频率(kHz)	完全杀灭芽孢所需时间(分钟)
1	55	无超声波	60
1	55	20	5
2	25	无超声波	180
2	25	250	30

(3)超声波与环氧丙烷的协同消毒作用：有报道，在 10 ℃，相对湿度为 40%的条件下，暴露时间为 120 分钟时，不同强度的超声波与环氧丙烷协同消毒的结果不同，在环氧丙烷浓度为 500 mg/L，作用时间为 120 分钟时，用强度为 1.6 W/cm^2 的超声波与环氧丙烷协同作用，可完全杀灭细菌芽孢。在相同条件下，单独使用环氧丙烷后，不能完全杀灭。而且，在超声波与环氧丙烷协同消毒时，存活芽孢数是随声强的增加而呈指数下降。

(4)超声波与强氧化高电位酸性水协同杀菌：强氧化高电位酸性水是一种无毒无不良气味的杀菌水，技术指标是：氧化还原电位(ORP)值≥1 100 MV，pH≤2.7，有效氯≤60 mg/L。如单独使用超声波处理 10 分钟，对大肠埃希菌杀灭率为 89.9%；单独使用强氧化高电位酸性水作用 30 秒，对大肠埃希菌杀灭率为 100%；超声波与氧化水协同作用 15 秒，杀灭率亦达到 100%。单用超声波处理 10 分钟、单独用强氧化高电位酸性水作用 1.5 分钟，可将悬液内 HBsAg 阳性血清的抗原性完全灭活，两者协同作用仅需 30 秒即可达到完全灭活。

(5)超声波与其他消毒液的协同杀菌作用：试验表明，用超声波(10 W/cm^2)与多种消毒液对芽孢的杀灭均有协同作用，特别是对一些原来没有杀芽孢作用的消毒剂，如氯己定(洗必泰)、苯扎溴铵(新洁尔灭)、醛醇合剂等，这种协同作用不仅对悬液中的芽孢有效，对浸于液体中的载体表面上的芽孢也有同样效果。超声波可加强过氧化氢的杀菌作用，使其杀芽孢时间从 25 分钟以上缩短到 10～15 分钟。有学者用超声波使过氧化氢形成气溶胶，使之均匀附着在消毒物表面，从而提高消毒效果。

有研究者用超声波与臭氧协同消毒污水，有明显增效作用，可能是因为超声波：①增加臭氧溶解量；②打碎细菌团块和外围有机物；③降低液体表面张力；④促进氧的分散，形成小气泡，增加接触面积；⑤加强氧化还原作用。声化学消毒的主要机制是由于超声波快速而连续性的压缩与松弛作用，使化学消毒剂的分子打破细菌外层屏障，加速化学消毒剂对细菌的渗透，细菌则被进入体内的化学消毒剂的化学反应杀死。超声波本身对这种化学杀菌反应是没有作用的，但它能加速化学消毒剂在菌体内的扩散。在声化学消毒中，超声波的振幅与频率最为重要。

3.超声波的破碎作用

利用高强度超声波照射菌液，由于液体的对流作用，整个容器中的细菌都能被破碎(图 8-4)。超声波的破碎作用应用于生物研究中，能提高从器官组织或其他生物学基质中分离病毒及其他生物活性物质(如维生素、细菌毒素等)的阳性率。

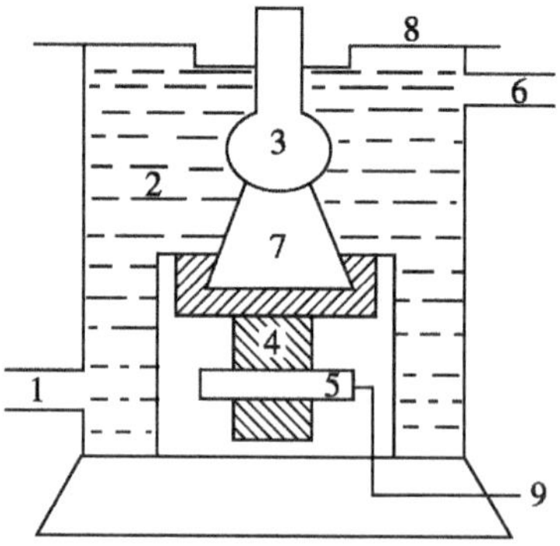

1.冷却水进口;2.冷却水;3.处理容器;4.换能器;5.高频线圈;6.冷却水出口;7.增幅杆;8.固定容器装置;9.电源输入

图 8-4 超声波细胞破碎器结构示意图

(三)影响超声波消毒效果的因素

超声波的消毒效果受到多种因素的影响,常见的有超声波的频率、强度、照射时间、媒质的性质、细菌的浓度等。

1.超声波频率

在一定频率范围内,超声波频率高,能量大,则杀菌效果好,反之,低频率超声波效果较差。但超声波频率太高则不易产生空化作用,杀菌效果反而降低。

2.超声波的强度

利用高强度超声波处理菌液,由于液体的对流作用,整个容器中的细菌都能被破碎。据报道,当驱动功率为 50 W 时,容器底部的振幅为 10.5 μm,对 50 mL 含有大肠埃希菌的水作用 10~15 分钟后,细菌 100%破碎。驱动功率增加,作用时间减少。

3.作用时间和菌液浓度

超声波消毒的消毒效果与其作用时间成正比,作用时间越长,消毒效果越好。作用时间相同时,菌液浓度高比浓度低时消毒效果差,但差别不很大。有人用大肠埃希菌试验,发现 30 mL 浓度为 3×10^6 CFU/mL 的菌液需作用 40 分钟,若浓度为 2×10^7 CFU/mL 则需作用 80 分钟。15 mL浓度为 4.5×10^6 CFU/mL 的菌液只需作用 20 分钟即可杀死。另有人用大肠埃希菌、金黄色葡萄球菌、枯草杆菌、铜绿假单胞菌试验发现,随超声波作用时间的延长,其杀灭率皆明显提高,而且在较低强度的超声波作用下以铜绿假单胞菌提高最快,经统计学处理发现,铜绿假单胞菌、枯草杆菌的杀灭率和超声波作用时间之间的相关系数有统计学意义。

4.盛装菌液容器

R.Davis 用不锈钢管作容器,管长从 25 cm 不断缩短,内盛 50%酵母菌液 5 mL,用 26 kHz 的超声波作用一定时间,结果发现,细菌破碎的百分数与容器长度有关,在 10~25 cm,出现 2 个波峰和 2 个波谷,两波峰或两波谷间相距约 8 cm。从理论上说盛装容器长度以相当于波长的一半的倍数为最好。

5.菌液容量

由于超声波在透入媒质的过程中不断将能量传给媒质,自身随着传播距离的增长而逐渐减弱。因此,随着被处理菌悬液的菌液容量的增大,细菌被破坏的百分数降低。R.Davis 用 500 W/cm^2的超声波对 43.5%的酵母菌液作用 2 分钟,结果发现,容量越大,细菌被破坏的百分数越低。此外被处理菌悬液中出现驻波时，细菌常聚集在波节处，在该处的细菌承受的机械张力不大，破碎率也最低。因此，最好使被处理液中不出现驻波，即被处理菌悬液的深度最好短于超声波在该菌悬液中波长的一半。

6.媒质

一般微生物被洗去附着的有机物后，对超声波更敏感，另外，钙离子的存在，pH 的降低也能提高其敏感性。

（刘秀敏）

参考文献

[1] 王秀琴,肖靖琼,王芃.护理技能综合实训[M].武汉:华中科学技术大学出版社,2021.
[2] 魏晓莉.医学护理技术与护理常规[M].长春:吉林科学技术出版社,2019.
[3] 吴小玲.临床护理基础及专科护理[M].长春:吉林科学技术出版社,2019.
[4] 王春雷.实用护理技术与护理教学[M].长春:吉林科学技术出版社,2019.
[5] 曾菲菲,张绍敏.护理技术[M].北京:北京大学医学出版社,2020.
[6] 陈春丽,任俊翠.临床护理常规[M].南昌:江西科学技术出版社,2019.
[7] 姜雪.基础护理技术操作[M].西安:西北大学出版社,2021.
[8] 吴旭友,王奋红,武烈.临床护理实践指引[M].济南:山东科学技术出版社,2021.
[9] 许传娟.临床疾病诊疗与护理[M].长春:吉林科学技术出版社,2019.
[10] 李峰.护理综合实训教程[M].济南:山东大学出版社,2021.
[11] 王春燕,闵庆红,丁爱萍.护理诊断与管理[M].长春:吉林科学技术出版社,2019.
[12] 王林霞.临床常见病的防治与护理[M].北京:中国纺织出版社,2020.
[13] 刘爱杰,张芙蓉,景莉,等.实用常见疾病护理[M].青岛:中国海洋大学出版社,2021.
[14] 潘洪燕,龚姝,刘清林,等.实用专科护理技能与应用[M].北京:科学技术文献出版社,2020.
[15] 白志芳.实用临床护理技术与操作规范[M].长沙:湖南科学技术出版社,2019.
[16] 蔡华娟,马小琴.护理基本技能[M].杭州:浙江大学出版社,2020.
[17] 陈素清.现代实用护理技术[M].青岛:中国海洋大学出版社,2021.
[18] 王绍利.临床护理新进展[M].长春:吉林科学技术出版社,2019.
[19] 彭旭玲.现代临床护理要点[M].长春:吉林科学技术出版社,2019.
[20] 任潇勤.临床实用护理技术与常见病护理.[M]昆明:云南科技出版社,2020.
[21] 沈燕.实用临床护理实践[M].北京:科学技术文献出版社,2019.
[22] 吴欣娟.临床护理常规[M].北京:中国医药科技出版社,2020.
[23] 许军.实用临床综合护理[M].长春:吉林科学技术出版社,2019.
[24] 尹玉梅.实用临床常见疾病护理常规[M].青岛:中国海洋大学出版社,2020.
[25] 于红,刘英,徐惠丽,等.临床护理技术与专科实践[M].成都:四川科学技术出版社,2021.
[26] 王姗姗.实用内科疾病诊治与护理[M].青岛:中国海洋大学出版社,2019.

[27] 高正春.护理综合技术[M].武汉:华中科学技术大学出版社,2021.
[28] 官洪莲.临床护理指南[M].长春:吉林科学技术出版社,2019.
[29] 管清芬.基础护理与护理实践[M].长春:吉林科学技术出版社,2020.
[30] 黄俊蕾,赵娜,李丽沙.新编实用临床与护理[M].青岛:中国海洋大学出版社,2019.
[31] 贾雪媛,王妙珍,李凤.临床护理教育与护理实践[M].长春:吉林科学技术出版社,2019.
[32] 孙丽博.现代临床护理精要[M].北京:中国纺织出版社,2020.
[33] 涂英.基础护理技能训练与应用[M].北京:科学出版社,2021.
[34] 艾翠翠.现代疾病护理要点[M].长春:吉林科学技术出版社,2019.
[35] 窦超.临床护理规范与护理管理[M].北京:科学技术文献出版社,2020.
[36] 王素红.呼吸内科护理中重症患者应急护理干预措施[J].中国农村卫生,2021,13(9):82-83.
[37] 孔祥凤.急性颅脑损伤患者循证护理效果观察[J].护理实践与研究,2021,18(4):553-556.
[38] 石静静.浅谈护理工作中的人性化护理[J].医药卫生.2019,(5):137.
[39] 王小明.细节护理在内科护理中的应用疗效观察[J].中西医结合心血管病,2019,7(26):108.
[40] 那爽.精神分裂症护理中的优质护理服务的应用分析[J].中国医药指南,2021,19(11):193-194.